Menschen mit geistiger Behinderung palliativ pflegen und begleiten

Menschen mit geistiger Behinderung palliativ pflegen und begleiten

Stephan Kostrzewa

Stephan Kostrzewa

Menschen mit geistiger Behinderung palliativ pflegen und begleiten

Palliative Care und geistige Behinderung

2., vollständig überarbeitete und erweiterte Auflage

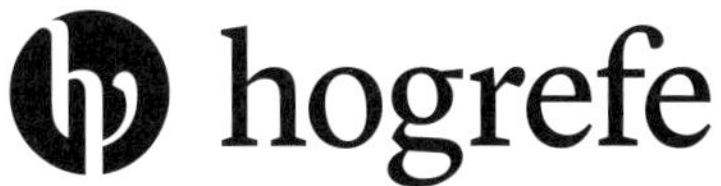

Stephan Kostrzewa. Dipl. Sozialwissenschaftler, Altenpfleger, Organisationsberater und Projektbegleiter.
Wallstraße 4, DE-45468 Mühlheim an der Ruhr
E-Mail: st.kostrzewa@arcor.de

Bibliografische Information der Deutschen Nationalbibliothek
Die Deutsche Nationalbibliothek verzeichnet diese Publikation in der Deutschen Nationalbibliografie; detaillierte bibliografische Daten sind im Internet über http://www.dnb.de abrufbar.

Anregungen und Zuschriften bitte an:
Hogrefe AG
Lektorat Pflege
z.Hd.: Jürgen Georg
Länggass-Strasse 76
3012 Bern
Schweiz
Tel. +41 31 300 45 00
info@hogrefe.ch
www.hogrefe.ch

Lektorat: Jürgen Georg, Valeria Barucci, Linnéa Hölterhoff, Lena-Marie Klose
Herstellung: René Tschirren
Umschlagabbildung: Getty Images/LPETTET
Umschlag: Claude Borer, Riehen
Illustrationen (Innenteil): Peter Kuliew, Basel
Satz: punktgenau GmbH, Bühl
Druck und buchbinderische Verarbeitung: Finidr s. r. o., Český Těšín
Printed in Czech Republic

2., vollst. überarb. u. erw. Auflage 2020

(E-Book-ISBN_PDF 978-3-456-95954-2)
(E-Book-ISBN_EPUB 978-3-456-75954-8)
ISBN 978-3-456-85954-5
http://doi.org/10.1024/85954-000

Inhalt

Widmung

«… und als es denn so weit war, dass es ans Handeln ging, da machten sich die ersten aus dem Staub. Weitere spotteten über das Unterfangen und andere winkten nur ab. So blieben denn beide allein zurück. Sie schauten sich an, hoben das Kinn, breiteten die Arme langsam aus, als wollten sie fliegen. Schon hob die Busuki mit dem bekannten Tanz an und, beide machten gleichzeitig einen Schritt vorwärts.»

Danke Alice

Vorwort

Aus der Begleitung verschiedener Wohnstätten von Menschen mit geistiger Behinderung erlebe ich, dass sich nur wenige Häuser konkret auf den Weg gemacht haben, das Lebensende ihrer Bewohner mit geistiger Behinderung palliativ zu begleiten. In entsprechenden Projektbegleitungen fällt dabei immer wieder auf, dass eine zu gestaltende Palliativversorgung «klassische» Konzepte der Behindertenarbeit infrage stellen. Hier gilt es nun Antworten zu finden, die rasch umsetzbar und handhabbar sind, denn Menschen mit geistiger Behinderung werden in Deutschland immer älter, pflegebedürftiger und versterben zunehmend in Wohnstätten für Menschen mit geistiger Behinderung, in Altenpflegeheimen oder im Krankenhaus.

Zurzeit besteht ein großer Schulungsbedarf für den Umgang mit Menschen mit geistiger Behinderung, die zusätzlich eine Demenz entwickelt haben. Hier gelangen klassische Förderkonzepte rasch an ihre Grenzen. Neue Ansätze müssen geschaffen werden, um dieser Klientel gerecht zu werden, oder man bedient sich aus den Erfahrungen im Umgang mit Menschen mit Demenz in der stationären Altenpflege.

Die Gestaltung des Lebensendes von Menschen mit geistiger Behinderung ist eine Herausforderung. Hier ringen Träger und Teams der Behindertenarbeit mit grundsätzlichen Fragestellungen:

- Was weiß ein Mensch mit geistiger Behinderung vom Sterben?
- Sollten Mitarbeiter dieses schwierige Thema mit ihren Bewohnern überhaupt ansprechen?
- Wie verarbeiten Menschen mit geistiger Behinderung das Sterben anderer Personen, denn hiermit sind sie ja regelmäßig konfrontiert?
- Haben Menschen mit geistiger Behinderung Vorstellungen über ihr eigenes Sterben, und wie können wir diese erheben?
- Können Konzepte der Hospizarbeit und Palliativversorgung auch auf Menschen mit geistiger Behinderung übertragen werden?
- Wie lässt sich ein Palliativkonzept in einer konkreten Einrichtung der Behindertenarbeit erarbeiten, implementieren und verstetigen?

Diese Fragen werden in dem vorliegenden Buch bearbeitet und beantwortet. Dabei stützt sich die hier vorliegende Publikation auf konkrete Projekte, die aufzeigen sollen: *Ja, Palliativversorgung bei Menschen mit geistiger Behinderung ist notwendig und machbar!*

Das Buch, dass Sie als Leser in den Händen halten, konnte nur geschrieben werden, weil mir viele Ideen, praktische Anwendungen und einzelne «Fälle» von verschiedenen Seiten der Behindertenarbeit zugetragen bzw. im Rahmen von Projektbegleitungen angewendet wurden. Insbesondere gilt hier mein Dank der Wohnstätte Alsbachtal gGmbH in Oberhausen (Rheinland). Der Träger (in Person des Geschäftsführers Herrn Wörmann), der Einrichtungsleiter (Herr Sayim), die Bewohner und die tollen Mitarbeiter haben den «Sprung» in das unbekannte Wasser der Palliativversorgung mutig und kreativ unterstützt und möglich gemacht. Ohne ihre über 2-jährige Unterstützung hätte die vorliegende Arbeit nicht erstellt werden können.

Andere Einrichtungen, die ich bezüglich der Erarbeitung eines Palliativkonzeptes im Vorfeld kontaktiert habe, haben ablehnend, feindlich (?) oder in der Weise reagiert, dass zurzeit andere Fragestellungen vorrangig seien. Hier sind die Themen «Demenz» und «Umgang mit Menschen mit geistiger Behinderung in der Rente» zurzeit dringlicher. Das Sterben in der Wohnstätte ist zurzeit «noch» ein marginales Thema, doch die demographische Entwicklung wird in naher Zukunft von den Trägern der Wohnstätten konkrete Lösungen und praktikable Ansätze der Sterbebegleitung und Palliativversorgung verlangen.

Mein Dank gilt auch den vielen Mitarbeitern aus Inhouse-Schulungen und Fortbildungen, die sich bereitwillig mit dem «Palliativvirus» infizieren ließen. Denn was bringt eine Idee oder ein Konzept, wenn sie nicht von konkreten Personen in konkreten Strukturen gelebt wird?

Dem Leser, der sich auf den Weg machen möchte, konkrete palliative Ansätze in der eigenen Einrichtung umzusetzen, wünsche ich mit diesem Buch, dass er hierin Substanz, Hilfestellung und Inspiration erfährt. Selbstverständlich sollen sich auch Leserinnen angesprochen fühlen. Der Lesbarkeit wegen, wähle ich aber die männliche Form, wohl wissend, dass in dem Arbeitsfeld mehrheitlich Frauen tätig sind.

Mülheim an der Ruhr, Februar 2013

Vorwort zur 2. Auflage

Es erfüllt den Autor eine große Freude, wenn sein Werk erneut verlegt werden soll. Hierzu ist es notwendig, die erste Ausgabe aus heutigem Blick zu sichten. Dieses bedeutet ganz praktisch zu schauen, was zwischenzeitlich an zusätzlichem Zugewinn in der Szene entstanden ist und inwieweit damalige Positionen vor dem Hintergrund des aktuellen Wissens noch haltbar sind.

Hier sind es vor allem zwei Entwicklungen, die erwähnt werden müssen. Zum einen das sogenannte Hospiz- und Palliativgesetz (kurz: HPG) und ein Nationaler Expertenstandard (DNQP) mit dem behäbigen Titel «Beziehungsgestaltung in Pflege von Menschen mit Demenz» (DNQP 2018).

Beide Ereignisse waren im Sommer 2013 (Erscheinungsjahr der ersten Auflage) nicht vorauszusehen und zeigen im Nachgang klar und deutlich auf: Es tut sich etwas!

Palliative Care und Hospizarbeit finden Niederschlag in der deutschen Gesetzeslandschaft und stehen hierüber allen gesetzlich Versicherten (zumindest theoretisch) als Leistungsanspruch zur Verfügung – selbstredend auch Menschen mit geistiger und Mehrfachbehinderung. Inwieweit dieses dann ganz praktisch vor Ort als reales Angebot zur Verfügung steht, muss die weitere Zukunft zeigen.

Für den Autor waren insbesondere die vorrangehenden Debatten im Deutschen Bundestag (Herbst 2015) besonders ermutigend (insbesondere wegen der viel diskutierten Politikverdrossenheit in der Bevölkerung), denn hier hat sich das Parlament von seiner menschlichen Seite (losgelöst von jeglichem Fraktionszwang) gezeigt, was nicht häufig zu erleben ist.

Der Nationaler Expertenstandard «Beziehungsgestaltung in Pflege von Menschen mit Demenz» widmet sich erstmalig einer extrem vulnerablen Personengruppe, nämlich den Menschen mit Demenz. Hier stehen also nicht einzelne Symptome und Defizite im Fokus eines Expertenstandards, sondern eine komplette Personengruppe, die extrem abhängig ist von einer verstehenden Haltung durch professionelle Begleiter.

Leider ist dieser Expertenstandard in einem Sprachstil abgefasst, der die eigentlichen Anwender und Adressaten ausgrenzt. Das ist schade und es provoziert Ärger, denn Wissenschaft und praktische Anwendung könnten eine gute Symbiose eingehen, wenn beide dieselbe Sprache sprechen.

Beide hier angesprochenen Entwicklungen finden sich nun in dieser zweiten Auflage wieder. Zudem ist die aufgeführte Literatur durch aktuelle Publikationen ergänzt worden. Auch hier zeigt sich deutlich im Feld: Es tut sich etwas! Das wiederum ist ermutigend.

Mülheim an der Ruhr, Oktober 2019

Einleitung

In der Behindertenarbeit sind viele Mitarbeiter beschäftigt, die eine pädagogische Ausbildung haben (z. B. Erzieher, Pädagogen, Sozialpädagogen). Zunehmend werden aber neben Heilerziehungspflegern auch Alten- und Krankenpflegemitarbeiter beschäftigt. Diese Tendenz folgt zwingend dem demographischen Wandel auf Seiten der Menschen mit geistiger Behinderung, die in Wohnstätten für Menschen mit geistiger Behinderung leben. Diese werden nämlich zunehmend älter und gerontologische, geriatrische und palliative Fragestellungen stehen mittlerweile überdeutlich im Raum.

Auffällig ist, dass nur wenige der Mitarbeiter im Rahmen ihrer Ausbildungen entsprechend auf das Themenfeld «Sterben, Sterbebegleitung und Palliativversorgung» vorbereitet wurden. Fehlt bei vielen pädagogischen Mitarbeitern schon ein Grundstock an pflegerischem Wissen – obwohl sie pflegerische Aufgaben übernehmen müssen – kann erst recht auf kein Grundlagenwissen in Palliative Care verwiesen werden. Dementsprechend wird Sterbebegleitung dann zu einer Herausforderung in den Wohngruppen, bei der improvisiert wird, oder sie wird dem Krankenhaus überantwortet.

Gleiches ergibt sich, wenn wir uns mit den behandelnden Hausärzten beschäftigen, denn sie sind mit der palliativmedizinischen Versorgung überfordert. Grundlagenwissen zur Palliativmedizin wird nämlich erst seit 2010 in Deutschland im Rahmen des Medizinstudiums vermittelt.

Auch in der Qualifikation zum Palliativmediziner (in Deutschland 40 Unterrichtsstunden) werden Menschen mit geistiger Behinderung mit ihren spezifischen Anforderungen insbesondere am Lebensende gar nicht erst thematisiert. Das bedeutet: *Viele Hausärzte und auch Palliativmediziner haben keine Erfahrungen in der Palliativversorgung von Menschen mit geistiger Behinderung und stützen dadurch deren palliativmedizinische Unterversorgung.*

Das vorliegende Buch hat das zentrale Anliegen, ...

- ... Mitarbeitern der Wohnstätten für Menschen mit geistiger Behinderung das Konzept der Palliativversorgung näher zu bringen.

- … den Mitarbeitern Möglichkeiten aufzuzeigen, wie sie als Team und in Zusammenarbeit mit weiteren Professionen eine individuelle Palliativversorgung für ihre Bewohner organisieren können.
- … den Palliativbedarf ihrer Bewohner zu erheben, die Wünsche und Bedürfnisse der Bewohner zu erfassen.
- … insbesondere pädagogischen Mitarbeitern die pflegerische Seite der Palliativversorgung näherzubringen, so dass auch sie einzelne Palliativmaßnahmen durchführen können.
- … grundsätzlich deutlich zu machen, dass das Palliativkonzept pädagogische und medizinisch-pflegerische Professionen wunderbar zusammenführen kann.
- … externe Anbieter von Palliativversorgung und Begleitung im Sterben einzubeziehen.
- … Angehörige der Bewohner aktiv in das Palliativkonzept zu integrieren.
- … als Mitarbeiter die eigenen Belastungen besser zu erkennen und konstruktiv damit umzugehen.

Zum Grundverständnis einer Palliativversorgung zählt, dass sie sich an den Bedürfnissen der zu versorgenden Menschen orientiert. Die Betroffenen haben hierüber die Möglichkeit, die *Regie* für ihr eigenes Sterben zu erhalten.

Damit der Leser ungefähr einschätzen kann, auf welche Reise er sich beim Lesen des Buches begibt, sollen hier kurz die einzelnen Kapitel mit ihren Themenschwerpunkten aufgeführt werden.

Zu Beginn geht es in einem kurzen Abriss darum aufzuzeigen, wie sich die Behindertenarbeit in Deutschland entwickelt hat. Dies wird dann anhand der demographischen Entwicklung und der daraus erwachsenden gesellschaftlichen und möglicherweise auch palliativen Anforderungen problematisiert.

Dann wird die Wohnstätte für Menschen mit Behinderung als Ort des Sterbens problematisiert. Hier gilt es klassische Förder- und Versorgungskonzepte in der Behindertenarbeit auf eine mögliche Palliativversorgung hin zu untersuchen.

Was Menschen mit geistiger Behinderung bezogen auf ihr Sterben und ihren Tod wissen, behandelt das nächste Kapitel. Hier haben in den vergangenen Jahren erweiternde Erkenntnisse eine neue Sichtweise ermöglicht.

Im folgenden Exkurs wird der Zusammenhang zwischen geistiger Behinderung und einer sich zusätzlich entwickelnden Demenz thematisiert. Denn hierin liegt eine aktuelle Herausforderung in vielen Wohnstätten für Menschen mit geistiger Behinderung. Auch (oder insbesondere) diese Menschen müssen bei einer guten Palliativversorgung berücksichtigt werden. Da dieses Thema zurzeit viele Einrichtungen für Menschen mit geistiger Behinderung beschäftigt, wird es einen entsprechend breiten Raum einnehmen, so dass auch in den weiteren Kapiteln immer wieder Verweise auf den Menschen mit geistiger Behinderung und Demenz auftauchen.

Was Palliative Care überhaupt ist und woher dieser Ansatz stammt soll im Weiteren dargestellt werden. Es soll deutlich gemacht werden, dass Palliativversorgung und Hospizarbeit Konzepte sind, die überall dort gelebt werden können, wo Menschen ihrer bedürfen.

Einzelne Palliativmaßnahmen bei verschiedenen Symptomen sind das nächste Thema. Vor allem das Schmerzmanagement gilt es intensiv zu beleuchten. Damit individuelle Lösungen für einzelne palliative Bedarfe gefunden werden, wird dem Leser in diesem Kapitel zudem die Methode der Fallarbeit präsentiert. Sie zeigt auf, wie mit der gebündelten Kompetenz eines Teams ein passendes Palliativangebot erarbeitet werden kann.

Dass auch Ethik in der palliativen Versorgung von Menschen mit geistiger Behinderung eine wichtige Rolle spielt, wird in dem darauf folgenden Kapitel bearbeitet. Hier soll dem Leser aufgezeigt werden, dass Ethik im Alltag einer Wohnstätte ganz praktisch gelebt werden kann.

Da die hier aufgeführten Ansätze schon ganz basisnah und praktisch gelebt werden, soll Kapitel 8 über das Projekt Alsbachtal dem Leser die «Erdung» eines gelebten Palliativkonzepts verdeutlichen. In diesem Kapitel wird das 2-jährige Projekt vorgestellt, das in Oberhausen (Rheinland) durchgeführt wurde.

Palliativarbeit lebt von der Vernetzung mit weiteren externen Anbietern. Diese Möglichkeiten werden aufgeführt und in ihrem Potenzial bearbeitet.

Damit ein erarbeitetes Palliativkonzept dauerhaft gelebt werden kann, wird die Methode des Palliative Care Mapping für Wohnstätten für Menschen mit Behinderung vorgestellt. Es dient der Konzepterarbeitung, -implementierung und -verstetigung.

Möchten Sie sich auf den Weg machen und in Ihrer Einrichtung eine eigene Palliativversorgung «auf die Beine stellen», werden Sie in den abschließenden Kapiteln Tipps und Werkzeuge hierfür finden. Diese sind durch den Autor schon in verschiedenen Einrichtungen der Altenarbeit getestet und erweitert worden. Das Projekt Alsbachtal zeigt aber, dass sie auch in Wohnstätten für Menschen mit geistiger Behinderung angewendet werden können.

Im Text werden konkrete, reale «Fälle» präsentiert, damit der Leser erkennt, wie einzelne Ansätze der Palliativversorgung umgesetzt werden können. Außerdem werden dem anwendungsorientierten Leser Checklisten, Musterschreiben, Assessments, Schritt-für-Schritt-Anleitung und Übungen geboten, die in der Palliativversorgung bereits Anwendung finden. Literaturverweise an entsprechender Stelle ermöglichen es dem besonders interessierten Leser, sich noch weiter in das weite Feld der Palliativversorgung einzulesen.

Es wird auffallen, dass der Verfasser immer wieder von «Menschen mit geistiger Behinderung» spricht. Diese Formulierung bedarf der Erläuterung:

a) *Den* Menschen mit geistiger Behinderung gibt es nicht! Vielfältigkeit und Individualität machen selbstverständlich auch vor Menschen mit geistiger Behinderung nicht Halt.

b) Die Formulierung soll verdeutlichen, dass «geistige Behinderung» nur ein einzelnes Merkmal ist, das aber nicht den gesamten Menschen als Person ausmacht. Daher wird konsequent der Begriff «Behinderte» vermieden,

c) «Geistige Behinderung» ist ein unscharfer Begriff, der viele verschiedene Störungsbilder umfasst und somit eher heterogen als homogen zu verstehen ist.

d) Mir als Autor ist es wichtig, das Verbindende und nicht das Trennende darzustellen, daher wird konsequent darauf verwiesen, dass «geistige Behinderung» nicht zwangsläufig das «Andere» ist, sondern viel Ähnliches und Gleiches beinhalten kann.

Den hier abgefassten Inhalten wünsche ich, dass sie in entsprechenden Einrichtungen für Menschen mit geistiger Behinderung Anwendung finden, dass sich engagierte Mitarbeiter, mutige Träger und aufgeschlossene externe Mitstreiter zusammenfinden, um für Menschen mit geistiger Behinderung ein palliatives Klima zu schaffen, in dem diese dann ihren letzten Lebensweg umsorgt und ummantelt erleben dürfen.

Federleicht

Die Abbildungen zum Kapitelbeginn wurden inspiriert von folgender Geschichte:

Was mein Leben reicher macht

«Nachmittags an einer Münchner S-Bahn-Station. Meine Kollegin und ich stehen am Bahnsteig, haben einen erfolgreichen Termin hinter uns, lachen miteinander. Ein junger Mann freut sich an unserer Fröhlichkeit, lächelt mit, streicht um uns herum, beobachtet uns unverhohlen. Kurz darauf in de S-Bahn bemerke ich: Der junge Mann ist vermutlich geistig behindert. Mit unschuldiger Neugier schaut er uns durch dicke Brillengläser an, als wären wir seltene Schmetterlinge. Wir tun als beobachteten wir ihn nicht. Da löst sich eine Daunenfeder aus meiner Jacke und schwebt träge auf ihn zu. Ganz vorsichtig streckt er die Hand aus, fängt das flaumige Ding ein – und reicht es uns mit den freudigen Worten: ‹*Ist das Ihr Fussel?*›»

Inge Bell, München; Zeit-Kolumne

1. Sichtweisen und Konzepte der Behindertenarbeit im Wandel

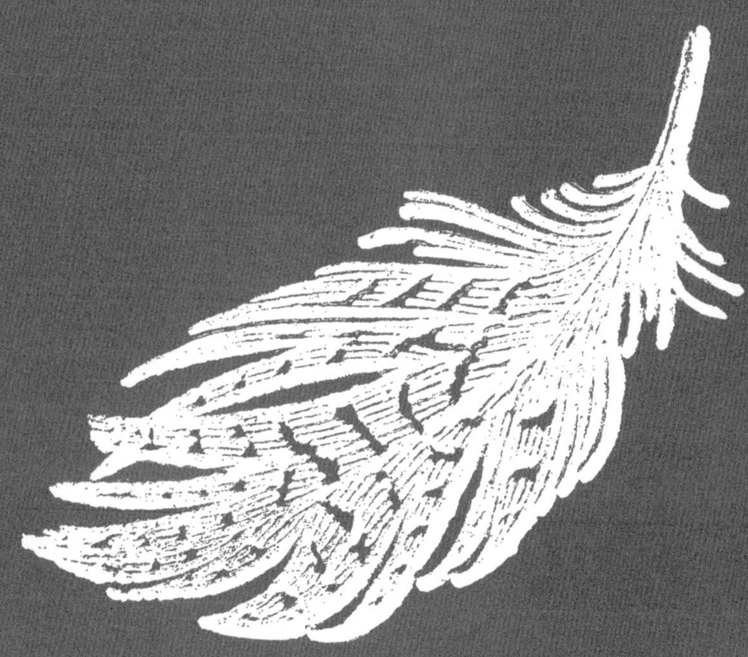

Der Leser darf an dieser Stelle keinen kompletten historischen, soziologischen und kulturwissenschaftlichen Abriss der Behindertenarbeit erwarten. Das würde den Rahmen dieses Werkes sprengen. Nichtsdestotrotz sollen wichtige Einflussfaktoren aufgeführt werden, die auch heute noch bei der Betrachtung des Phänomens «geistige Behinderung» Widerhall finden.

Die Betrachtung von «Behinderung» war in den vergangenen Jahrhunderten einem steten Wandel unterworfen. Vor allem bei den geistigen Behinderungen erleben wir eine immer weniger diskriminierende Sichtweise. Riviere (zit. n. Bärsch, 1973: 7) hat, um den Begriff der «Behinderung» abzugrenzen und zu verdeutlichen, folgende weitere Unterkonzepte aufgeführt:

> *Schädigung (impairment) ist jede Abweichung von der Norm, die sich in einer fehlerhaften Funktion, Struktur, Organisation oder Entwicklung des Ganzen oder eines seiner Anlagen, Systeme, Organe, Glieder oder von Teilen hieraus auswirkt.*
> *Behinderung (disability) ist jede Beeinträchtigung, die das geschädigte Individuum des gleichen Alters, Geschlechts und gleichem kulturellen Hintergrund vergleicht.*
> *Benachteiligung (handicap) ist die ungünstige Situation, die ein bestimmter Mensch infolge der Schädigung oder Behinderung in den ihm adäquaten psychosozialen, körperlichen, beruflichen und gesellschaftlichen Aktivitäten erfährt.* (Bärsch, 1973: 7)

Diese in ihrem Wesen noch medizinisch-reduktionistisch anmutende Abgrenzung wird durch eine verstärkte Sicht auf sozial beeinflussende Faktoren von Paeslack erweitert:

> *Behinderung ist nicht in erster Linie ein Synonym für eine medizinische Diagnose, sondern ein umfassendes personales und soziales Geschehen. Behinderung stellt sich dar als ein auf mehreren Wirkungsebenen laufender Prozess. Diese Ebenen bezeichnen den unmittelbar aus dem klinischen Krankheitsgeschehen resultierenden Schaden (Impairment), die individuellen und funktionellen Einschränkungen mit der Folge von unterschiedlichen Fähigkeitsstörungen (Disability) und die soziale Beeinträchtigung (Handicap) und die sich daraus ergebenden vielfältigen persönlichen, familiären und gesellschaftlichen Folgen.*
>
> (Paeslack, 1998, in: Kruse, 2006: 126)

Bezogen auf die psychische Struktur von Menschen mit geistiger Behinderung geht Senckel (2006) von folgenden Grundvoraussetzungen aus:

> *Alle Aussagen über geistig behinderte Menschen gründen in der Überzeugung, dass ihre psychische Struktur nicht prinzipiell von derjenigen der so genannten normal Begabten abweicht. Vielmehr gelten allgemein psychologische Erkenntnisse auch tatsächlich «allgemein» […]. Vielmehr lässt sich jedes psychische Merkmal geistig behinderter Menschen unter bestimmten Voraussetzungen oder zu irgendeinem Zeitpunkt der Entwicklung auch bei den so genannten Durchschnittsmenschen nachweisen.* (Ebd.: 17)

Deutlich wird bei diesen Betrachtungsweisen, dass das Trennende und das Verbindende immer auch gesellschaftlich konstruiert sind. Zum einen erweitert sich zunehmend der Horizont der Erkenntnis über das Phänomen «geistige Behinderung» und zum anderen entwickeln sich die gesellschaftlichen Ableitungen aus diesen Erkenntnissen. Dies ist sehr schön ablesbar an der Geschichte der Institutionalisierung von Menschen mit geistiger Behinderung. Wurden sie noch vor wenigen Jahrzehnten in Anstalten hinter der «gesellschaftlichen Kulisse» verwahrt, so finden zunehmend gesellschaftliche Emanzipationsanstrengungen statt, die das «Anders-Sein» als einen gesamtgesellschaftlichen Anspruch an konkrete soziale Bedingungen sehen.

Nichtsdestotrotz gibt es aber auch noch «stille» gesellschaftliche Entwicklungen dahingehend, dass zu fragen bleibt, ob wir zurzeit nicht etwas erleben, das es in dieser Form und diesem Umfang in 40 bis 50 Jahren nicht mehr geben wird. Denn durch die Möglichkeiten der Eugenik und der Pränataldiagnostik wird es in den kommenden Jahren immer weniger Menschen geben, die mit einer geistigen Behinderung zur Welt kommen.

1.1 Historische Betrachtungsweisen von und Umgang mit Behinderung

Betrachtungsweisen von Krankheit und Behinderung wandeln sich mit den Gesellschaften. Dem Individuum geht die Gesellschaft mit ihren Werten und Normen «genetisch voraus» (Cloerkes, 2001: 85). Das bedeutet, dass sich auch für die heutige Betrachtungsweise von Behinderung noch immer fünf verschiedene «historisch bedingte Ansichten und Überzeugungen» (Cloerkes, 1985: 309 f.) finden lassen:

- *hebräisch:* Das kranke Individuum ist selbst verantwortlich für seinen Zustand. Krankheit und physische Defekte sind eine Strafe Gottes für begangene Sünden.
- *griechisch:* Krankheit und physische Behinderung bedeuten soziale Inferiorität [untergeordnete Stellung bzw. Unterlegenheit, S. K.].
- *christlich:* Krankheit und Leiden dienen der Läuterung und sind ein Weg zur Gnade Gottes.
- *calvinistisch:* Das Fehlen materiellen Erfolges, auch bedingt durch Krankheit oder Behinderung, ist sichtbares Zeichen für den Entzug göttlicher Gnade.
- *wissenschaftlich:* Der Kranke oder Behinderte kann nichts für seinen Zustand und wird daher auch nicht zur Rechenschaft gezogen. Diese moderne Sichtweise kann über die «Pathologisierung» der Betreffenden zu neuen «wissenschaftlichen» Vorurteilen führen.

Mögen wir uns heute für aufgeklärt und liberal halten, können wir doch Spuren der oben genannten historischen Ansichten immer noch im Volksglauben («Wechselbalg» – ein durch den Teufel ausgewechseltes bzw. untergeschobenes Kind) und in den Alltagsansichten («Der wurde im Suff gezeugt») wiederfinden. Ein Extremfall dieser noch heute anzutreffenden Sichtweisen wird von Cloerkes (2001: 86) dahingehend aufgeführt, dass 1976 in Aschaffenburg eine Frau mit epileptischen Anfällen von zwei Priestern im Zuge eines Exorzismus ums Leben kam. Bei ihr wurden im Vollzug dieser mittelalterlichen Praxis insgesamt sechs «Teufel ausgetrieben».

Leider müssen sich auch heute noch Eltern von Kindern mit geistiger Behinderung fragen lassen, warum sie das Kind «nicht haben wegmachen» lassen. In Zeiten von Eugenik und Pränataldiagnostik dient die Option dieser Methoden dazu, die Schuldfrage dahingehend aufwerfen zu können, dass die «Verantwortung» für das Vorliegen einer geistigen Behinderung auf die Eltern zurückgeworfen wird.

Hier liegt klar auf der Hand, dass noch immer eine Schuldzusprechung vorgenommen wird. Dazu Cloerkes (2001):

> *Eine wichtige Rolle im kulturhistorisch geprägten Verhältnis zu Behinderten hat immer die Frage nach der Zurechnung von Schuld für den unerwünschten Zustand gespielt. Das liegt an der Neigung von Menschen, für alles im Leben eine Erklärung, einen Grund zu finden.* (Ebd.: 87)

Gemäß der kulturhistorischen Betrachtungsweise von Krankheit und Behinderung war dann auch ihre institutionelle Entsprechung, denn Normen und Werte einer Gesellschaft bezüglich des Phänomens «Behinderung» spiegeln sich in konkreten sozialen Strukturen für Menschen mit Behinderung wider. Auch hier ist in den vergangenen Jahrzehnten und Jahrhunderten ein steter Wandel im Umgang mit Menschen mit geistiger Behinderung zu konstatieren.

Noch im 16. Jahrhundert bezeichnete Martin Luther ein geistig behindertes Kind als «Klumpen Fleisch ohne Seele» (Haffter, 1968: 59). Die Tötung eines solchen Kindes war somit nichts Verwerfliches. Erst ab dem 19. Jahrhundert wurden Menschen mit geistiger Behinderung als Objekte gesehen, an denen sich die christliche Nächstenliebe versuchen sollte. «Hier ging es jedoch in allererster Linie darum, dass im Rahmen kirchlicher Armenhilfe Menschen mit geistiger Behinderung als Objekt der Mission entdeckt wurden» (Ding-Greiner/Kruse, 2010: 213). Dass Menschen mit Behinderung rein nach dem Defizitmodell betrachtet wurden, zeigt auch die Terminologie, mit der sie bezeichnet wurden, nämlich als «Krüppel» oder auch «Idioten» (VEEMB, 1997: 9). Zunehmend entstanden Anstalten, in denen Menschen mit geistiger Behinderung «verwahrt» wurden. «Über die Belegung dieser Anstalten mit Patienten der verschiedenen Geisteskrankheiten liegen nur wenig aussagekräftige Angaben vor» (Häßler/Häßler, 2005: 53). Hier überwogen vor allem «Schizophrene, Depressive, Tobsüchtige und Demente», die so genannten «Schwachsinnigen und Idioten» (ebd.).

Auch wenn sich in der Weimarer Republik an der Terminologie («Geisteskranke, Krüppel, Idioten») nichts änderte, entstand hier allerdings zum ersten Mal ein Rechtsanspruch auf Unterstützung durch staatliche Pflichtleistungen (Ding-Greiner/Kruse, 2011: 214). Erbracht wurden diese Leistungen – nun staatlich finanziert – von den gleichen Einrichtungen, die dies mit ihrem missionierenden Eifer vorher schon getan hatten. Die Einstellung gegenüber Menschen mit geistiger Behinderung änderte sich dadurch nicht, es ergab sich aber nun ein «Markt» und es entstanden «wohlfahrtsindustrielle Komplexe» (Sachße, 1995: 133, zit. n. Ding-Greiner/Kruse, 2010: 214).

In der Zeit des Nationalsozialismus wurde offen und unverhohlen der Schutz der so genannten «Volksgesundheit» dadurch angestrebt, dass die systematische Vernichtung von so genanntem «unwerten Leben» geplant, organisiert und vollzogen wurde. Neben Zwangssterilisierungen an ca. 400 000 Menschen mit geistiger Behinderung (zwischen 1934 und 1945) hat die Aktion T4 dazu geführt, dass knapp 200 000 Menschen mit geistiger Behinderung bürokratisch geplant, rational durchgeführt und teilweise im Geiste der Wissenschaft ermordet wurden. Die Anstalten, in denen Menschen mit geistiger Behinderung untergebracht waren, halfen dabei fleißig mit, indem sie den vorgegebenen Meldebogen dahingehend auszufüllen hatten, ob die bezeichnete Person mit geistiger Behinderung eher ein «vegetatives Dasein» führte oder zu «mechanischen Arbeiten» fähig war. Ersteres führte in den sicheren Tod. Als erste öffentliche Proteste gegen die Aktion T4 laut wurden, wurde das «Programm» verdeckt weitergeführt.

Die Nachkriegszeit hatte kein sonderlich großes Interesse daran, die im Nationalsozialismus begangenen Gräueltaten lückenlos aufzuklären. Beteiligte der «pseudowissenschaftlichen» Experimente an geistig behinderten Menschen gelangten schnell wieder in entsprechende Positionen und Professuren und wurden dahingehend gesellschaftlich «reingewaschen». Noch weit bis Ende der 50er-Jahre des 20. Jahrhunderts war die Behindertenarbeit mit Gesetzen belastet, die in den 30er-Jahren des 20. Jahrhunderts verabschiedet worden waren (z. B. das «Reichsschulpflichtgesetz» von 1938). Erst sehr viel später – quasi mit der Psychiatriereform ab Mitte der 70er-Jahre des 20. Jahrhunderts – entstanden immer mehr emanzipatorische Anstrengungen für und mit Menschen mit geistiger Behinderung.

Ansätze, die durch Schlagworte gekennzeichnet sind, wie Integration, Inklusion und Empowerment, versuchen zunehmend die *gesellschaftliche* Behinderung von Menschen mit Handicaps zu minimieren. Trotz dieser innovativen Ansätze kann vielerorts aber immer noch eine Randständigkeit bzw. ein «Mittendrin-Draußen-Sein» konstatiert werden.

Ganz nebenbei lässt sich diese Randständigkeit auch in der Palliative Care erkennen, denn kaum ein Standardwerk zur Palliativversorgung im deutschsprachigen Raum befasst sich auch mit den palliativen Bedarfen von Menschen mit geistiger Behinderung. Rühmliche Ausnahme ist hier die Arbeit von Kränzle, Schmid und Seeger (2010).

1.2 Behindertenarbeit und das Älterwerden ihrer Klientel

In Deutschland beschäftigen sich die Wohnstätten und Wohneinrichtungen für Menschen mit geistiger Behinderung zunehmend mit gerontologischen Fragestellungen. Das liegt daran, dass Menschen mit geistiger Behinderung in Deutschland erstmalig so alt werden, dass sie den Rentenstatus erreichen, alterstypische Krankheiten ausbilden und auch an ihr Lebensende kommen. Hier stellen sich dann Fragen wie:

- Wie beschäftigen wir alte Menschen mit geistiger Behinderung, wenn sie in Rente gehen?
- Wie erkennen wir alterstypische Krankheiten, wenn sie auftreten, der Betroffene sie aber aufgrund der geistigen Behinderung nicht verbal mitteilen kann?
- Wie können wir belastende Symptome erkennen und behandeln?
- Wie gehen wir mit Menschen mit geistiger Behinderung um, die zusätzlich eine Demenz entwickeln?
- Wie gestalten wir das Lebensende für diese Menschen?

All diese Fragen sind schon zu einem früheren Zeitpunkt aufgeworfen worden, jedoch eher theoretisch und visionär, obwohl die demographische Entwicklung ja absehbar war. Heute stehen diese Fragen als konkrete Personen und Anforderungen an bestehende Versorgungsstrukturen deutlich im Raum. Die Einrichtungen der Behindertenhilfe müssen aktuell reagieren.

Schon 2004 wurde von 20 000 bis 30 000 älteren Menschen mit geistiger Behinderung, die älter als 65 Jahre waren, ausgegangen (Pro Alter, Heft 2, 2004). Mittlerweile wird die Zahl gravierend gestiegen sein. Genaue Zahlen gibt es für Deutschland nicht, da die Melderegister eine Klassifizierung nach Behinderung nicht vornehmen. Schauen wir bezogen auf das Alter nur auf die Bewohner in Wohnstätten, kann folgendes konstatiert werden:

> *Die Altersgruppen bis 40 Jahre haben deutlich abgenommen, während die über 40 Jahre anteilmäßig zugenommen haben. Das Durchschnittsalter lag im Jahr 2000 bei 38,8 Jahren, 2006 lag es bei 41,9 Jahren.*
>
> (Ding-Greiner/Kruse, 2010: 16)

Was sich hier deutlich abzeichnet, ist eine Alterung der Bewohnerstruktur in den Wohnstätten. Auch in ausgelagerten Außenwohngruppen ist diese Tendenz deutlich zu bemerken.

Aus eben diesem Alterungsprozess entsteht ein steigender Bedarf an Palliativversorgung für diese Klientel. Dabei sind Entwicklungen zu erkennen, die mit denen der nichtbehinderten Bevölkerung parallel laufen. Auf der anderen Seite gibt es Tendenzen, die eine «Verfrühung» von altersspezifischen Erkrankungen aufzuzeigen scheinen. Vor allem bei Menschen mit Down-Syndrom scheint dies der Fall zu sein. Hierbei fällt vor allem der frühe «Einstieg» in die Alzheimer-Demenz auf, der einen zusätzlichen Palliativbedarf mit sich bringt.

Bezogen auf konkrete Krankheitsbilder zeigen Ding-Greiner und Kruse (2010: 22–25) folgende Tendenzen für das Auftreten von Alterserkrankungen bei Menschen mit geistiger Behinderung auf (**Tab. 1-1**).

Tabelle 1-1: Tendenzen für das Auftreten von Alterserkrankungen bei Menschen mit geistiger Behinderung (Quelle: n. Ding-Greiner/Kruse, 2010: 22–25)

Übersicht: Verschiedene Alterserkrankungen bei Menschen mit geistiger Behinderung im Vergleich mit der nicht-behinderten Bevölkerung	
Einschränkungen des Sehvermögens	Im höheren Lebensalter und mit dem Schweregrad der geistigen Behinderung ist sie höher als in der Vergleichsbevölkerung.
Einschränkungen des Hörvermögens	Auch bei der Einschränkung des Hörvermögens liegen die Prozentualen höher, als in der Vergleichsbevölkerung.
Dysfunktion der Schilddrüse	Gleiches gilt auch für Dysfunktionen der Schilddrüse. Hier ist es vor allem die Unterfunktion der Schilddrüse. Gravierend ist der Anstieg bei Menschen mit dem Down-Syndrom (45,5 %).
Herzerkrankungen	Erkrankungen des Herzens, die nicht auf eine Minderdurchblutung des Herzmuskels verweisen, kommen bei Menschen mit geistiger Behinderung häufiger vor.
Erkrankungen der Atemwege	Das Risiko, an einer Atemwegserkrankung zu leiden, ist bei Menschen mit geistiger Behinderung erhöht. Hier variiert der Prozentsatz mit der Schwere der geistigen Behinderung.
Hauterkrankungen	Insbesondere treten Hauterkrankungen bei Menschen mit dem Down-Syndrom auf (20–25 %)
Krebserkrankungen	Hier sind es bestimmte Krebsarten, die bei Menschen mit geistiger Behinderung vermehrt auftreten: Bösartige Tumore im Verdauungstrakt, Speiseröhrenkrebs, Adenokarzinom und Karzinom der Gallenwege. Das Risiko, an einem Schilddrüsenkrebs zu erkranken, ist um das Zweifache erhöht.
Erkrankungen des Bewegungssystems	Hier haben Menschen mit geistiger Behinderung ein deutlich erhöhtes Risiko, gegenüber der Vergleichsbevölkerung.

Setzen wir die auftretenden Alters- und Verschleißerkrankungen jetzt auch noch in Relation zu einer möglichen Demenz, kann die Situation mit Gusset-Bährer (2012) wie folgt zusammengefasst werden:

> *Im Vergleich zu älteren Menschen mit geistiger Behinderung ohne Demenzerkrankung weisen ältere Demenzkranke mit geistiger Behinderung deutlich mehr Erkrankungen auf. Bei Demenzkranken in einem späten Stadium werden zudem deutlich mehr Begleiterkrankungen festgestellt als bei Demenzkranken in einem mittleren Stadium. Dies ist unabhängig vom Grad der geistigen Behinderung.* (ebd.: 199)

Fazit

Aus all diesen Prozessen wird deutlich, dass auch bei Menschen mit geistiger Behinderung mit zunehmendem Alter gerontologische, geriatrische, pflegerische und palliative Fragestellungen immer wichtiger werden. Betreuungskonzepte müssen sich dieser veränderten Klientel anpassen, indem mehr Pflege und Palliative Care in das Angebot aufgenommen werden müssen.

1.3 Heilerziehungspflege als Antwort auf erhöhten Pflegebedarf?

Schon zu Beginn des 20. Jahrhunderts wurden erste Anstrengungen unternommen, ein Berufsbild zu schaffen, das den erzieherischen und pflegerischen Aufgaben nachkommen kann. So nahm in Essen 1927 eine «Caritative Fachschule für Abnormenfürsorge» ihre Arbeit auf (Thesing, 1998: 32). Diese Kurse dauerten damals ein halbes Jahr. Die Berufsbezeichnung «Heilerziehungspfleger» wurde 1958 in der Anstalt Stetten im Remstal geprägt (ebd.). Im weiteren Verlauf dieser Berufsentwicklung wurde neben dem Heilerziehungspfleger auch der Heilerziehungshelfer entwickelt. Schon in 1971 wurden entsprechende Ausbildungs- und Prüfungsordnungen entworfen und verabschiedet. Mittlerweile werden in der BRD an mehr als 200 Fachschulen Heilerziehungspfleger und Heilerziehungshelfer ausgebildet.

Auch wenn hier, im Gegensatz zu den pädagogischen Mitarbeitern, ein hoher Stundenteil in der Ausbildung der Pflege gewidmet ist, wird die aktuelle Ausbildung dem eigentlichen geriatrischen und palliativen Bedarf in der Praxis nicht gerecht. Noch viel zu sehr wird hier einem kurativen und fördernden Pflegeansatz das Wort geredet. So finden sich im Konzept der Heilerziehungspflegeausbildung in Nordrhein-Westfalen gemäß dem Ministerium aus dem Jahr 2000 für den Bereich der Pflege folgende Bereiche:

- Hilfestellung bei der Körperpflege
- pflegerische Prävention und Prophylaxe
- pflegerische Betreuung und Förderung.

In diesem Kontext versteht sich Heilerziehungspflege als ganzheitliche Lebensbegleitung von Menschen mit geistiger und körperlicher Behinderung. Vor diesem Hintergrund wird es aber schwierig, einen zunehmenden Palliativbedarf wahrzunehmen und entsprechend zu beantworten. Förderkonzeption und Palliative Care scheinen hier nicht so recht zusammenzupassen. Daher klingt es schon fast wie die Quadratur des Kreises, wenn Aschoff fordert: «Mit der Pflege sollte auch im Alter noch Förderung verbunden sein» (Aschoff, 2010: 107). Die Praxis merkt, dass Heilerziehungspflege dem sich verändernden Bedarf in den Wohnstätten allein nicht gerecht werden kann. Daher greift sie auf weitere Berufsfelder zurück:

> *Bei der überwiegenden Mehrheit der Fachkräfte handelt es sich jedoch um Heilerziehungspfleger, Heilpädagogen oder Pädagogen, d.h. um pädagogisch ausgebildete Fachkräfte. Da in den Einrichtungen der Behindertenhilfe der Anteil älterer geistig behinderter Menschen deutlich gestiegen ist und die pädagogisch ausgebildeten Mitarbeiter häufig lückenhafte Kenntnisse bezüglich der Pflege älterer Menschen aufweisen, werden zunehmend auch Altenpfleger und Krankenpfleger in das Team integriert.*
> (Ding-Greiner/Kruse, 2010: 255 f.)

1.4 Schnittmenge und Parallelität mit/zur Altenpflege

Betrachtet man die Entwicklung der Betreuung und Pflege von Menschen mit geistiger Behinderung, kommt man nicht umhin, eine gewisse Parallelität mit dem Berufsfeld der Altenpflege zu sehen, vor allem, wenn es um die Betrachtung von Bewohnern mit Demenz geht. Auch die Pflege, Betreuung und Versorgung alter Menschen haben in Deutschland eine wechselvolle Geschichte. Ihre institutionelle Entsprechung wandelte sich ebenfalls mit einem veränderten Blick auf den alten Menschen. Der institutionelle Wandel fand hier wie folgt statt:

- von der Verwahranstalt über
- das Altenkrankenheim zum
- Wohnheim, um nun im
- Servicezentrum den alten Menschen als Kunden zu sehen.

Spannend ist hier vor allem die Parallelität in der Diskussion um das Thema «Demenz». Denn hat die Altenpflege den Menschen mit Demenz in den 90er-Jahren des 20. Jahrhunderts «entdeckt», und wurden zu diesem Zeitpunkt das Für und Wider einer segregierten Betreuung (wild und leidenschaftlich) diskutiert, erleben wir ähnliche Tendenzen nun in der Behindertenarbeit.

Eine zweite Parallelentwicklung erleben wir auch auf dem Feld der Palliative Care, denn diesen Ansatz hat die Altenpflege vor ca. 25 Jahren für ihr Themenfeld entdeckt. Aber weder im mittlerweile bundeseinheitlichen Curriculum für die Altenpflegeausbildung noch in den stationären Einrichtungen kann man konstatieren, dass hier Palliative Care wirklich «am Waschlappen» angekommen sei. Inwieweit die generalistische Ausbildung dieses Manko ausgleichen kann, bleibt abzuwarten. Zu sehr werden hier immer noch Ideale der 70er- und 80er-Jahre des 20. Jahrhunderts bedient, wenn es darum geht, den alten Menschen zu rehabilitieren, zu aktivieren, zu mobilisieren und zu motivieren. Selbst wenn der Überbau schon entsprechende Konzepte wissenschaftlich begleitet, bedeutet das nicht, dass dieser Ansatz schon an jedem Bewohnerbett angekommen ist.

2. Behinderten-Wohnstätten als Orte zum Sterben?

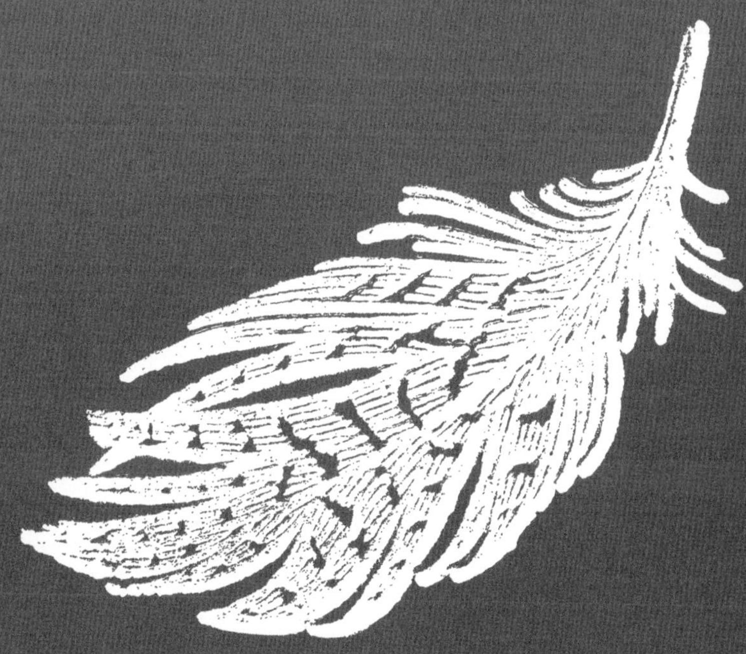

Der Begriff «Wohnstätte» umfasst eine Vielzahl an Wohnformen, die sich im Laufe der Geschichte der Behindertenarbeit herausgebildet haben. Für unsere Fragestellung sollen vor allem Wohngruppen angesprochen werden. Hierunter ist Folgendes zu verstehen:

> *Die Bezeichnung Wohngruppe wird für verschiedene Wohnformen verwandt. Gemeinsam sind für so bezeichnete Wohnformen folgende Kriterien:*
>
> - *Es handelt sich um eine kleine Einheit,*
> - *die von einem Dritten (Träger) organisiert ist.*
> - *Die Zusammensetzung wird nicht von den Bewohnern,*
> - *sondern entscheidend vom Träger bestimmt.*
> - *Es leben Personen zusammen, die durch Verantwortung und Pflichten zur Selbstversorgung überfordert wären und deshalb nicht selbstständig leben können;*
> - *sie wirken jedoch nach ihren individuellen Fähigkeiten und Kräften bei der Selbstversorgung und dem Leben der Gruppe mit.*
> - *Es ist eine je nach Bedarf der Bewohner gestaffelte Betreuung rund um die Uhr möglich:*
> - *dafür hat der Träger entsprechende Vorkehrungen getroffen.*
>
> (Bundesarbeitsgemeinschaft der Überörtlichen Träger der Sozialhilfe, 1987: 2)

Wohnstätten für Menschen mit Behinderung sind – wie der Name schon sagt – Orte zum Wohnen. Hier werden die Bewohner im Sinne des Normalitätsprinzips betreut, immer häufiger auch gepflegt und in ihren Alltagskompetenzen gefördert. Das Ziel ist, dem Betroffenen so viel Selbstständigkeit zu belassen, wie es ihm möglich ist und durch die Einrichtung vertreten werden kann.

Da viele der Bewohner in jungen Jahren eingezogen waren, ist es nicht selten der Fall, dass sie hier dann jahrzehntelang leben. Eine Besonderheit entsteht zudem noch: Mitarbeiter und Bewohner werden zusammen alt.

Anekdote

In einer Wohnstätte in Mülheim an der Ruhr durfte der Autor vor einigen Monaten miterleben, wie ein Bewohner und ein Mitarbeiter zusammen eine Feier organisierten und dann auch durchführten. Beide feierten ihr Ausscheiden aus dem Berufsleben und den Gang in die Rente. Zusammen hatten sie fast 40 Jahre miteinander verlebt.

Anhand dieser Anekdote wird auch deutlich, dass die Wohnstätten sich zunehmend mit neuen Fragestellungen beschäftigen müssen, denn sie haben es immer häufiger mit Bewohnern zu tun, die eben nicht mehr in eine Werkstatt arbeiten gehen. Hier müssen sich nun die Mitarbeiter, meist (Sozial-)Pädagogen und Erzieher, damit beschäftigen, wie man «Rentner» beschäftigt und weiterhin in den Wohnstättenalltag integriert.

Auf der anderen Seite werden neben diesen eher gerontologischen Fragestellungen zunehmend auch pflegerelevante Fragen aufgeworfen, denn mit dem zunehmenden Alter entstehen zunehmend typische Alterserkrankungen und Verschleißerscheinungen, wie sie auch in der Allgemeinbevölkerung auftreten.

In letzter Konsequenz merken aber auch die Mitarbeiter, dass immer häufiger das Sterben und die Sterbebegleitung Themen sind, mit denen sie sich auseinandersetzen müssen.

> *Das Sterben von Bewohnern auf der Wohngruppe ist in manchen Einrichtungen noch ein seltenes Ereignis, die Mitarbeiter sind häufig nicht darauf vorbereitet. Bewohner und Mitarbeiter haben aus dem Bedürfnis heraus, angemessene Formen für den Umgang mit Tod und Sterben zu finden, gemeinsam Rituale entwickelt, die das Sterben eines Mitbewohners begleiten und den Bewohnern Halt geben sollen. Die Voraussetzung für das Gelingen solcher Initiativen liegt stets im persönlichen Bezug, den der Mitarbeiter zu Sterben und Tod hat.* (Ding-Greiner/Kruse, 2010: 54)

Deutlich wird aus dieser Position aber auch, dass Mitarbeiter der Wohnstätten eher auf private Verarbeitungsmechanismen zurückgreifen müssen, als dass ihnen ihre Ausbildung einen entsprechenden Fundus vermittelt hat. Auch ist zu bemerken, dass nur wenige Wohnstätten für Menschen mit geistiger Behinderung in ihrem Leitbild das Sterben konzeptionell und strukturell verinnerlicht haben.

2.1 Sind Orte des Lebens auch Orte zum Sterben?

In einer Inhouse-Schulung von Mitarbeitern mehrerer Wohnstätten für Menschen mit geistiger Behinderung im Rheinland sagte mir letztens eine Mitarbeiterin: «Wir versuchen so lange es eben geht, den Bewohner hier bei uns zu versorgen. Wenn aber der Pflegebedarf zu groß wird, können wir das hier nicht mehr leisten. Wir sind ja keine Pflegeeinrichtung.» Dieses Statement macht ein grundlegendes Problem der aktuellen Situation in vielen Wohneinrichtungen für Menschen mit Behinderung deutlich. Sie sind nicht auf Pflege und Versorgung am Lebensende eingerichtet, da «Pflege» schlicht und einfach nicht ihr «Hauptgeschäft» ist.

In Deutschland wird der Unterschied zwischen Wohnstätte und Pflegeeinrichtung dadurch zementiert, dass hier zwei unterschiedliche Finanzierungssysteme existieren, die sich in vollstationären Einrichtungen ausschließen. Aus der Perspektive des betroffenen Bewohners bedeutet diese Rahmenbedingung, dass er möglicherweise aus der vollstationären Eingliederungshilfe (Sozialgesetzbuch XII) in eine Pflegeeinrichtung (Sozialgesetzbuch XI) umziehen muss, wenn sein Pflegebedarf zu groß wird.

Gemäß den Finanzierungsvorgaben und der pädagogischen Grundkonzeption arbeiten in den Einrichtungen der Eingliederungshilfe mehrheitlich Mitarbeiter, die im pädagogischen Bereich ausgebildet sind. Hier sind es vor allem Heilerziehungspfleger, Sozialpädagogen und Erzieher. Vereinzelt finden sich hier allerdings auch Kranken- und Altenpfleger.

Aus den oben beschriebenen Finanzierungs- und Konzeptvorgaben und den altersbedingten Veränderungen der Bewohner, steuern Einrichtungen der Eingliederungshilfe also auf ein Dilemma zu: Sie begreifen sich als ein Zuhause für den Bewohner, das er aber in dem Augenblick verlassen muss, wenn sein Pflegebedarf zu groß wird.

Zynisch könnte man jetzt sagen, dass auch auf diesem Feld Menschen mit geistiger Behinderung der Vergleichsbevölkerung gleichgestellt sind, denn auch hier liegt das gleiche Phänomen vor: Da, wo wir gerne sterben möchten, nämlich zuhause, werden die meisten von uns eben nicht sterben. Denn ca. 70 % der Bevölkerung werden in einer Institution (z. B. Krankenhaus, Altenpflegeheim oder Hospiz) versterben, obwohl ca. 90 % zuhause versterben möchten.

Vor allem am Lebensende stellt sich in der Regel ein erhöhter Pflege- und Palliativbedarf ein. Hier zeigt sich, dass vor allem Mitarbeiter der pädagogischen Professionen diesem nicht gerecht werden können, da es ihnen im Rahmen der Ausbildung nicht vermittelt wurde. Die wenigen Pflegemitarbeiter können diesen erhöhten Bedarf nicht alleine abdecken. Es soll aber auch dahingestellt bleiben, ob sie einen Palliativbedarf erkennen und bedienen könnten, denn auch die Heilerziehungs-, Alten- und Krankenpflegeausbildung vermittelt Palliative Care wenn überhaupt, dann nur sehr rudimentär (Kostrzewa, 2013). Aktuelle Bestrebungen, Mitarbeiter der pädagogischen Professionen vermehrt und besser in pflegerischen Interventionen zu schulen (Schulze Höing, 2012), bedienen dabei fast ausschließlich eine kurative Sichtweise. Neuere Ansätze, wie das H.M.B.-W.-Verfahren (*H*ilfebedarf von *M*enschen mit *B*ehinderung – *W*ohnen), grenzen eine palliative Sichtweise dabei vollständig aus.

2.2 Das Krankenhaus als Ort ohne Wiederkehr

Zurzeit sterben Bewohner einer Wohnstätte für Menschen mit geistiger Behinderung eher im Krankenhaus als in der Wohnstätte und zwar aus folgenden Gründen:

- Mitarbeiter sind auf die Finalpflege bzw. Palliativversorgung nicht vorbereitet.
- Die Ausbildungen der meisten Mitarbeiter befassen sich nicht mit Sterben, Tod, Trauer und Palliativversorgung.
- Wohnstätten sind von ihrer Konzeption her primär Einrichtungen, die den Fördergedanken auf Alltags- und Lebenssituation übertragen.
- Den Teams fällt es schwer, das Sterben auszuhalten und entsprechende Phänomene richtig einzuschätzen. Im Zweifelsfall wird dann der Rettungswagen bzw. Notarzt gerufen, der den Betroffenen «sicherheitshalber» in ein Krankenhaus einweist
- Viele Mitarbeiter sind dahingehend unsicher, ob das «Sterben-Lassen» rechtlich abgesichert ist.

Problematisch ist andererseits, dass Mitarbeiter im Krankenhaus nicht auf die Pflege, Versorgung und Palliativbetreuung von Menschen mit geistiger Behinderung vorbereitet sind. Das führt dann im Extremfall zu einer

Odyssee des Betroffenen zwischen Wohnstätte und Krankenhaus, wie das folgende Praxisbeispiel aus einer Einrichtung in Duisburg zeigt.

Praxisbeispiel

Helga (Jahrgang 1977) lebt seit dem Jahr 2000 in einer Wohnstätte für Menschen mit geistiger Behinderung. Die Mitarbeiter beschreiben sie als liebenswert und fröhlich. Ihr geistiger Zustand wird mit «Kleinkindniveau» angegeben. In der Gruppe war sie resolut – sie kniff und trat nach ihren Mitbewohnern und rammte sie mit dem Rollstuhl, wenn ihr etwas nicht passte oder um Aufmerksamkeit zu bekommen. In ihrer Freizeit hörte sie gerne Kinderlieder. Sie kann mit Unterstützung essen und trinken und ihre Essenswünsche benennen. Innerhalb ihrer Wohngruppe kann sie sich selbstständig mit dem Rollstuhl bewegen. Helga hat eine geistige und körperliche Behinderung, zudem einen Diabetes Mellitus Typ I, MRSA, eine beinbetonte Tetraparese und Kontrakturen. Zusätzlich hat Helga Stuhl- und Harninkontinenz, Epilepsien, Refluxösophagitis, eine mitochondriale Myopathie, Cytochrom-C-Mangel mit mentaler Retardierung und neuromyopathischer Skoliose.

Die letzten Lebenswochen kündigten sich dadurch an, dass Helga plötzlich epileptische Anfälle bekam und in einen komaähnlichen Zustand fiel. Als sie das erste Mal aus dem Krankenhaus kam, erholte sie sich nicht mehr so richtig von ihrer Krankheit. Die Mitarbeiter merkten deutlich, dass es ihr zunehmend schlechter ging, obwohl sie auch immer wieder gute Phasen hatte. Auch schien sie vermehrt Schmerzen zu haben und äußerte dies durch langes und lautes Stöhnen. Besonders beim Lagern und bei der Inkontinenzversorgung äußerte sich dies deutlich, denn ihr Gesicht war schmerzverzerrt und sie stöhnte laut. Zunehmend litt sie unter Atemnot.

Viele Mitarbeiter des Teams meinten nach einiger Zeit, Helga gehöre nicht mehr in die Wohnstätte. Andere wiederum akzeptierten den Beschluss der Heimleitung, dass Helga in der Wohnstätte verbleiben sollte, bis sie stirbt. Als Helga wieder einmal im Krankenhaus war äußerte ein Mitarbeiter, alle seien froh, dass Helga weg sei, und es traue sich nur niemand, dies zu sagen. Einige Mitarbeiter gaben zu, sich davor zu drücken, Helga zu pflegen, da sie MRSA hatte. Daraus ergab sich bei einigen Mitarbeitern große Unsicherheit.

Zu Beginn hat die Einrichtungsleitung sehr selbstverständlich geäußert, Helga wohne hier und werde auch hier sterben. Im Laufe des Gesamtprozesses schien die Leitung mit diesem Anspruch jedoch zunehmend überfordert zu sein, vor allem im Finalstadium. Auch erkannte die Leitung die Überforderung des Teams und die Not der Bewohnerin nicht.

Vom Hausarzt bekam die Einrichtung nur wenig Unterstützung. Zu Beginn beriet er sich noch mit dem Neurologen wegen der Schmerzmedikation. Die Kommunikation mit dem Team und seine Anweisungen bezüglich der Medikation kamen oft nur noch fernmündlich. Im Verlauf des Gesamtgeschehens gab er an, die Verantwortung abzulehnen – er könne Helga und das Team nicht weiter begleiten.

Die eingeschaltete örtliche Hospizbewegung konnte einen Kontakt zu einem Schmerztherapeuten anbieten, der aber nicht zustande kam. Darüber hinaus gab es für das Team kaum Unterstützungsangebote.

Da sich Helgas Zustand zunehmend verschlechterte und die Unsicherheit im Team weiter zunahm, wurde Helga wieder in ein Krankenhaus eingewiesen, wo sie dann 7 Tage später verstarb. Im Nachgang äußerten viele Mitarbeiter des Teams, sie hätten ein schlechtes Gewissen, dass Helga dort, in dieser fremden Umgebung sterben musste. Dieses schlechte Gewissen ist im Nachgang nicht mehr thematisiert worden. Im Team versucht man, den «Fall Helga» zu vergessen.

Schauen wir uns das Krankenhaus als Sterbeort an, so erleben wir nur in wenigen Hospitälern, dass sie ein Konzept zur Sterbebegleitung oder Palliativversorgung vorweisen können, das dann auch auf allen Stationen greift. Immer mehr Krankenhäuser verweisen auf entsprechende Palliativstationen, die aber kaum Rückwirkungen auf die übrigen Stationen haben. Heimerl bringt es wie folgt auf den Punkt:

> *Auch wenn von der Einführung von Palliative Care im Krankenhaus die Rede ist, werden wir immer wieder mit der Vorstellung konfrontiert, es ginge lediglich darum, eine Palliativstation einzurichten. Selbst wenn es hier Ausnahmen geben mag, im Allgemeinen stoßen Palliativstationen am Beginn auf Ablehnung in ihrem Krankenhaus. Es werden kaum PatientInnen überwiesen, auch um den Preis, dass Betten leer bleiben, die PalliativmedizinerInnen werden viel zu selten zu Konsilien angefordert. Pflegende werden mit Neid und dem Vorwurf der Verteilungsungerechtigkeit konfrontiert, da Palliativstationen*

> *über mehr Personalressourcen und bessere räumliche Ausstattungen verfügen, als die meisten Stationen [...]. Es kann mitunter viele Jahre bis fast Jahrzehnte dauern, bis ein hauseigenes Palliativteam die Erlaubnis erhält, Empfehlungen zur Schmerztherapie für PatientInnen anderer Stationen selbst einzutragen – ein Ausdruck dafür, wie lange es dauert, als Palliativteam akzeptiert zu werden und das Stadium der «Palliphobie» zu überwinden.* (Heimerl, 2008: 23)

Das Problem der «Kavernenbildung» des Palliativkonzepts in einem Krankenhaus kann aber auch aus einer anderen Perspektive gesehen werden. Denn Palliativstationen «neutralisieren» den «Stachel des Todes» für die gesamte Einrichtung. Ähnliches gilt für so genannte Palliativkonsiliardienste. Diese besprechen zwar vor Ort mit den entsprechenden Teams der anderen Stationen den zu klärenden «Fall», zu fragen bleibt dabei aber, inwieweit das gesamte Team auf der jeweiligen Station dann seine «Sterbekultur» hierzu ändert bzw. weiterentwickelt. Zu befürchten bleibt, dass sich auch hier – im Sinne der Systemtheorie –nicht die gesamte Einrichtung Krankenhaus mit dem systemgefährdenden Thema «Sterben und Tod» befassen muss, wenn es von einigen wenigen Mitarbeitern «neutralisiert» wird.

Auch muss das Sterben im Krankenhaus aus der Perspektive der Mitbewohner aus Wohnstätten betrachtet werden. Denn im Erleben der Mitbewohner entsteht der Eindruck, dass ein Krankenhaus ein Ort ist, von dem man nicht zurückkehrt. Wenn es einem Bewohner sehr schlecht geht, bekommen sie mit, dass er in ein Krankenhaus verlegt wird. Stirbt er dort, sehen die Bewohner bei der Beerdigung nur noch den Sarg bzw. die Urne.

In der Folge entsteht bei vielen Bewohnern ein «mulmiges Gefühl», wenn sie – z. B. zwecks Abklärung einer Diagnose – selbst in ein Krankenhaus gehen müssen. Auch ist zu erleben, dass einzelne Mitarbeiter mit Erleichterung reagieren, wenn ein «Problembewohner» ins Krankenhaus kommt. Hierbei wird deutlich, dass die Unsicherheit der Mitarbeiter im Umgang mit Sterbebegleitung und Palliativversorgung eher zu einer Krankenhauseinweisung führen wird. Zu fragen bleibt, ob Mitbewohner die Erleichterung der Mitarbeiter, wenn ein schwieriger «Fall» ins Krankenhaus verlegt wird, ebenfalls mitbekommen.

Das reale Fallbespiel von Helga (s. o.) macht deutlich, dass externe Kooperationspartner auch überfordert sind, wenn es um den Palliativbedarf bei Menschen mit geistiger Behinderung geht. Weder konnte die örtliche

Hospizbewegung kompetente Hilfen vermitteln noch war es dem Hausarzt möglich, dem betreuenden Team entsprechende Unterstützung zukommen zu lassen. Hier ist sicherlich notwendig, dass sich entsprechende Qualifizierungen und Befähigungen der Koordinatoren von Hospizbewegungen und -initiativen auch mit dem Bedarf von Menschen mit geistiger Behinderung befassen.

Zwar «entdecken» Curricula der Ehrenamtlichenschulung der Hospizbewegungen zunehmend den Menschen mit Demenz, jedoch finden Menschen mit geistiger Behinderung kein gleichwertiges Interesse. Dass es schon früher Anfragen an die Hospizbewegung gab, berichtet Goldmann (2009):

> *Es handelte sich hier um einen über 80-jährigen Mann mit geistiger Behinderung, der in einer ambulanten Außenwohngruppe des LVR im Bonner Zentrum lebte. Diesem Mann ging es zu diesem Zeitpunkt gesundheitlich sehr schlecht, ein baldiges Sterben war nicht auszuschließen. Vor allem des Nachts überkam den Patienten vielfach Angst und er rief in sehr kurzen Abständen immer wieder nach dem Personal im Haus, weil er nicht alleine sein wollte. Der Patient hatte mehrfach den Wunsch geäußert, trotz seines schlechten Zustandes in der Wohngruppe zu verbleiben. Schon nach einem kurzen Austausch mit den Mitarbeiterinnen und Mitarbeitern der Wohngruppe wurde deutlich, dass es nicht nur um eine mögliche Unterstützung des Bewohners, sondern fast mehr noch um eine Begleitung und Beratung des Mitarbeiter-Teams im Hause ging. Dieses Team bestand zum großen Teil aus Heil- und Sonderpädagogen, teilweise mit zusätzlicher pflegerischer Qualifikation. Aber auch Laienkräfte waren in der Wohngruppe tätig.* (Ebd.: 18)

Hier zeigt sich insgesamt betrachtet ein Bild, das durch Unsicherheit, mangelnde Qualifikation und Unachtsamkeit den eigenen Bedürfnissen gegenüber geprägt ist.

Entdecken Wohnstätten für Menschen mit geistiger Behinderung zunehmend den Bedarf, sich mit den Themen «Sterben», «Sterbebegleitung» und «Palliativversorgung» auseinanderzusetzen, und suchen sie hier Unterstützung durch die örtliche Hospizbewegung, so ist diese nur unzureichend auf Menschen mit geistiger Behinderung vorbereitet.

2.3 Anforderungen an einen Ort zum Sterben

Wie müsste nun eine Wohnstätte aufgestellt sein, wenn sie zusätzlich ein Ort zum Sterben sein möchte? Auch hier kann das Hospizkonzept als Orientierung herangezogen werden. Dass es sich hierbei nicht nur um ein Gedankenexperiment handelt, soll in Kapitel 8 belegt werden. Dort wird ein Projekt vorgestellt, in das Bausteine der Hospizidee und Palliative Care erfolgreich in die Strukturen einer Wohnstätte für Menschen mit geistiger Behinderung integriert wurden.

Sollen nun Wohnstätten für Menschen mit geistiger Behinderung auch Orte zum Sterben sein, sollten sie in Anlehnung an die Arbeit von Heimerl (2008) folgende Kriterien erfüllen:

Kriterium 1: Die Sicht der Betroffenen einbeziehen
Palliative Care hat nicht den Anspruch zu wissen, wie man «richtig» stirbt. Hierzu ist es wichtig zu erfahren, was der Betroffene und seine Angehörigen für eine Betrachtungsweise des Themenfeldes «Sterben und Tod» haben. Um dies herauszufinden, muss den Betroffenen (gemeint sind hier die Bewohner) aber auch zugestanden werden, darüber Auskunft zu geben. Die Arbeiten von Franke (2012) zeigen jedoch deutlich, dass Menschen mit geistiger Behinderung dahingehend oft unterschätzt werden.

Kriterium 2: Partizipation und Entlastung der Mitarbeiter
Projekte, die sich zur Aufgabe stellen, Palliative Care in bestehende Strukturen einer Wohnstätte zu integrieren, können dies nur, wenn sie die Belange der Mitarbeiter aufnehmen, unterstützen, fördern und entsprechend begleiten. Dies erfordert, dass im Rahmen einer Ist-Stand-Erhebung geschaut wird, inwieweit Mitarbeiter im Rahmen ihrer Ausbildung für das Themenfeld befähigt wurden. War das nicht der Fall, müssen entsprechende Qualifikationen, z.B. über Inhouse-Schulungen, angeboten werden. Zudem muss es ein Entlastungsangebot geben, das eigene Schwierigkeiten mit dem Thema auffangen kann. Hierzu gehören Selbsterfahrungsübungen, Teamgespräche, Fallarbeit und ggf. Supervision.

Soll aus dem Projekt ein Palliativkonzept erwachsen, kann dieses nicht an den Mitarbeitern vorbei entwickelt werden. Mitarbeiter werden sich nur dann mit dem Konzept identifizieren, wenn sie in seine Entwicklung einbezogen waren.

Kriterium 3: Ethische Entscheidungsprozesse am Lebensende

Stehen am Lebensende eines Menschen mit geistiger Behinderung verschiedene Handlungsoptionen zur Verfügung, muss geschaut werden, welche der Handlungswege einem «guten Handeln» entsprechen. Diese Einschätzung kann sehr unterschiedlich ausfallen. Daher sind solche Entscheidungsfindungswege immer auch ethische Prozesse. Dabei ist es wichtig, dass alle beteiligten Personengruppen ihre jeweilige Sichtweise einbringen können. Vor allem ethische Fallarbeit in den jeweiligen Teams unter Teilnahme der Angehörigen und des behandelnden Arztes kann hier eine große Hilfe sein.

Kriterium 4: Die zentrale Rolle der Leitung in Palliative-Care-Prozessen

Einrichtungs- und Wohngruppenleitungen haben entscheidenden Einfluss auf das Gelingen von Palliative Care – sind sie doch diejenigen, die eine notwendige palliative Haltung vorleben und Organisationsprozesse lenken und begleiten. Außerdem obliegt ihnen die Kontrolle der Umsetzung von Standards und Handreichungen.

Palliative Care in konkrete Organisationsstrukturen zu überführen läuft immer auch Gefahr, dass sich eine «institutionalisierte Abwehr» gegen das Themenfeld aufbaut. Hier hat die Leitung die Aufgabe, ein «permanenter Motor» für den palliativen Gedanken zu sein. Die Erfahrung zeigt, dass Palliativkonzepte nur dann gelingen, wenn sie von oben gewollt und unterstützt werden.

Kriterium 5: Die Unterstützung des Trägers

Dem Träger obliegt die Verantwortung, seiner Einrichtung den eigentlichen Charakter zuzugestehen. Bezogen auf unser Themenfeld bedeutet dies: Darf die jeweilige Wohnstätte für Menschen mit geistiger Behinderung auch eine Sterbeeinrichtung sein? Dürfen Außenstehende diesen Charakter sehen? Und darf dieses Thema nach innen gelebt werden? Zudem muss die Palliativversorgung integraler Bestandteil des Leitbildes der Einrichtung werden. Begriffe, wie «würdevolles Sterben» müssen mit Substanz gefüllt werden, so dass jeder Mitarbeiter weiß, wofür dieser Begriff inhaltlich steht und wie er im Sinne des Leitbilds konkret verwirklicht werden kann. Hier obliegt es dem Träger, auf ein eigenes Palliativkonzept hinzuarbeiten, das dann alle weiteren Teilkonzepte (z.B. ein Einarbeitungskonzept für neue Mitarbeiter) mit beeinflusst.

Selbstverständlich hat der Träger auch darauf hinzuwirken, dass die Mitarbeiter Rahmenbedingungen erfahren, in denen sie Palliative Care auch wirklich leben können.

Fazit

Zurzeit sehen sich die meisten Wohnstätten für Menschen mit geistiger Behinderung nicht als Orte zum Sterben. Das wird sich in den kommenden Jahren ändern müssen, wenn die Wohnstätten ein wirkliches Zuhause für den Bewohner sein und ihm den Umzug am Lebensende ersparen möchten.

Ein Ort zum Sterben werden die Wohnstätten aber nur, wenn sie sich gemäß ihrer veränderten Klientel ihres dadurch veränderten Charakters bewusst werden. Wohnstätten für Menschen mit geistiger Behinderung können dann zu Orten zum Sterben werden, wenn sie das Hospizkonzept in die eigenen Strukturen überführen. Dazu ist es jedoch notwendig, die Mitarbeiter umfangreich zu schulen und Palliative Care in die gelebte Alltagsstruktur aufzunehmen. Hier steht der Träger klar in der Verantwortung.

3. Sterbeprozess und Todeskonzept bei Menschen mit geistiger Behinderung

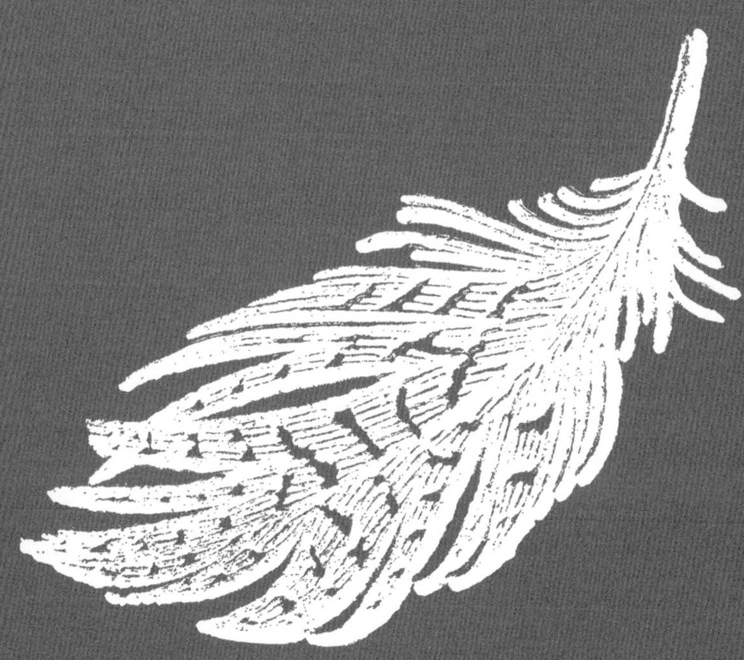

Nur wenige Publikationen beschäftigen sich mit dem Prozess des Sterbens bei Menschen mit geistiger Behinderung. Hierbei fällt auf, dass in diesem Zusammenhang als Orientierungspunkt immer wieder das Sterbephasenmodell von Elisabeth Kübler-Ross (1987) Erwähnung findet (Senckel, 2006: 133 ff.; Dingerkus/Schlottbohm, 2006). Ganz selbstverständlich betonen die Verfasser dieser Publikationen, dass das Sterben von Menschen mit geistiger Behinderung im Grunde dem von Menschen ohne geistige Behinderung ähnelt. Dabei wird dann auf das entsprechende Phasenmodell verwiesen.

Interessant ist in diesem Zusammenhang, dass schon in den 70er-Jahren des 20. Jahrhunderts bezweifelt wurde, dass das so genannte 5-Phasen-Modell von Kübler-Ross überhaupt einer empirischen Prüfung standhält (siehe hierzu Howe, 1992: 61 f.). Begründet wird dieser Zweifel dahingehend, Kübler-Ross habe bei ihren Untersuchungen «methodisch unsauber» gearbeitet. Soll bedeuten, wenn das Modell schon bei geistig nicht behinderten Menschen nicht greift bzw. Geltung hat, kann es auch nicht bei behinderten Menschen greifen. Dabei soll nicht bezweifelt werden, dass einzelne Reaktionen, die auch schon von Kübler-Ross beschrieben wurden, nicht auch bei Menschen mit geistiger Behinderung auftreten können – es geht vielmehr um die beschriebene Dynamik des Sterbeprozesses, die hier bezweifelt wird.

Für unsere Fragestellung ist die Auseinandersetzung mit dem Todeskonzept von Menschen mit geistiger Behinderung eher dienlich. Das Todeskonzept versucht aufzuzeigen, was Menschen mit geistiger Behinderung mit den Begriffen «Sterben» und «Tod» assoziieren. Oder anders gefragt: Was weiß ein Mensch mit geistiger Behinderung vom Sterben und was denkt er über den Tod?

Untersuchungen von Evelyn Franke (2012) zeigen, dass das Todeskonzept in Abhängigkeit vom Schweregrad einer geistigen Behinderung zu sehen ist. Dabei werden klare Ansprüche dahingehend formuliert, dass mit Menschen mit geistiger Behinderung die Themen «Sterben» und «Tod» angesprochen werden sollten. Nur so können Begleiter und Angehörige erfahren, wie der jeweilige Mensch mit geistiger Behinderung denkt, was er über diese Themen weiß bzw. vermutet.

3.1 Ist das Kübler-Ross-Modell für die Behindertenarbeit geeignet?

Die Schweizer Ärztin Elisabeth Kübler-Ross hat sich als eine der ersten mit den Bedürfnissen sterbender Menschen beschäftigt und dazu schon in den 60er-Jahren des 20. Jahrhunderts umfangreiche Interviews mit ihnen geführt. Bei der Auswertung ihrer Daten fielen ihr Ähnlichkeiten im Antwortverhalten der Interviewten auf. Diesen Erkenntnissen zufolge scheinen Sterbende eine bestimmte Dynamik in der Verarbeitung zu durchlaufen:

- Phase 1: Nicht-wahrhaben-Wollen, Isolation, Verleugnung
- Phase 2: Zorn
- Phase 3: Verhandeln
- Phase 4: Depression
- Phase 5: Zustimmung.

Nach anfänglicher Kritik an diesem Modell aus der Praxis relativierte Kübler-Ross ihr Modell dahingehend, dass sie keine Zwangsläufigkeit in der Abfolge dieser Phasen verstanden haben wollte. Nach ihrer Erfahrung unterliegt die Verarbeitung des «Wissens um das eigene Sterben» einer Dynamik, die in Brüchen und Sprüngen verläuft.

3.1.1 Die eigentliche Kritik an diesem Modell

Die eigentliche Kritik, die dem Modell von Kübler-Ross entgegengebracht wird, lässt sich in drei Argumenten zusammenfassen:

1. Die dargestellten Interviewpartner tauchen in den entsprechenden anderen Phasen nicht wieder auf. Soll heißen, wenn das 5-Phasen-Modell Geltung hat, sollte es doch zumindest an einigen Personen exemplarisch dargestellt werden. Kübler-Ross hingegen beschreibt die einzelnen Phasen an unterschiedlichen Personen. Diese Erkenntnisse fasst sie dann zu einer Dynamik zusammen, ohne sie empirisch an konkreten Personen darzustellen. Das bedeutet, dass sie aus einer Querschnittserhebung eine Längsschnittaussage trifft. Das wäre im Vergleich ähnlich einer Baumscheibe mit entsprechend vielen Jahresringen, aus der man die Höhe des

Baumes ablesen würde, ohne zu betrachten, was der Baum an Wachstumsförderndem oder -hemmendem erlebt hat.

2. Erhebung, Analyse, Interpretation und Modellentwurf lagen in der Hand von Kübler-Ross. Diese Vorgehensweise birgt die Gefahr, dass die erhobenen Daten subjektiv beeinflusst werden. Das, was man sehen möchte (oder mit dem man beschäftigt ist) sieht man dann auch. Auch aus dem Alltag kennen wir diesen Effekt. Wenn Nachwuchs erwartet wird, sehen wir auf der Straße vermehrt Frauen mit dickem Bauch oder Kinderwagen. Das liegt nicht daran, dass nun allgemein eine fruchtbare Zeit begonnen hat, sondern die Bedürfnisse selektieren die Wahrnehmung. Bezogen auf das Modell von Kübler-Ross bedeutet das, dass die Dinge beobachtet werden, die man sehen möchte bzw. von deren Vorhandensein man überzeugt ist.

3. Außer in der Dynamik, die in Brüchen und Sprüngen abläuft, enthält das 5-Phasen-Modell keine individuellen Aspekte. Aber genau das ist der springende Punkt: Leben und Sterben sind individuelle Prozesse, die genauso dargestellt werden sollten. Das bedeutet, Phasenmodelle sind einer individuellen Sterbebegleitung und Palliativversorgung nicht dienlich.

3.1.2 Kritik am Übertrag des Modells auf Menschen mit geistiger Behinderung

Selbst wenn das Modell von Kübler-Ross einer empirischen Überprüfung standhielte, kann nicht zwangsläufig ein Übertrag auf Menschen mit geistiger Behinderung vorgenommen werden. Denn eine entsprechende Reaktion und Dynamik auf die «Todesbotschaft», wie sie von Kübler-Ross dargestellt wird, unterliegt einem entsprechenden Grundverständnis der Themen «Sterben» und «Tod» auf Seiten des Empfängers. Er muss sich klar sein, was mit «sterbend» und «tot sein» gemeint ist. Er muss sich aber auch darüber klar sein, dass es ein zu erwartendes Ereignis ist, das da auf *ihn* zukommt.

Sicherlich unterschätzen wir sehr oft die Möglichkeit, dass Menschen mit geistiger Behinderung ein «reifes Todeskonzept» ausbilden können. Aber auf der anderen Seite muss einfach klar sein, dass sich solch ein Konzept entwickeln muss. Es ist nicht qua Geburt in uns – es reift und formt sich.

3.2 Das reife Todeskonzept

Im Laufe des Entwicklungsprozesses bildet sich bei Menschen ein Verständnis aus, was Sterben und Tod bedeuten. Schon Wittkowski (1990) hat deutlich gemacht, dass sich mit dem Reifungsprozess des Kindes auch sein Verständnis vom Tod herausbildet: «Es zeigt sich, dass das Todeskonzept mit steigendem Alter präziser und – gemessen am Standard Erwachsener – richtiger wurde» (ebd.: 56). Weiter führt Wittkowski aus: «Aufgrund der überwiegenden Mehrzahl der neueren Untersuchungen lässt sich feststellen, dass den meisten Kindern im Alter zwischen 3 und 5 Jahren ein Verständnis des reifen Todeskonzepts einschließlich seiner Subkonzepte fehlt» (ebd.: 57). Schon aus diesen Ergebnissen muss überlegt werden, inwieweit Menschen mit schweren geistigen Behinderungen, die den geistigen Entwicklungsstand eines 5-jährigen Kindes nicht übersteigen, ein reifes Todeskonzept ausbilden können. Denn dieses wäre notwendig, um die von Kübler-Ross vermutete Dynamik anzustoßen.

Was wird unter einem reifen Todeskonzept verstanden?
Das Todeskonzept gibt wieder, inwieweit dem Betroffenen das folgende Grundverständnis zum Tod klar ist:

- *Kausalität* (Wissen um biologische Ursachen des Todes, z.B. Alter oder Krankheit; das bedeutet, für den Tod eines Lebewesens gibt es kausale Gründe und Ursachen).
- *Nonfunktionalität* (alle lebenswichtigen Funktionen des Körpers enden mit dem Tod).
- *Irreversibilität* (Unumkehrbarkeit des Todes; es gibt kein Zurück).
- *Universalität* (alle Lebewesen müssen sterben – also auch ich. Dabei ist die letzte Erkenntnis: «Auch ich werde sterben» die wohl reifste Leistung im Rahmen des Todeskonzepts).

Liegt dieses reife Todeskonzept vor, ist davon auszugehen, dass auch Menschen mit geistiger Behinderung sich mit den Themen «reif» auseinandersetzen können. Hier ist es sicherlich erforderlich, entsprechende Gespräche anzubieten, wie sie Evelyn Franke (2012) fordert und durchgeführt hat. Voraussetzung hierfür ist aber, dass Mitarbeiter diese Gespräche ihrerseits anbieten können. Die Praxis zeigt doch eher, dass viele Kollegen in den

Wohnstätten das Thema meiden, da sie es selber als unangenehm empfinden. Zu fragen bleibt hier, inwieweit die Bewohner diese Abwehr spüren und dann ihrerseits das Thema nicht ansprechen.

3.3 Was wissen Menschen mit geistiger Behinderung über das Sterben?

Die Rehapädagogin Evelyn Franke hat in Gesprächen mit Menschen mit geistiger Behinderung herauszufinden versucht, was Menschen mit geistiger Behinderung über die Themen «Sterben» und «Tod» wissen und denken. Als Fazit ihrer Untersuchung fasst sie bezüglich der Befürchtung, Menschen mit geistiger Behinderung sollte man doch vor diesem Thema schützen, wie folgt zusammen:

> *Die Angst, Menschen mit geistiger Behinderung mit einem neuen, schwierigen Thema zu konfrontieren, ist unbegründet. Sie sind längst mit diesem Thema vertraut. Die Frage sollte sein, wie sie mit diesem Thema vertraut sind: was sie denken, was sie fühlen, worauf sie hoffen.* (Franke, 2010: 335)

Um das Todeskonzept von Menschen mit geistiger Behinderung erfassen zu können, hat Franke 14 Menschen mit geistiger Behinderung zu ihrem Wissen über Sterben und Tod befragt. Es handelte sich um Personen, die als «Gruppenstützen» oder «Schulhelferinnen» in die Betreuung anderer Menschen mit geistiger Behinderung einbezogen waren (ebd.), und zwar um einen Mann und 13 Frauen zwischen 22 und 50 Jahren. Die eigentliche Erhebung fand mithilfe einer Beispielgeschichte statt. Aufgrund der Befragung kommt Franke zu der Einschätzung:

> *Insgesamt wurde in den Gesprächen deutlich, dass die befragten Menschen mit geistiger Behinderung eine Vorstellung von Sterben und Tod entwickelt haben und sehr gut darüber und über ihre Beobachtungen und Erfahrungen sprechen konnten.* (Ebd.: 336)

Zu fragen bleibt, so Franke, ob die gleiche Bedeutung, die wir den Begriffen «Tod», «Schmerz» oder «Sterben» beimessen, auch bei Menschen mit Behinderung vorliegt. Hier empfiehlt sie, sich den erläuterten Sachverhalt noch einmal von dem Betroffenen erklären zu lassen.

3.3.1 Erhebung des Todeskonzepts im Rahmen eines Palliativprojekts

Im Rahmen eines eigenen Palliativprojekts (s. Kap. 8) in einer Wohnstätte für Menschen mit Behinderung in Oberhausen (Rheinland) wurde ebenfalls das Todeskonzept einiger dort lebenden Bewohner erhoben. Der eigentlichen Erhebung ging eine breite Diskussion im Team voraus, die folgende Fragen umfasste:

- Darf man Menschen mit geistiger Behinderung auf Themen wie Sterben und Tod ansprechen?
- Was tun wir, wenn wir bei den Bewohnern mit der Befragung Ängste auslösen?
- Wer soll die Gespräche führen?
- Wie führt man diese Gespräche?
- Wann ist der richtige Zeitpunkt, um solche Gespräche zu führen?
- Wie dokumentieren wir die Antworten der Bewohner?
- Wie initiieren wir die Gespräche?
- Wie organisieren wir eine Nachbegleitung?

Die Diskussion wurde mit großem Engagement geführt. Deutlich wurde im Laufe der Diskussion, dass viele Mitarbeiter für sich selbst noch keine Positionen zu dem Thema hatten. Hier war zunächst für jeden einzelnen wichtig zu wissen, wo er selber steht. Im Verlauf der Diskussion wurde aber auch überdeutlich, dass kaum einer der Mitarbeiter im Rahmen seiner Ausbildung etwas zu den Themen erfahren hatte. Hier stand schnell das eigene Unbehagen der meisten Mitarbeiter im Raum. Daraus hat die Projektleitung eine erste Erkenntnis ableiten können: «Palliativprojekte können nur gelingen, wenn Mitarbeiter sich ihres eigenen Standpunkts zum eigenen Sterben und Tod gewiss sind.» Daher wurden die Mitarbeiter, bevor sie das Todeskonzept bei den eigenen Bewohnern erheben sollten, zuvor in Selbstreflexion und Kleingruppenarbeit mit dem eigenen Sterbe- und Todesverständnis konfrontiert. Bezogen auf die oben in der Diskussion aufgeworfenen Fragen wurde dann ein bestimmtes Vorgehen abgestimmt:

- Nur die Mitarbeiter, die sich eine Befragung der Bewohner zutrauen, gehen in die Erhebungsgespräche. Kein Mitarbeiter wird gedrängt, mit einem Bewohner das Gespräch über Sterben und Tod führen zu müssen.
- Vor allem Bezugsbegleiter sollten ein wesentliches Mitspracherecht haben, wer mit dem Bezugsbewohner das Gespräch führt.
- Es lag im Ermessen des Mitarbeiters abzuschätzen, wann ein günstiger Zeitpunkt für das Gespräch vorliegt. Es wurde abgelehnt, das Gespräch z. B. mit einer vorgelesenen Geschichte zu initiieren.
- Wichtig war allen Mitarbeitern, dass das Team zeitnah darüber verständigt wird, wenn das Gespräch erfolgt war. Hier war den Mitarbeitern wichtig, dem Bewohner im Nachgang zur Verfügung zu stehen, falls noch Fragen oder Emotionen aufkommen sollten.
- Den Mitarbeitern war es wichtig, dass das Gespräch sofort abgebrochen wird, wenn der Bewohner signalisiert, dass es ihm zu viel wird.
- Die eigentliche Erhebung fand mithilfe eines Gesprächsleitfadens (s. Anhang 1) statt. In diesen wurden dann zeitnah die Antworten eingefügt. Die ausgefüllten Bögen sind in der jeweiligen Bewohnerdokumentation hinterlegt.
- Obwohl ein Gesprächsleitfaden zu Hilfe genommen wurde, sollten die Gespräche eher einen narrativen Charakter haben. Es war wichtiger, den Bewohner zu den Themen erzählen zu lassen, als «Datenmaterial» zu sammeln.

Nach den ersten Gesprächen war schnell klar, dass viele der Bewohner gut über das Thema sprechen können. Sie konnten mitunter auch klare Vorstellungen für ihr eigenes Sterben und ihre eigene Beerdigung formulieren. Das wiederum erstaunte die Mitarbeiter, denn diese Kompetenz hatten sie ihren Bewohnern nicht zugetraut. Im Folgenden werden einzelne Passagen aus den Gesprächsprotokollen wiedergegeben.

H. (45 Jahre alt, körperliche und geistige Behinderung; Schizophrenie, sitzt im Rollstuhl): «Ich möchte ohne Schmerzen sterben – und nicht hier, hier ist es zu laut. Meine Familie möchte ich vor meinem Tod noch sehen.

Ich will aber nicht dabei sein, wenn meine Familie stirbt. Die möchte ich lieber so in Erinnerung behalten, wie sie sind.

Ich weiß nicht, ob ich beerdigt oder verbrannt werden möchte. Als Rentnerin möchte ich in ein Altersheim ziehen. Es ist wichtig, dass dort nette Menschen sind und eine herzliche Atmosphäre. Leichenhemdchen und Kruzifixe finde ich ganz schrecklich. Als damals mein Opa gestorben war, habe ich nur seine Faust gesehen – das fand ich ganz gruselig. Mein Wunsch ist, nicht im Krankenhaus sterben zu müssen.»

G. (29 Jahre alt, geistige Behinderung, Epilepsie, Zerebralparese): «Ich möchte nicht verbrannt werden. Alle Leute aus meinem Handy sollen darüber informiert werden, wenn ich sterben sollte. Wie und wo ich sterben möchte, weiß ich nicht. Ich mag keine Beerdigungen und ich versuche immer zu vermeiden, da hinzugehen. Ich würde aber bei Betreuern hingehen – bei Mitbewohnern nicht. Bei Beerdigungen in der Familie kommt es dann darauf an, wie es mir gerade geht. Ich habe mit meiner Betreuerin schon viel über den Tod gesprochen, auch aufgrund der Verstorbenen hier in der letzten Zeit. Die schönste Beerdigung wäre für mich die Einäscherung, weil es dann keinen Grabstein gibt. Ich finde es diskreter und schöner, wenn nicht jeder, der vorbei geht, alles lesen kann. Grabstein ja, aber diskrete Aufschrift. Ich finde es gut, dass Ihr [Mitarbeiter] Bescheid wisst, es ist ja wahrscheinlich, dass ich meine Eltern überlebe. Ich habe die Hoffnung, dass ich wiedergeboren werde, aber ich bezweifle, dass das geht. Ich möchte gerne hier meine Rente verbringen. Wenn meine Eltern mal sterben, möchte ich gefragt werden, ob ich dahin möchte. Dann möchte ich gerne weibliche Betreuungsbegleitung.»

S. (43 Jahre alt, geistige Behinderung, Epilepsie, demenzielle Entwicklung, Glioblastom Grad IV): «Ich habe an diesem Wochenende meine Mutter gefragt, woran mein Vater gestorben war. Sie hat es mir erklärt. Er hat nichts mehr gegessen und getrunken. Er hatte einen Tropf. Er ist auf dem Sofa gestorben. Ich war dabei und ich bin froh darüber. Ich möchte auch gerne bei meiner Mutter dabei sein wollen. Ich selber möchte, wenn es mir schlecht geht, von meinem Freund, meiner Mutter, meiner Nichte und meiner Schwester begleitet werden. Ich habe Angst vor dem Altwerden und dem Sterben. Ich weiß nicht so recht, was danach ist – hoffe aber, dass nach meinem Tod, Engel auf mich warten. Ich finde Kerzen und Blumen an einem Grab sehr wichtig. Ich möchte, genau wie meine Mutter, auf dem Friedhof bei meinem Vater beerdigt werden. Verbrennen finde ich schrecklich.»

Selbstverständlich gab es auch Bewohner, die das Thema und Gespräche hierüber ablehnten. Sie winkten ab oder äußerten klar ihre Ablehnung. «Darüber möchte ich nicht sprechen», sagte eine Bewohnerin klar und deutlich. Das wiederum beruhigte die Mitarbeiter, denn sie hatten vorher die Befürchtung, sie würden Bewohnern ein Gespräch über Sterben und Tod aufdrängen.

Wichtig ist nur, dass wir zu unterscheiden lernen, ob ein Nicht-wissen-Wollen oder ein Nicht-verstehen-Können vorliegt: «Das Nicht-Wissen-Wollen ist als Schutz zu verstehen und zu akzeptieren! Das Nicht-Wissen-Wollen ist zu unterscheiden vom Nicht-Verstehen-Können. Beim Nicht-Verstehen-Können braucht es Unterstützung und Hilfe» (Franke, 2012: 32).

Zu ergänzen bleibt aber auch die Option des Nicht-wissen-Dürfens. Denn wenn «Sterben» und «Tod» unliebsame Themen einer Einrichtungskultur sind, bekommen das die Bewohner sehr schnell mit. Vor allem, da Mitarbeiter mitunter die Hauptbezugspersonen für viele Bewohner sind und diese sich an den Mitarbeitern auch emotional orientieren, wird über diese Ebene ein Nicht-ansprechen-Dürfen zu einem Nicht-wissen-Dürfen.

Aus anderen Wohnstätten für Menschen mit geistiger Behinderung werden Gespräche zum Thema dahingehend initiiert, dass aus Kinderbüchern zum Thema «Tod» vorgelesen wird. Anschließend wird über das Buch und die Geschichte gesprochen. Mittlerweile gibt es eine große Zahl von Kinderbüchern (s. Literaturverzeichnis zum Text), die sich mit diesen Themen befassen. Sie ermöglichen auch Menschen mit geistiger Behinderung einen Einstieg in das Thema. Besondere Erwähnung soll das Buch *Bäume wachsen in den Himmel* der Bundesvereinigung Lebenshilfe für Menschen mit geistiger Behinderung e.V. finden. Hier ist viel Material zusammengestellt worden, um Menschen mit geistiger Behinderung Zugang zum Thema «Sterben und Trauern» zu ermöglichen.

3.3.2 Fremdbild über das Todeskonzept von Menschen mit geistiger Behinderung

Eher uneinheitlich zeigt sich die Fremdeinschätzung zum Todeskonzept bei Menschen mit geistiger Behinderung. Hierzu führt Franke Befragungsergebnisse von 200 Probanden an, die zu ihrer Fremdeinschätzung des Todeskonzepts von Menschen mit geistiger Behinderung befragt wurden.

Bezogen auf die Subkonzepte wie Kausalität, Nonfunktionalität, Universalität und Irreversibilität beschreiben die Befragten, die teilweise beruflich oder auch nur privat mit Menschen mit geistiger Behinderung zu tun haben, ihre Einschätzung zu den Vorstellungen hinsichtlich des Todeskonzepts bei Menschen mit geistiger Behinderung sehr verschieden. Nicht selten wird ihnen hier eher ein kindliches Verstehen und Verständnis unterstellt. «Dabei ist kindlich in keinem Fall abwertend gemeint», konkretisiert Franke (2012: 39). Die eigentliche Fragwürdigkeit des Faktums «Tod» und der eigentlichen Sterblichkeit scheinen Menschen mit geistiger Behinderung mit Menschen zu teilen, die keine geistige Behinderung haben – sie scheinen halt nur anders mit diesem Wissen bzw. der Einschätzung umzugehen, so die Fremdeinschätzung der Befragten.

Zu bemerken ist das z. B. am Trauerverhalten von Menschen mit geistiger Behinderung:

> *Einige Aussagen decken sich mit der Einschätzung der Befragten, dass ein Trauerfall im Grunde die positive Lebenseinstellung nicht erschüttern könnte. Es wird u. a. beschrieben, dass Menschen mit geistiger Behinderung kurz und heftig trauern, jedoch nicht in der Intensität, wie das Menschen ohne geistige Behinderung in der Regel tun, wenn ein Nahestehender verstorben ist. Die vermuteten Gründe reichen dabei von mangelnder emotionaler Tiefe bis zu einem Unverständnis der Situation, die nur teilweise und nicht in ihrer ganzen Tragweite* erfasst werden kann. (Ebd.: 41)

Franke gibt zu bedenken, dass wir die Themen «Sterben» und «Tod» im Gespräch mit Menschen mit geistiger Behinderung so ansprechen werden, wie wir ihr Verständnis dieser Themen einschätzen:

> *Wenn ich einen Unterschied vermute zwischen meinem Todesverständnis und dem eines anderen Menschen, mit dem ich zum Beispiel über die unheilbare Erkrankung eines anderen Wohngruppenmitglieds oder über den kürzlichen Tod eines seiner Angehörigen sprechen muss, dann werde ich anders mit diesem Menschen sprechen. Es wird vermutet, dass die Unterstellung eines anderen Todesverständnisses die Sprache und das Verhalten der Betreuer Menschen mit geistiger Behinderung gegenüber beeinflussen.*
>
> (Ebd.: 29)

Im Extremfall kann das dann auch bedeuten, dass Betreuer das Thema überhaupt nicht mit dem Betroffenen besprechen, weil man ihm sowieso nicht zutraut, sich damit auseinandersetzen zu können.

Die hier aufgezeigten Ergebnisse machen deutlich, dass es für Mitarbeiter bei der Arbeit mit Menschen mit geistiger Behinderung wichtig ist zu klären, welches Todesverständnis sie Menschen mit geistiger Behinderung «unterstellen». Die Arbeiten von Franke und eigene Erhebungen im Rahmen des Palliativprojekts in der Wohnstätte Alsbachtal haben deutlich gezeigt, dass Menschen mit geistiger Behinderung sich sehr wohl mit Themen, die den Tod und das Sterben betreffen, auseinandersetzen können.

3.3.3 Erheben von Lebenssinn bei Menschen mit geistiger Behinderung

Wenn nun davon ausgegangen werden kann, dass Menschen mit geistiger Behinderung, gemäß ihrem Reifealter ein entsprechendes Todeskonzept entwickeln, muss die Frage erlaubt sein, ob sie dann auch Bereiche benennen können, die ihrem aktuellen Leben einen Sinn geben. Soll heißen: Wenn es ein Todeskonzept gibt, kann es dann auch ein Lebenssinnkonzept geben? Wenn ja, ließen sich hieraus konkrete Unterstützungsangebote auch für Krisensituationen, z. B. im Sterben, formulieren.

Der Psychologe Martin Fegg hat zusammen mit seinen Mitarbeitern eine Methode (Fegg, 2008) zur Erfassung des Lebenssinns, das SMILE (*S*chedule for *M*eaning in *L*ife *E*valuation), entworfen. Mithilfe dieser Methode wird erhoben, ...

- ... welche Bereiche im Leben dem Betroffenen einen Sinn vermitteln.
- ... wie zufrieden er zurzeit mit diesen Bereichen ist.
- ... welche Wichtigkeit er diesen Bereichen für sein Leben zuspricht.

Die angesprochenen Bereiche, die dem Leben Sinn geben, sind für Fegg Bereiche, die Halt geben und dem Leben Bedeutung verleihen. Mithilfe der SMILE-Methode können nun diese individuellen Lebensbereiche erfasst werden. Durch Erfassen und Reflektieren dieser Bereiche können mit den Betroffenen zusammen konkrete Unterstützungsangebote entworfen werden.

Fegg stützt sich mit dieser Methode auf eine breite Datenbank. Zu Beginn hat er das SMILE an Studenten in Deutschland und Irland getestet. Dabei zeigte sich, dass die meisten Menschen die folgenden 13 Bereiche nannten:

- Familie
- Arbeit/Beruf
- Freizeit
- Freunde/Bekannte
- Gesundheit
- Partnerschaft
- finanzielle Sicherheit
- Haus/Garten
- Spiritualität/Religion
- Tiere/Natur
- Hedonismus
- Altruismus
- seelisches Wohlbefinden.

Folgeerhebungen mithilfe dieser Methode an Palliativpatienten und Krebskranken zeigten, dass der mit dem SMILE erhobene Lebenssinn sich gegenüber der nicht betroffenen Personengruppe nicht wesentlich änderte. Somit scheint der Lebenssinn der meisten Menschen auch in schweren Krisensituationen stabil zu sein.

3.3.4 SMILE und Menschen mit geistiger Behinderung

Aus einer Inhouse-Schulung mit Mitarbeitern einer Wohnstätte von Menschen mit geistiger Behinderung in Oberhausen (Rheinland) erwuchs – nachdem die Mitarbeiter SMILE für sich selbst ausprobiert hatten – die Idee, die Methode auch bei den Bewohnern einzusetzen. Die Fragen waren:

- Können Menschen mit geistiger Behinderung Bereiche benennen, die ihrem Leben aktuell einen Sinn vermitteln?
- Können die Befragten mit dem abstrakten Begriff «Lebenssinn» bzw. «Bedeutung» operieren?

- Können sie zudem ihre aktuelle Zufriedenheit bezogen auf diese Bereiche und deren Wichtigkeit benennen?
- Lassen sich hieraus Unterstützungsangebote für die jeweiligen Menschen mit geistiger Behinderung ableiten, die dann auch in Krisensituationen eingesetzt werden könnten?

Da die Mitarbeiter der Einrichtung ihre Bewohner schon seit längerer Zeit zu deren Wünschen und Bedürfnisse zum Sterben befragen, können sie gut einschätzen, welche Bewohner mit dem SMILE umgehen könnten. Hier haben sich die Bezugsbegleiter bereit erklärt, dass SMILE bei vier Bewohnern zu testen. Selbstverständlich kann diese kleine Stichprobe nicht den Anspruch erheben, repräsentativ zu sein. Dennoch zeigt sich, dass das SMILE als Hilfsmittel gesehen werden kann, mit Menschen mit geistiger Behinderung über ihr aktuelles Leben zu sprechen und wichtige Bereiche des aktuellen Lebens aufzuzeigen.

Bei den mit dem SMILE befragten Bewohnern zeigte sich, dass vor allem der Bereich der Arbeit mit einer hohen Bedeutung versehen wird, da sie einen Großteil der Zeit einnimmt und dem Bewohner eine gewisse Wertschätzung vermittelt. Neben der Arbeit werden aber auch Bereiche wie Familie und Freizeit betont, die mit hoher Wichtigkeit und teilweise auch Zufriedenheit versehen werden. Hier werden bei den begleitenden Gesprächen während der Erhebung mit dem SMILE einzelne Bereiche genauer beschrieben (z.B. Fernsehen, Computer, Musikhören oder Gesellschaftsspiele). Selbstverständlich finden sich aber auch Themenbereiche, die dem Hedonismus zugesprochen werden können (z.B. Essen).

Da das SMILE nach der aktuellen Zufriedenheit der jeweiligen Bereiche fragt, lassen sich konkrete Unterstützungsangebote bzw. Verbesserungsvorschläge besprechen.

Aus den wenigen Gesprächen auf Grundlage des SMILE haben Mitarbeiter rückgemeldet, dass sie ihren Bewohnern nicht zugetraut hatten, wichtige Bereiche ihres Lebens so dezidiert benennen zu können. Hier hat sich die Sichtweise hinsichtlich der befragten Bewohner sehr gewandelt, so dass die Mitarbeiter das SMILE als wichtiges Instrument für die zukünftige Arbeit sehen.

4. Exkurs: Menschen mit geistiger Behinderung und Demenz

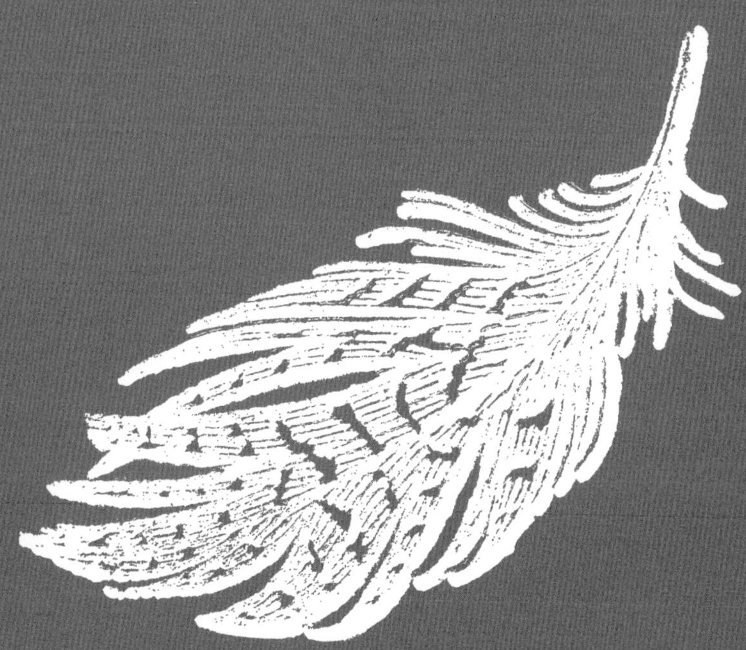

Eine Folge der demographischen Entwicklung hin zu mehr alten Menschen mit geistiger Behinderung lässt sich dahingehend bemerken, dass die Zahl alter Menschen mit geistiger Behinderung und zusätzlicher Demenz zunimmt. Dabei ist der demographische Faktor nur eine beeinflussende Größe, denn Menschen mit geistiger Behinderung erkranken auch häufiger bzw. früher an einer Demenz als Gleichaltrige ohne geistige Behinderung (Stiftung Drachensee DEMGEB, 2008: 1). Hier vor allem Menschen mit dem Down-Syndrom:

> *Ein deutlich erhöhtes Risiko an einer Demenz zu erkranken haben ältere Menschen mit Trisomie 21 (Down-Syndrom). Die geringere Lebenserwartung der Menschen mit Trisomie 21 scheint vor allem auf das Auftreten einer Alzheimer-ähnlichen Demenzerkrankung zurückzuführen zu sein.*
>
> (Kranich, 2008, in Schulze Höing, 2012: 231)

Ein Bedarf an Palliativversorgung entsteht bei Menschen mit geistiger Behinderung und Demenz aus dem Grund, dass die Betroffenen klar und deutlich merken, dass sich etwas in ihrem Erleben verändert. Sie spüren deutlich ihre Fehlleistungen bzw. dass sie bestimmte Handlungsmuster nicht mehr abrufen können. Das wiederum macht Angst und Unsicherheit, denen mit einer palliativen Haltung begegnet werden muss.

4.1 Demenzen: Formen – Verlauf – Symptome

Der Begriff «Demenz» bedeutet wörtlich übersetzt: «Weg vom Geist». Er beschreibt daher einen Seinszustand, der von außen betrachtet beschrieben wird. Noch vor wenigen Jahrzehnten gebrauchte man Begriffe wie «verblödet», «Schwachsinn» oder «Altersirresein». Hierbei herrschte dann oft die Einschätzung, diese Menschen bekämen nichts von ihrem Zustand mit und würden quasi nur noch vor sich hinvegetieren. Genauso wurden sie dann auch behandelt.

Heute weiß man, dass dem überhaupt nicht so ist – das Gegenteil ist der Fall.

4.1.1 Formen der Demenz

Demenzen werden unterteilt in primäre und sekundäre Demenzen und in «Verlegenheitsbegriffe» (**Tab. 4-1**). Bei den primären Demenzen findet das eigentliche Krankheitsgeschehen im Gehirn statt. Hier setzt ein degenerativer Hirnabbauprozess ein, wie z.B. bei der Alzheimer-Demenz. Bei der vaskulären Demenz, auch Multiinfarkt-Demenz genannt, setzen sich die Gefäße zu, die bestimmte Bereiche im Gehirn mit Blut versorgen. Dabei handelt es sich um arteriosklerotische Prozesse.

Selbstverständlich gibt es auch noch Mischformen, das heißt, die Betroffenen haben eine Alzheimer-Demenz und eine vaskuläre Demenz zugleich. Zu den primären Demenzen zählt auch die Lewy-Body-Demenz. Typisch für diese Betroffenen ist, dass sie zu der Demenz noch...

- ... ein ausgeprägtes Parkinson-Syndrom entwickeln.
- ... sehr plastische (meist optische) Halluzinationen haben.
- ... über den Tag verteilt mal mehr, mal weniger starke Orientierungsstörungen zeigen. Das bedeutet, die Symptome von Verwirrtheit und Orientierungslosigkeit verändern sich.

Von den primären Demenzen werden die sekundären Demenzen unterschieden. Hier findet das eigentlich demenzielle Geschehen nicht als degenerativer Hirnabbauprozess statt, sondern andere Krankheitsbilder beeinflussen das Gehirn dergestalt, dass der Betroffene «weg vom Geist» ist. Beispielhaft seien hier genannt:

- starke Hypothyreose (Schilddrüsenunterfunktion)
- Herzinsuffizienz
- Verschluss der Arteria carotis (Halsschlagader) um mehr als 85 %
- Vitamin-B_{12}-Mangel
- Delir
- Hirntumor
- primäre Parkinson-Krankheit (bei ca. 40 % der Betroffenen)
- Altersdepression (depressive Pseudodemenz)
- Exsikkose
- Lebererkrankungen
- Niereninsuffizienz.

Tabelle 4-1: Formen der Demenz (Übersicht)

Form	Demenz/Ursache
Primäre Demenzen (ca. 90 %)	• Demenz vom Alzheimer Typ (DAT) • Multiinfarkt-Demenz (MID) • Lewy-Body-Demenz (LBD) • Mischformen
Sekundäre Demenzen (ca. 10 %)	• HIV • (gutartiger) Hirntumor • Vitamin-B_{12}-Mangel • Normaldruck-Hydrozephalus • Hypothyreose • Verschluss der Arteria carotis • Herzinsuffizienz • Nieren- oder Lebererkrankungen • Exsikkose • primäre Parkinson-Krankheit • Chorea Huntington • Creutzfeldt-Jakob-Syndrom • Depression • Korsakow-Syndrom • Delir
Verlegenheitsdiagnosen («Gummibegriffe»)	• hirnorganisches Psychosyndrom (HOPS) • senile Demenz • Altersdemenz

Zirka 70 verschiedene Krankheitsbilder können eine sekundäre Demenz bedingen. Ungefähr die Hälfte davon ist heilbar, wenn man sie ursächlich behandeln würde. Dann würde sich auch das Erscheinungsbild einer Demenz zurückbilden.

Da viele Hausärzte den Betroffenen nicht an einen Facharzt überweisen, weil sie ihm die Prozedur einer Diagnostik nicht zumuten wollen oder weil sie meinen, sie könnten eine entsprechende Diagnose selber stellen, haben sich in der «Szene» so genannte «Verlegenheitsbegriffe» (der Autor nennt sie gerne auch «Gummibegriffe») eingeschlichen, die eigentlich keine statthaften Diagnosen sind. Im offiziellen Diagnosekatalog (ICD-10) tauchen sie nicht auf. Beispielhaft seien hier genannt:

- hirnorganisches Psychosyndrom (HOPS)
- senile Demenz
- Altersdemenz.

Leider sind diese Diagnosen in den Diagnoseblättern der Bewohner immer wieder zu finden.

4.1.2 Ist die Alzheimer-Krankheit überhaupt eine Krankheit?

Ein führender Alzheimerexperte, der Amerikaner Peter Whitehouse, vertritt die These, die Alzheimer-Krankheit sei gar kein pathologisches Geschehen, sondern eine ganz gewöhnliche «Gehirnalterung» (Whitehouse/George, 2009). Seiner Meinung nach würden alle Menschen eine Alzheimer-Demenz entwickeln, wenn wir ca. 150 Jahre alt werden würden. Die klassischen Erklärungsansätze der vergangenen Jahrzehnte, dass ursächlich mögliche Slow-Viren (80er-Jahre des 20. Jahrhunderts), Umweltgifte (90er-Jahre des 20. Jahrhunderts) oder unsere Gene (heute) für die Ausbildung einer Alzheimer-Demenz verantwortlich sind, ist für Whitehouse nur unnötige Panikmache, die den Pharmafirmen zuarbeiten soll, damit sie z. B. ihre Antidementiva besser verkaufen können.

Whitehouse zufolge altert das Gehirn wie jedes andere Organ auch. Da wir aber in den vergangenen Jahrzehnten erkennen können, dass die Menschen immer älter werden, muss zwangsläufig auch die Gehirnalterung (Demenz vom Alzheimer-Typ) prozentual und in absoluten Zahlen zunehmen. Und genau dies lässt sich sehr schön aufzeigen. Für Deutschland gibt es die Prognose, dass sich die Zahl der Betroffenen in den kommenden 30–40 Jahren nahezu verdoppeln wird.

Aus ihrer Tradition eines naturwissenschaftlich-reduktionistischen Denkens betrachtet die Medizin das Phänomen «Demenz» als krankhaftes Geschehen. Es werden angeblich pathologische Zusammenhänge bei der Plaquesbildung analysiert und beschrieben. Zwar ist ursächlich noch nicht klar, was sie auslöst, aber man ist diesem Zusammenhang (seit über 30 Jahren!) dicht auf den Fersen. Der Kausalzusammenhang ist dabei einfach: Eine krankmachende Ursache löst einen progredient verlaufenden pathologischen Zustand aus, der an einer Vielzahl primärer und sekundärer Symptome abzulesen ist. Würde zukünftig die Ursache erkannt werden, könnte man sie bekämpfen, um dann Demenz (vom Alzheimer-Typ) gänzlich zu beseitigen – so die ewige Hoffnung. Zurzeit muss die Medizin sich jedoch damit begnügen, die im Verlauf einer Demenz auftretenden Symptome zu «behandeln». Was aber, wenn …

- ... Demenz wirklich dem Alterungsprozess zugesprochen werden muss?
- ... es sich um eine vielleicht spezifische Form des Alterungsprozesses und nicht um eine Krankheit handelt (vieles spricht für diese Annahme)?

Diese Frage rückt die wissenschaftlichen und finanziellen Anstrengungen der vergangenen Jahrzehnte in ein neues Licht.

4.1.3 Die Medizin produziert Krankheiten

Schon mehrfach ist der Zusammenhang von Krankheit als Erfindung der Medizin thematisiert worden (siehe z.B. Lenzen, 1991). Die Systemtheorie bietet für den Erfindungsgeist der Medizin auch ein schlüssiges Motiv, denn Medizin ist ein selbstreferenzielles System, d.h. ein System, das sich mit sich selbst beschäftigt und versucht, sich selbst zu erhalten, sich über erfundene Krankheiten immer wieder neu legitimiert und damit immer wieder selbst neu erfindet.

Der modernen Gesellschaft ist das nicht unlieb. Denn bezogen z.B. auf den Fall der Demenz neutralisiert Medizin den «Stachel» Demenz als gesellschaftliches Thema, indem die Demenz der medizinischen Sphäre zugeordnet wird. Auf diese Weise beschränkt sich die gesellschaftliche Aufgabe, auf die des Mäzens (Finanzgeber) medizinischer Anstrengungen in Wissenschaft und Forschung. Alltagssprachlich haben wir es also mit einer Win-Win-Situation zu tun. Wenn Medizin die Demenz in ihren Aufgabenbereich einbezieht, muss die Gesellschaft sich nicht darum scheren, was mit aktuell 1,7 Millionen (meist alten) Menschen mit Gehirnalterung in Deutschland geschehen soll. Es müssen keine gesellschaftlichen Anstrengungen unternommen werden, entsprechende Umwelten für Menschen mit Demenz zu schaffen. Die immer wieder reanimierte Hoffnung auf baldige medizinische Fortschritte auf dem Gebiet der Demenz macht diejenigen mundtot, die gesellschaftliche Anstrengungen für einen zivilgesellschaftlichen Kraftakt für Mitbürger mit Demenz fordern (Wißmann/Gronemeyer, 2008). Das lässt sich im Gegenzug die Medizin mit Milliarden von Euro und Dollar für Wissenschaft und Forschung bezahlen.

Vorläufig werden daher Menschen mit Demenz erst einmal auf das «Wartegleis» geschoben, bis die «bahnbrechende» medizinische Therapie gefunden wird.

4.1.4 Demenz als Gespenst?

Das Medizinsystem weiß dabei die Bevölkerung hinter sich. Denn neben vermeintlichen Forschungsergebnissen wird fleißig die Angst vor dem Gespenst «Demenz» geschürt. Hier arbeitet die Medizin eng und lukrativ mit der Sensationspresse zusammen. Nur selten werden daher in den Medien glückliche Menschen mit Demenz präsentiert. Dabei gibt es genügend Beispiele, dass Menschen mit Demenz sich wunderbar in ihrer Demenz einrichten können – wenn man sie nur lässt.

Mittlerweile wird auch immer klarer, wie Bedingungen aussehen müssten, damit Menschen mit Demenz sich wohlfühlen können. Milieutherapie und person-zentrierte Ansätze haben hierzu praxistaugliche Konzepte entworfen. Diese in bestehende Einrichtungen der Alten- und Behindertenarbeit zu integrieren, ist aber sehr teuer. Die Betroffenen hingegen mit Medikamenten ruhig zu stellen, ist wesentlich preisgünstiger.

Zu fragen bleibt bei dieser Logik, ob die Alzheimer-Demenz denn überhaupt ein Themenfeld für die Medizin sein muss oder ob sich nicht eher die Sozialwissenschaften damit beschäftigen sollten. Denn wenn es der Alterungsprozess ist, der die Alzheimer-Demenz auslöst bzw. bedingt, ist dieser nicht beeinflussbar. Das wurde schon im Mittelalter mithilfe des «Jungbrunnens» versucht.

Die Gesellschaft muss sich hingegen fragen, wie sie zukünftig mit immer mehr Menschen mit Demenz umgehen möchte. Das aber sind soziologische, demographische und ethische Fragestellungen, also nicht etwas, das ausschließlich der Medizin vorbehalten ist.

4.2 Der Verlauf einer Alzheimer-Demenz

Im Weiteren soll beispielhaft der Verlauf einer Alzheimer-Demenz vorgestellt werden, denn:

a) es ist die häufigste Demenz und

b) der Verlauf bei Menschen mit und ohne geistiger Behinderung ist ähnlich (siehe hierzu Theunissen, 1999: 167).

Wichtig ist, dass sich der Leser immer wieder vor Augen hält, dass solche modellhaften Darstellungen nur als Lernschemata dienen sollen. Reale Menschen mit Demenz sind selbstverständlich weiterhin individuell und einzigartig. Es gibt keine Modellmenschen. Nichtsdestotrotz soll der nachfolgende Verlauf einer Demenz vom Alzheimer-Typ dem Leser aufzeigen, welche Aufgaben sich den Betroffenen mit geistiger Behinderung und Demenz stellen.

4.2.1 Das Vorstadium

Zu Beginn der Demenz bekommen der Betroffene und seine engsten Zugehörigen mit, dass er sich Ereignisse, die gerade geschehen sind, nicht merken kann. Der Begriff «Angehöriger» wird in der Fachliteratur immer häufiger durch den Begriff «Zugehöriger» abgelöst, da sowohl Betreuungspersonen als auch Nachbarn und Freunde dem Betroffenen ebenfalls nahe stehen und für ihn wichtige Bezugspersonen sein können. Der Betroffene kann also das Ereignis bzw. die zu lernenden Inhalte nicht in den Langzeitspeicher überführen. Hingegen kann er noch recht gut Inhalte aus dem Langzeitspeicher abrufen. Auf Zugehörige kann dieses Phänomen irritierend wirken, da sie oft glauben, der Betroffene tue dies extra bzw. wolle sie absichtlich ärgern.

Auch ist zu bemerken, dass der Betroffene immer größere Schwierigkeiten beim Planen größerer Aktionen hat. Hier fehlt ihm die Übersicht über die einzelnen zu bearbeitenden Arbeitsschritte (s. Praxisbeispiel).

Praxisbeispiel

Renate ist eine 54-jährige Bewohnerin einer Wohnstätte für Menschen mit geistiger Behinderung. Sie lebt seit ca. 30 Jahren in dieser Einrichtung, da sie das Down-Syndrom hat. Täglich geht sie gerne in die Werkstatt und in der Wohngruppe hilft sie ausgesprochen engagiert bei der Hausarbeit mit. Eines Tages beobachtet die Bezugsmitarbeiterin Katja, wie Renate mit einem Stapel schmutziger Teller vor der Spülmaschine steht und diese anschaut. Als Katja näher herangeht, fragt Renate ganz kleinlaut: «Kannst Du mir das noch einmal zeigen? Ich weiß nicht mehr wie das geht.» Diese Ereignisse häuften sich in den nächsten Wochen. Der behandelnde Neurologe diagnostizierte einige Wochen später bei ihr eine Demenz vom Alzheimer-Typ.

Da der Betroffene ganz deutlich bemerkt, dass Dinge, die er ansonsten selbstverständlich durchgeführt hatte, jetzt plötzlich nicht mehr funktionieren, reagiert er mit Angst, Sorge, Scham oder Depressionen. Das wiederum kann dazu führen, dass er sich zurückzieht und die Öffentlichkeit bzw. Gemeinschaft meidet.

Manche Betroffene ohne geistige Behinderung reagieren auf ihre Fehlleistungen mit einer so genannten Fassadentechnik (z. B. über Floskeln, Witze). Sie reißen sich mit einem enormen Energieaufwand für kurze Zeit zusammen und versuchen «Normalität» vorzutäuschen. Manchmal werden aber Fehlleistungen auch gerechtfertigt (z. B.: «Du weißt doch, dass ich das noch nie gut konnte»). Bei Menschen mit geistiger Behinderung ist die Fassadentechnik weniger zu beobachten. Was aber bei solchen Reaktionen grundsätzlich deutlich wird ist, dass sich Menschen mit Demenz für ihre Fehlleistungen schämen.

Was in diesem Stadium der Demenz gut funktioniert ist, mit dem Betroffenen über seine Phänomene zu sprechen. Liegt für dieses Gespräch eine tragende und achtsame Beziehung vor, können Menschen mit Demenz sich öffnen und von ihrem «Innenleben» der Demenz schildern.

4.2.2 Die begleitungsbedürftige Phase

Im weiteren Verlauf einer Demenz beginnen zunehmend Sprachstörungen. Hier ist zu merken, dass zuerst das Sprachvermögen (die Möglichkeit zu sprechen) gestört ist. Meist beginnt es mit Wortfindungsstörungen. Menschen mit Demenz ringen um einzelne Worte oder nutzen ähnlich klingende Vokabeln. Im weiteren Fortschreiten der Demenz verliert der Betroffene dann zunehmend die Fähigkeit, Sprache zu verstehen. Botschaften müssen für ihn immer einfacher formuliert werden, damit er sie noch verstehen kann.

Von außen ist in dieser Phase gut zu beobachten, dass der Betroffene zunehmend mit Unruhe reagiert. Er läuft den ganzen Tag «suchend» über die Wohngruppe, quasi als wäre er getrieben. Ist der Laufdrang sehr ausgeprägt, kommen Betroffene auf bis zu 20 Kilometer am Tag. Sie haben dabei einen extrem hohen Kalorienverbrauch, der nicht selten bei 4500–6000 Kcal liegt. Zu vermuten ist, dass der Betroffene nach Vertrautem, nach Dingen oder Personen sucht, die ihm Orientierung und Sicherheit vermitteln. Wichtig ist hierbei, dass der Bewegungsdrang nicht eingeschränkt wird, was aber wiederum in Wohnstätten zu Konflikten mit Mitbewohnern führen kann.

In dieser Phase ist zu bemerken, dass Menschen mit Demenz zunehmend Inhalte aus ihrer Lebensgeschichte verlieren. Diese wird in eigenen Schilderungen immer unschärfer. Auch hierunter leiden meist die Angehörigen mehr als der Betroffene, denn sie drängen den Betroffenen meist, sich mehr anzustrengen (s. Praxisbeispiel).

Praxisbeispiel

Jürgen, 57 Jahre alt, ist Bewohner einer Wohngruppe für Menschen mit geistiger Behinderung. Einige Male im Jahr erhält er Besuch von seinem Bruder. Dieser erzählt immer gerne von gemeinsamen Aktivitäten aus den vergangenen Jahren (z. B. Besuch von Bundesliga-Fußballspielen, Konzert- und Kinobesuche). An viele Aktivitäten kann Jürgen sich nicht mehr erinnern, was seinen Bruder irritiert und ärgert. Jürgen wiederum ist verstört über die ärgerlichen Reaktionen seines Bruders und fragt mehrmals, ob er etwas falsch gemacht habe.

An den Reaktionen und Äußerungen der Betroffenen ist zu erkennen, dass ihnen die aktuelle Welt zunehmend «unter den Füßen wegrutscht». Die Welt wird immer unverständlicher und fragwürdiger.

Begleiter sollten wissen, dass die eigenen Defizite deutlich erlebt werden und der Betroffene mit Zorn, Misstrauen und Schwermut darauf reagiert.

4.2.3 Die versorgungsbedürftige Phase

Die Koordination der Betroffenen wird immer schwieriger, es entsteht eine Unfähigkeit, in alltäglichen Dingen sinnvoll zu handeln (Apraxie). Obwohl Menschen mit geistiger Behinderung und Demenz ihre Unruhezustände in

Bewegung umsetzen möchten, gelingt dies immer schwieriger. Stürze sind in diesem Stadium keine Seltenheit. Hier ist es wichtig, rechtzeitig mit einer Sturzprophylaxe (z. B. Bewegungs- und Koordinationsübungen) und entsprechenden Hilfsmitteln (z. B. Hüftprotektoren und Kopfschutz) zu reagieren. Von außen können Begleiter erkennen, dass bei den Betroffenen häufig ein Zittern (Tremor) und Muskelverspannungen einsetzen.

Auch wenn Handlungsmuster aus eigener Initiative heraus immer weniger abgerufen werden können, funktioniert das Nachahmen noch recht gut (s. Praxisbeispiel).

Praxisbeispiel

Hermann, 62 Jahre alt, ist Bewohner einer Wohngruppe für Menschen mit geistiger Behinderung. In der Wohngruppe ist es üblich, das Frühstück, das Abendbrot und am Wochenende auch das Mittagessen gemeinsam einzunehmen. Seit einigen Wochen fällt es Hermann immer schwerer, mit Besteck zu essen. Immer öfter nimmt er zum Essen die Finger. Die anderen Mitbewohner machen ihn mitunter sehr unsanft darauf aufmerksam. Als sich ein Mitarbeiter zu den Mahlzeiten direkt gegenüber von Hermann hinsetzt und ihm vormacht, wie man den Löffel hält, kann Hermann dieses Handlungsmuster eine Zeit lang abschauen und nachahmen. Nach wenigen Wochen funktioniert es dann aber auch nicht mehr. Den Mitbewohnern wird der Sachverhalt erklärt und Hermann kann mit den Fingern essen.

Auch wenn es für den außenstehenden Betrachter wirkt, als würde der Betroffene in der Vergangenheit leben, trügt dieser Schein. Mit Zunahme der demenziellen Entwicklung löst sich die Vergangenheit der Betroffenen chronologisch rückwärts auf. Gedacht und gefühlt glaubt der Betroffene, immer jünger zu sein. Zudem kann bemerkt werden, dass Menschen mit Demenz in diesem Stadium ihre «Zukunftsdimension» verlieren. Es wird keine Zukunft mehr geplant. «Nächste Woche» oder «in einem Monat» sind Begriffe aus einem Science-Fiction-Film. Einzig verbleibt die Gegenwart. Der Betroffene lebt in einer «Zeitblase» der Gegenwart, die nur wenige Minuten existiert. Dann «zerplatzt» sie – aber er lebt dann schon wieder in einer neuen «Zeitblase». Jan Wojnar hat dieses Phänomen als ein «Leben im Augenblick» bezeichnet (Wojnar, 2007). Diese Form des Erlebens muss nicht mit Leiden assoziiert sein. Lässt man die Betroffenen in diesem augenblicklichen Erleben, können sie sich sehr gut einrichten. Mit großer Wahrscheinlichkeit kann unter dieser Form des Erlebens auch keine Langeweile aufkommen, denn der Betroffene weiß nicht, dass er schon seit Stunden dort sitzt und (aus der Perspektive des außenstehenden Betrachters) nichts tut.

Da ein Menschen mit Demenz in diesem Stadium immer weniger inhaltlich versteht, was Mitmenschen ihm berichten, versucht er sein Gegenüber emotional zu erfassen. Das Einfühlen in einen anderen Menschen können viele Betroffene besonders gut. Zu vermuten ist, dass inhaltliches Verstehen durch emotionales Sich-Einfühlen ersetzt wird. Dieses Phänomen haben wir schon bei vielen Menschen mit geistiger Behinderung ohne Demenz, aber auch bei kleinen Kindern beobachten können. In diesem Zusammenhang ist auch gut zu beobachten, dass Betroffene sich vermehrt an vertrauten Personen und nicht an Einrichtungsgegenständen orientieren.

4.2.4 Die Phase der Pflegebedürftigkeit

Leider wird die Phase der Pflegebedürftigkeit oft medial «ausgeschlachtet», wenn es darum geht, ein verzerrtes Bild der Demenz vom Alzheimer-Typ darzustellen. Diese Form der Darstellung soll Angst und Furcht vor dieser «Geißel» schüren. Leider dient diese Form der Darstellung dann dazu, dem Betroffenen ein Leiden zu unterstellen und sein Dasein als nicht lebenswert zu werten.

Zu beobachten ist, dass der Betroffene bezogen auf Personen und Gegenstände eine ausgesprochene Erkennensstörung (Agnosie) entwickelt. Vormals vertraute Personen werden nicht mehr erkannt und Gegenstände werden in ihrer Bedeutung nicht mehr erkannt. Auch ist zu beobachten, dass Menschen mit Demenz z. B. ihre eigenen Hände betrachten, als wären es fremde Objekte.

Von außen ist zu beobachten, dass die Betroffenen viel schlafen und dösen. Manchmal «starren sie dumpf vor sich hin», wie Angehörige oft schildern. Unruhe zeigt sich oft in stereotypen Bewegungen. Der Mensch mit Demenz vollführt immer die gleichen Bewegungen, er nestelt oder reibt.

In diesem Stadium sind Menschen mit geistiger Behinderung und Demenz völlig hilflos. Sie benötigen Hilfen bei allen Aktivitäten des täglichen Lebens.

Diese sehr negative Sichtweise beschreibt einen Eindruck, den ein Betrachter von außen haben kann. Wir wissen nichts über die «Innenwelten» von Menschen mit geistiger Behinderung und Demenz in dieser Phase der Demenz. Es gibt keine empirischen Daten darüber. Nichtsdestotrotz kann mit dem Betroffenen kommuniziert werden. Hier ist aber nicht mehr die verbale, sondern die nonverbale und paraverbale Sprache als Kommunikationsmedium geeignet. Vor allem die körperliche Nähe hat hier verstärkten «kommunikativen» Charakter (s. u.). So kann über Nähe ein körpernaher Dialogaufbau stattfinden (s. Praxisbeispiel).

Praxisbeispiel

Gerda, eine Bewohnerin mit Down-Syndrom, war 62 Jahre alt und hatte Alzheimer-Demenz im weit fortgeschrittenen Stadium. Auf Außenstehende machte sie den Eindruck, nicht mehr auf Angebote von außen zu reagieren. Ob es ihre Lieblingsmusik oder ihr ehemals heißgeliebtes Stofftier war – sie reagierte auf keines dieser Angebote. Zunehmend entwickelte sich bei Gerda Unruhe. Auch nachts fand sie keine Ruhe. Erst als sich ihre Bezugsbetreuerin mit in ihr Bett legte, Gerda ganz fest hielt und leise ein Kinderlied zu summen begann, atmete Gerda ganz entspannt und konnte einschlafen. Wenn zeitlich möglich, wurde diese Maßnahme als Einschlafritual jeden Abend angeboten.

Der hier in vier Schritten beschriebene Verlauf einer Demenz vom Alzheimer-Typ ist von sehr unterschiedlicher Dauer. Im Mittel geht man von 7–8 Jahren aus, die dem Betroffenen nach Diagnosestellung verbleiben. Bei Menschen mit Down-Syndrom sind die Verläufe sehr viel kürzer. Hier können Betroffene die pflegebedürftige Phase schon nach 2–3 Jahren erreichen. Bei Menschen ohne geistige Behinderung erleben wir aber durchaus auch Verläufe, die weit über 10–15 Jahren liegen.

Bei fortgeschrittener Demenz ist die Aspirationspneumonie die Haupttodesursache. Die Betroffenen haben ausgeprägte Schluckstörungen und bekommen Flüssigkeit oder Nahrungsreste in die Lunge. Sind sie nun zu schwach, sie abzuhusten, kann eine Lungenentzündung entstehen, die unbehandelt in wenigen Tagen zum Tode führen kann.

4.2.5 Palliativbedarf bei Demenz

Um Palliativbedarf zu haben, muss man nicht erst ans Lebensende kommen. Bei Menschen mit Demenz ergibt sich schon recht früh ein Palliativbedarf durch ihre Ängste, Befürchtungen, Unsicherheiten, Unruhe, nicht erkannte Bedürfnisse und Orientierungslosigkeit. Zerfällt die Sprache, ist der Betroffene immer weniger fähig, seine Bedürfnisse verbal auszudrücken. Hier liegt es jetzt in der «Kunst» seiner Begleiter, zu erkennen, wie er sein Unwohlsein ausdrückt und wie sich sein Wohlbefinden wieder herstellen lässt. Mitunter können uns dann körperliche Parameter behilflich sein, denn Entspannung als ein Indikator von Wohlbefinden drückt sich durch folgende Zeichen aus:

- niedriger Muskeltonus
- wenige, tiefe Atemzüge (10–12/min)
- Zugewandtheit
- Lächeln
- entspannte Mimik
- niedrige Pulsfrequenz
- normaler Blutdruck.

Eine Demenz kann die «vertraute» Person in ihrem Wesen stark verändern. Vor allem im weit fortgeschrittenen Stadium sind die Möglichkeiten des Austauschs mit dem sozialen Umfeld sehr eingeschränkt bzw. reduziert. Schnell können eher unspezifische Verhaltensweisen (z. B. Unruhe, Lautieren, abwehrendes Verhalten) fehlinterpretiert werden. Zeigt der Betroffene kaum noch Reaktionen, kommt schnell der Eindruck auf: «Da liegt eine leere Hülle im Bett».

Um den Palliativbedarf bei Menschen mit geistiger Behinderung und Demenz besser ermitteln zu können, gibt es unter anderem die Serial-Trial-Intervention-Methode (**Tab. 4-2**). Sie ermöglicht es Teams, z. B. das herausfordernde Verhalten eines Betroffenen richtig zu analysieren. Wichtig ist, dass die einzelnen Schritte chronologisch abgearbeitet werden und der Betroffene nicht nur auf der körperlichen oder neurologischen Ebene «gelesen» wird. Genau das ist nämlich die Stärke dieser Methode.

Die STI-Methode kann im Rahmen einer Fallbesprechung genutzt werden. Dabei sollten alle möglichen Perspektiven des Teams (pädagogische, pflegerisch-medizinische, hauswirtschaftliche) in diese Methode einbezo-

Tabelle 4-2: Die fünf Schritte der Serial-Trial-Intervention-Methode (STI) (Quelle: mod. n. Fischer et al., 2007)

Schritt 1: Erfassung der körperlichen Bedürfnisse
• Messen Sie die *Vitalzeichen* und bitten Sie den Hausarzt, die *Laborwerte* über die Blutentnahme und eine Urinprobe zu bestimmen. So können Sie die Infektionsparameter im Blut und Urin auswerten lassen. • Beobachten Sie, ob der Bewohner auf *Schmerz* bei Bewegung reagiert. Bedenken Sie in erster Linie folgende körperliche Ursachen: – Schmerzen – Juckreiz – Übelkeit – unruhige Beine – Harnwegsinfekte – Verstopfung. • Jetzt empfiehlt es sich im Rahmen einer Fallbesprechung zu schauen, ob sich bekannte Krankheiten verschlechtert haben oder sich neue entwickelt haben.
Schritt 2: Erfassung der psychosozialen Bedürfnisse
Hierbei geht es darum, die Umgebungseinflüsse auf Ihren zu Pflegenden zu erheben, wie z. B.: • Liegt mitunter ein Reizüber- oder Unterangebot vor? • Haben sich wesentliche Betreuungspersonen geändert? • Erforschen Sie, ob Sie Auslöser benennen können. • Beobachten Sie, wie Ihr zu Pflegender auf Zuwendung reagiert, um dahingehend einen Mangelzustand auszuschließen. • Bedenken Sie, dass diese Maßnahmen nicht vollständig sind und je nach Situation des Betroffenen weitere Aspekte geprüft werden müssen.
Schritt 3: Einleitung von nichtmedikamentösen Maßnahmen
Versuchen Sie zunächst die Ursachen mit nichtmedikamentösen Maßnahmen zu lindern. Bei Angst und Unruhe helfen: • Massagen und Einreibungen (z. B. Atemstimulierender Einreibung, kurz ASE) • Aromapflege (vertraute Düfte) • Musiktherapie • Einsatz von Therapiehunden • vertraute Gegenstände aus dem externen Gedächtnis anbieten (im Rahmen der Selbst-Erhaltungs-Therapie nach Romero) • Auflagen, Wickel • Fuß- und Handbäder anbieten • ein körpernaher Dialogaufbau (z. B. sich zu dem Betroffenen legen).

Tabelle 4-2: Die fünf Schritte der Serial-Trial-Intervention-Methode (STI) (Quelle: mod. n. Fischer et al., 2007) *(Fortsetzung)*

Bei Schmerzen helfen: • Versuch einer ASE zur Schmerzreduktion • Kälte-Wärme-Anwendungen • Wickel, Auflagen, Kompressen. Bei Juckreiz helfen: • Waschungen mit Obstessig • Vollbäder in Speisestärke (z. B. Mondamin) • Umschläge mit Gurkenmus oder Quark.
Schritt 4: Versuchsweise Gabe spezifischer Medikamente
• Sollten die nichtmedikamentösen Maßnahmen keinen Erfolg zeigen, sollte mit dem Hausarzt eine probatorische Medikation abgesprochen werden. Da mit steigendem Alter Verschleißerkrankungen zunehmen, kann hier eine Ursache für das herausfordernde Verhalten liegen. • Überlegen Sie dann, ob ein Medikament gegen Juckreiz ausprobiert werden könnte. • Das herausfordernde Verhalten kann auch durch «unruhige Beine» verursacht werden. Hier könnte die versuchsweise Gabe von Levodopa angezeigt sein. • Einer Übelkeit kann mit MCP-Gabe begegnet werden.
Schritt 5: Beratung mit dem Arzt und versuchsweise Gabe von Psychopharmaka
• Überlegen Sie vorher genau, ob der Betroffene unter seinem Verhalten leidet oder ob es eher Personen aus seinem Umfeld sind. • Erst als letzter Schritt sollte der Einsatz von Psychopharmaka mit dem Arzt bzw. dem Gerontopsychiater erwogen werden. • Bekommt der Betroffene schon entsprechende Medikamente, sollte über eine Dosiserhöhung nachgedacht werden.

gen werden, damit der Betroffene aus verschiedenen Ebenen betrachtet wird und verschiedene Ursachen in den Blick genommen werden.

In **Tabelle 4-3** wird beispielhaft gezeigt, welche Verhaltensweisen bei Menschen mit fortgeschrittener Demenz zu beobachten sein können, die z.B. unter Schmerzen leiden. Schon anhand dieser Übersicht ist zu erkennen, dass die hier gezeigten Verhaltensweisen unterschiedliche Ursachen haben können. Mithilfe der STI-Methode kann sich das Team nun auf den Weg machen, mögliche Ursachen auszutesten.

Tabelle 4-3: Mögliche Reaktionen von Menschen mit fortgeschrittener Demenz auf Schmerzen (Quelle: Kostrzewa, 2009: 122 f.)

Reaktionsform	Sichtbare Reaktionen
Lautäußerungen	• Wimmern • Weinen • Vor sich hin fluchen • Murren • Stöhnen • ängstliches Rufen (z. B. «Hallo, Schwester!», «Mama!», «Hilfe!») • Schreien • Brüllen • permanentes Betätigen des Schwesternrufs
Körperlicher Ausdruck/ Verhalten	• ängstlicher oder besorgter Gesichtsausdruck – Grimassieren – Stirnrunzeln • Unruhe • aggressives Verhalten • Abwehren der Pflege – Festhalten der waschenden Hand • Appetitlosigkeit • fehlender Schlaf – Schlafstörungen • Schonhaltung • sozialer Rückzug • angezogene Knie • geballte Fäuste • depressive Verstimmung • stärkere Verwirrtheit • keine Reaktion auf Zuspruch und Trost • Reiben oder Nesteln
Physische Reaktionen	• erhöhter Muskeltonus • Schwitzen • blasses Gesicht • erhöhter Puls und Blutdruck • schnelle, flache Atmung

Kann der Mensch mit geistiger Behinderung und fortgeschrittener Demenz seinen Schmerz nicht mehr verbal mitteilen, kann auf so genannte Fremdbeobachtungsinstrumente zurückgegriffen werden (s. Kap. 6). Zusammen mit dem Hausarzt ließe sich aber auch eine versuchsweise Schmerztherapie ausprobieren. Dazu muss aber erst einmal der Schmerz als mögliche Ursache für das vorliegende Verhalten in Betracht gezogen werden.

4.3 Das Problem der Diagnostik

Eine Demenz bei Menschen mit geistiger Behinderung zu diagnostizieren, ist sehr schwierig. Je stärker die geistige Behinderung ausgeprägt ist, desto mehr gibt es ähnliche Verhaltensweisen bei den Betroffenen. Zusätzlich ist das aktuelle Diagnosewerkzeug zurzeit noch unzureichend.

Wesentliche Unterschiede zwischen Demenz und geistiger Behinderung sind:

- Demenz ist im Alter erworben – geistige Behinderung ist eher eine gesellschaftliche Zuschreibung.
- Geistige Behinderung entsteht meistens im frühesten Lebensalter.
- Demenz wird im Alter erworben und verläuft progredient. Geistige Behinderung bleibt häufig statisch.
- Im Unterschied zur Demenz bleibt bei Menschen mit geistiger Behinderung die Lern-, Entwicklungs- und Bildungsmöglichkeit erhalten.

Klassische Verfahren der Demenzdiagnostik (z.B. MMST, Uhrentest, Demtec) sind bei Menschen mit geistiger Behinderung eher ungeeignet. Sehr wichtig für die Diagnostik bei Verdacht auf eine Demenz sind daher die Beobachtungen der Mitarbeiter einer Wohngruppe bzw. der Angehörigen, falls der Betroffene zuhause wohnen sollte. Hier sind es die nachfolgenden Merkmale, die vermehrt beobachtet und dokumentiert werden sollten. Dazu kann der in **Abbildung 4-1** wiedergegebene Erfassungsbogen dienen.

Neben den Mitarbeitern der Wohngruppen können auch Kollegen aus den Werkstätten Angaben zur Entwicklung des Betroffenen machen. Hierzu bedarf es aber einer engen Kommunikation zwischen beiden Funktionsbereichen.

Diagnostik einer Demenz bei Menschen mit geistiger Behinderung

Die Diagnostik einer Demenz bei Menschen mit geistiger Behinderung ist umso schwieriger, je stärker die geistige Behinderung ausgeprägt ist. Hier ist insbesondere wichtig zu beschreiben, wie sich Ihr Bewohner in den vergangenen Monaten verändert hat. Machen Sie daher mindestens alle 4 Wochen Angaben zu den hier aufgeführten Beobachtungspunkten. Teilen Sie Ihre Beobachtungen dem zuständigen Neurologen mit, damit dieser sich ein Gesamtbild machen kann.

Was können Sie bezogen auf Frau/Herrn: ____________________ aussagen über:

Emotionale Labilität:

Schlafstörungen:

Ängstlichkeit:

Feindseligkeit/Reizbarkeit:

Ruhelosigkeit:

Selbst- oder Fremdaggression:

Initiative:

Depressive Verstimmung:

Unterstützungsbedarf:

Lernfähigkeit bei Alltagsaktivitäten:

Vitalität:

Plötzlicher oder schleichender Beginn der Veränderungen:

Datum: ______________ Handzeichen: ______________

Zusammenfassung Ihrer Beobachtungen:

Was hat sich verändert?

Wie können Sie die Veränderung beschreiben?

Seit wann liegt die Veränderung vor?

Trat die Veränderung schleichend ein oder plötzlich?

Welche andere Bezugsperson hat ebenfalls die Veränderung bemerkt?

Wie beeinflusst die Veränderung den Alltag des Betroffenen?

Führen Sie den Bogen über mehrere Monate und teilen Sie dem behandelnden Neurologen Ihre Beobachtungen mit.

Abbildung 4-1: Erfassungsbogen zur Diagnostik einer Demenz bei Menschen mit geistiger Behinderung.

4.4 Sind Förderkonzepte für Menschen mit geistiger Behinderung und Demenz geeignet?

Klassische Förderkonzepte haben verschiedene Zielausrichtungen:

> *Je nach entwicklungstheoretischer Position gestalten sich pädagogische Förderkonzepte unterschiedlich, eher funktionsausgerichtet oder eher ganzheitlich, wobei sich die Konzeption der weitgehend ganzheitlichen Förderung in den letzten 20 Jahren mehr und mehr durchgesetzt hat.*
>
> (Hensle/Vernooij, 2002: 142)

Die Hauptprämisse der Förderkonzepte ist das Normalitätsprinzip, d.h. die größtmögliche Teilhabe am täglichen Leben. Hier soll den Betroffenen so viel Unterstützung wie möglich zukommen, damit eine Integration und später die Inklusion in Gesellschaft möglich ist. Der Gesamttenor der gängigen Förderkonzepte richtet sich dabei auf Wachstum und Reifung. Hier gilt es den Betroffenen beste Lern-, Handlungs- und Lebensmöglichkeiten zu eröffnen. Dies geschieht mit pädagogischer Unterstützung.

Bei dieser Ausrichtung muss gefragt werden, ob die hier beschriebenen Konzepte auch auf Menschen mit geistiger Behinderung und Demenz übertragen werden können. Passt eine Ausrichtung, die die Funktionen erhalten bzw. ausbauen möchte, auf eine Klientel, die diesem Anspruch aufgrund einer Demenz immer weniger gerecht werden kann? Untergräbt womöglich eine pädagogische Haltung, die Reifung und Wachstum fördern möchte, das tägliche Ringen der Betroffenen um Integrität?

Wichtig ist, dass eine fördernde Haltung, die mit Korrekturen arbeitet, bei Menschen mit Demenz dazu führen kann, dass sie sich zurückziehen. Korrekturen bei Menschen mit Demenz bedeuten Kränkung und Selbstwertverlust. Hier muss klar die Zielausrichtung neu bestimmt werden. Nicht der Erhalt einzelner Funktionen steht daher im Mittelpunkt, sondern Wohlbefinden und Lebensqualität. Daher müssen Mitarbeiter mit einer pädagogischen Ausrichtung lernen, sich diesbezüglich zurückzunehmen. Ihre Funktion ist die eines Hilfs-Ichs. Sie übernehmen ganz selbstverständlich die Funktionen, die der Betroffene nicht mehr ausüben kann, ohne ihn trainieren zu wollen. Der Abbau einzelner Funktionen wird akzeptiert und kompensiert.

Auch die Wohn- und Lebensumwelt für Menschen mit geistiger Behinderung und Demenz bekommt eine neue Prägung. Sie ist gleichzeitig auf

Sicherheit und Anregung angelegt – aber Anregung in dem Maße, wie der Betroffene sie als lustvoll und angenehm erlebt (s. Kap. 4.5).

4.4.1 Von der Inklusion zur Segregation?

In den letzten 50–60 Jahren hat sich die Behindertenarbeit dafür stark gemacht, dass Menschen mit geistiger Behinderung zunehmend in die Gesellschaft integriert werden. Deutlich stand hierfür die Enthospitalisierungsbewegung der 80er-Jahre des 20. Jahrhunderts. Menschen mit geistiger Behinderung zogen daraufhin immer häufiger in so genannte Außengruppen, in denen sie in familienähnlichen Strukturen leben können. Problematisch für diese Wohnform wird es nun, wenn zu der geistigen Behinderung eine Demenz hinzukommt. Denn hier kann das Verhalten eines Menschen mit Demenz die gesamte Wohngruppe beeinflussen. An das Verständnis der Mitbewohner zu appellieren, ist zu Beginn des demenziellen Prozesses gewiss eine gute Möglichkeit. Hierzu gibt es z. B. in schottischen Wohngruppen Informationsmaterial für Mitbewohner, das ein demenzielles Verhalten erklären soll. Mitbewohner mit leichter geistiger Behinderung können sicherlich über diese Form der bildlichen Darstellung von Demenz und zusätzlichen Erläuterungen durch Betreuungsmitarbeiter verstehen, was da mit dem betroffenen Mitbewohner geschieht.

Ist das «herausfordernde Verhalten» jedoch zu ausgeprägt, gelangt das Verständnis der Mitbewohner schnell an Grenzen. Hier muss jetzt überlegt werden, was die passende Wohnform für den Betroffenen ist. Auch muss die Konsequenz eines möglichen Umzugs für alle Betroffenen abgewogen werden. Zurzeit ist der Gedanke an «Segregation» (Abspaltung/Abtrennung) für viele Mitarbeiter der Wohnstätten für Menschen mit geistiger Behinderung «unerträglich». «Ich hätte das Gefühl, dass ich versagt habe, wenn ich einen meiner Bewohner abgeben müsste» war die Reaktion einer Teilnehmerin in einer Inhouse-Schulung zum Thema «Segregation».

Mir ist es wichtig, an dieser Stelle deutlich zu machen, dass eine Demenz nicht per se zu einer Segregation des Betroffenen führen muss. Es gibt genügend Menschen mit Demenz, die mit orientierten Menschen gut zusammenleben können. Es geht um die Menschen, die nach den Regeln, die in der Wohngruppe herrschen, nicht mehr leben können und mit ihrem Verhalten «anecken». Es geht um die Situationen, in denen Mitbewohner sich an dem «störenden und fremden» Verhalten reiben. Wo der Betroffene womöglich schroffe Zurückweisungen erleben muss. Hier ist es dann wichtig, zu überlegen, welche Wohnform für ihn die beste ist. Genau hierin liegt dann eine bedürfnis- und person-zentrierte bzw. palliative Haltung, denn das Wohlbefinden des Betroffenen ist der Maßstab für sein Betreuungsangebot. Das Wohlbefinden zu erfassen und dann auch als Maßstab für die Betreuungsarbeit einzubeziehen, führt dazu, dass der Betroffene jetzt die Regie über Versorgung, Begleitung und Pflege erhält – trotz Demenz.

Einschlägige Projekte und Modelle belegen, dass segregierte Einrichtungen kein «Wegsperren», sondern eine «Schutzoase» für diese hochsensiblen Menschen bedeuten kann. Interessanterweise wurde die gleiche Diskussion in den 90er-Jahren des 20. Jahrhunderts über die stationäre Altenpflege geführt. Auch hier gab es vehemente Bestrebungen für das Integrative Modell und gegen eine Segregation der Betroffenen. Leider wurden hier eher die Interessen der Träger und nicht die der Betroffenen gesehen, denn die Einrichtung reiner «Demenzeinrichtungen» stellt eine finanzielle Anstrengung dar.

Schon vor einigen Jahren hat Hans Peter Dürrmann für seine Bewohner, die in einer segregierten Einrichtung leben, eine durchschnittliche Lebenspanne von ca. 5 Jahren ausgerechnet (Dürrmann, 2005). In so genannten Integrativen Modellen liegt sie hingegen nur bei 2,5 Jahren. Mit großer Wahrscheinlichkeit ist es hier der Stress, der lebensverkürzend auf die Betroffenen einwirkt. Dieser wird unter anderem durch nichtdemente Bewohner unterstützt bzw. ausgelöst. Selbst wenn Mitarbeiter immer wieder kompensierend einzuwirken versuchen, bleibt eine aggressive Grundstimmung gegen Menschen mit Demenz, die herausfordernde Verhaltensweisen zeigen.

Der Demenzexperte Dürrmann (2001) hat vier Thesen zur Betreuung von Menschen mit einer Demenz aufgeführt, die als Arbeitsergebnis der 2. Poller Runde formuliert wurden:

- **These 1:** Teamarbeit sowie ein differenziertes Wissen für die Symptomatik, den Verlauf und die Interventionsmöglichkeiten bei dementen Erkrankungen sind Grundvoraussetzungen für die Pflege und Betreuung.

- **These 2:** Eine anspruchsvolle Begleitung und Versorgung demenziell erkrankter Menschen ist ohne ein klar strukturiertes Betreu-

Erfassungsbogen für das Wohlbefinden von Bewohnern mit Demenz (EWBD)

Bewohner: ____________________ **Datum:** ____________________

Handzeichen MA: ____________________ **Aktivierung/Situation**

Beobachtungsmerkmale:	vorher			nachher		
Der Bewohner …	**–1**	**0**	**+1**	**–1**	**0**	**+1**
... nimmt Kontakt zu anderen auf.						
... zeigt Freude und/oder Herzlichkeit.						
... zeigt Zuneigung und/oder Vertrauen (z. B. Hilfsbereitschaft).						
... nutzt Fähigkeiten/Ressourcen.						
... zeigt Wachsamkeit und/oder Aufmerksamkeit.						
... hat eine entspannte Mimik.						
... hat eine entspannte Körperhaltung.						
... hat eine entspannte Atmung.						
... zeigt Humor z. B. durch Lachen.						
... zeigt Aktivitätsbereitschaft.						
... bringt Wünsche, Bedürfnisse und Vorlieben zum Ausdruck.						
... zeigt keine Ängste.						
... äußert keine negativen Laute (z. B. Rufen, Schreien).						
... möchte nicht die Situation verlassen.						

Legende: – 1 = trifft nicht zu 0 = kann nicht beurteilt werden +1 = trifft zu

Gesamtpunkte vorher: ______ **nachher:** ______

1. Bitte zählen Sie die Gesamtpunktzahl vor der Maßnahme zusammen: ____ Punkte.
2. Führen Sie nun die Maßnahme durch und erheben Sie anschließend erneut den Punktwert: ____.

   Ist der Punktwert gestiegen?
   - ☐ Ja
   - ☐ Nein, er ist gesunken (Achtung Fallbesprechung!).
   - ☐ gleich (überlegen, wie die Maßnahme angenehmer gestaltet werden kann)

Maßnahmen:

- Fallbesprechung
- Wie kann die Maßnahme verändert werden, so dass der Bewohner mit Wohlbefinden reagiert?
- Wie kann die Maßnahme auf ein Minimum reduziert werden, wenn Sie sich inhaltlich nicht verändern lässt?

Zur Erläuterung: Bei diesem Beobachtungsbogen geht es nicht darum, dem Mitarbeiter auf die Finger zu schauen, sondern sensibel dafür zu werden, welches Angebot am besten zu dem Bewohner passt. Auch rechtfertigt eine Demenz nicht automatisch den Einsatz des EWBD, sondern nur die Unfähigkeit der verbalen Kommunikation aufgrund einer Demenz. Solange es möglich ist, sollte immer die Selbsteinschätzung zum Wohlbefinden über den Betroffenen selbst eingeholt werden.

Abbildung 4-2: Erfassungsbogen für das Wohlbefinden von Bewohnern mit Demenz (EWBD) (Quelle: Haus Abendfrieden in Oberhausen/Rheinland, mit freundlicher Genehmigung)

ungskonzept und das damit verbundene einheitliche Pflegeverständnis nicht möglich.

- **These 3:** Eine an den Bedürfnissen verhaltensauffälliger (mobiler) Demenzkranker ausgerichtete Betreuung bedarf des segregierten Ansatzes und einer an den spezifischen Bedürfnissen dieser Menschen ausgerichteten Milieugestaltung.
- **These 4:** Institutionelle Rahmenbedingungen müssen dergestalt verändert werden, dass sie die Umsetzung spezieller Betreuungskonzepte für verhaltensauffällige Demenzkranke unterstützen. (Ebd.: 183)

Haben stationäre Einrichtungen, wie z. B. eine Wohnstätte für Menschen mit Behinderung, die Möglichkeit, Wohngruppen nur für Menschen mit geistiger Behinderung und Demenz einzurichten, steht Außenwohngruppen diese Variante nicht zur Verfügung. Zu überlegen wäre hier, ob das Modell der «Demenz-Wohngemeinschaft», das es in immer mehr Städten gibt, hier als Vorbild dienen könnte. Dies bedeutet aber auch, dass Bewohner aus Außenwohngruppen, die aufgrund ihrer Demenz herausfordernde Verhaltensweisen zeigen, die durch die Mitbewohner nicht akzeptiert und entsprechend sanktioniert werden, ebenfalls umziehen müssten. Dieser

Gedanke löst in der Behindertenarbeit immer noch starke Abwehrreaktionen aus.

4.4.2 Wohlbefinden – der gemeinsame Nenner

Die Arbeit mit geistig behinderten Menschen kann aus den Erfahrungen der stationären Altenpflege lernen. Denn dort kontrollierte der Medizinische Dienst der Krankenkassen (kurz: MDK) über ein Transparenzkriterium (Kriterium 39), ob die Einrichtungen das Wohlbefinden von Menschen mit fortgeschrittener Demenz regelmäßig erfassten. Hier scheint langsam ein Umdenken – hin zu mehr Wohlbefinden und Lebensqualität – stattzufinden. Einer palliativen Ausrichtung des gesamten Betreuungsprogramms wird somit der Weg bereitet. Der Aktivierungswahn der 80er- und 90er-Jahre des 20. Jahrhunderts scheint sich hierdurch langsam zu wandeln. Der Nutzen solcher Instrumente liegt in Folgendem:

- Sie sensibilisieren Mitarbeiter für Wohlbefindensäußerungen bei Menschen mit Demenz.
- Sie orientieren sich nicht mehr einseitig an körperlichen Einzelmerkmalen wie BMI, Hautzustand, Einfuhr-Ausfuhr-Protokoll, Erhalt einzelner Funktionen etc.
- Sie geben dem Betroffenen hierüber die Regie für sein Pflege- und Betreuungsprogramm zurück.

In **Abbildung 4-2** (S. 89 f.) wird ein Instrument vorgestellt, das Mitarbeiter der stationären Altenpflege (Haus Abendfrieden in Oberhausen/Rheinland) entworfen und erprobt haben. Sie stellen es dieser Publikation dankenswerterweise zur Verfügung.

4.5 Der person-zentrierte Ansatz nach Tom Kitwood

Die stationäre Altenpflege entwickelt zurzeit eine neue Haltung gegenüber ihren Bewohnern mit Demenz, schon allein, weil sie mittlerweile 70 % der Altenpflegeheimklientel stellen. Leider behauptet sich hier aber immer wieder verkrampft der Aktivierungs- und Mobilisierungsansatz entgegen einer eher gewährenden Haltung den Betroffenen gegenüber. Immer neue so genannte «Therapieansätze» holen dann noch das Letze aus den Betroffenen heraus. Mitunter arten solche Ansätze dann in eine Leistungsschau aus.

Hier kann jetzt die Altenpflege von der Behindertenarbeit lernen. Die Heilerziehungspflege hatte schon seit vielen Jahren eine Prämisse in ihrer Arbeit, die für die stationäre Altenpflege Vorbild sein könnte:

«Hole den Menschen da ab, wo er stark ist.»

Mit diesen Worten wird eine Haltung propagiert, die dem Betroffenen erst einmal eine Stärke zugesteht. Zudem motiviert diese Prämisse, sich auf die Suche nach den Stärken des Betroffenen zu machen. Wichtig ist dabei, dass die Stärke nicht von außen definiert wird, z.B. etwas richtig zu tun, eine Funktion noch richtig ausführen zu können oder irgendwelchen Leistungsparametern zu genügen. Stärke muss durch den Betroffenen selber bestimmt werden. Denn: «Bin ich stark, dann fühle ich mich sicher, dann geht es mir gut» muss hierbei die Devise lauten.

In der Langzeitpflege für Menschen mit Demenz ist dieser Ansatz durch Tom Kitwood und seine Mitarbeiter erarbeitet worden. Hier ist er als Person-zentrierter Ansatz bekannt geworden. Er eignet sich auch hervorragend, um den Betroffenen gegenüber eine palliative Haltung einnehmen zu können. Da er sich sehr gut für die Arbeit mit Menschen mit geistiger Behinderung und Demenz eignet, soll er hier vertiefend dargestellt werden.

Wenn Kitwood von einer Person-Zentrierung ausgeht, meint er:

1. Im Mittelpunkt der Betrachtung steht die Person des Menschen mit Demenz.
2. Es werden *nicht* seine die Defizite aufgezeigt.
3. Auch steht *nicht* die Demenz im Mittelpunkt, denn das wäre ja wieder eine Defizitorientierung,
4. Auch geht es *nicht* darum, Funktionen zu erhalten (womöglich über Trainings).
5. Vielmehr soll die *Persönlichkeit* bzw. die *Person* unterstützt und erhalten werden.

Es ist bekannt, dass Menschen mit Demenz täglich damit beschäftigt sind, ihre Integrität zu behalten. Sie wollen weiterhin autonom, integriert und selbstständig sein. Ihr Selbst zu schützen, ist ein täglicher Kampf. Genau diese Bemühungen unterstützt der Betreuungsansatz von Kitwood.

Mitarbeiter, die nach diesem Ansatz arbeiten möchten, brauchen dabei bestimmte persönliche Voraussetzungen für eine personenzentrierte Pflege bei Menschen mit Demenz:

- *Innere Ruhe:* Sie müssen in sich selbst ruhen und diese Ruhe auch nach außen vermitteln. Mit dieser Ruhe «stecken» sie den Betroffenen an, denn ein Mensch mit Demenz erfasst nicht nur die emotionale Stimmung seines Gegenübers, sondern wird dadurch sogar angesteckt.

- *Empathie:* Sich in die Welt des Anderen zu begeben, ist eine wesentliche Voraussetzung für die Arbeit mit Menschen mit Demenz. «In ihren Schuhen zu laufen» bemüht ein altes Indianersprichwort, wenn es darum geht, einen anderen Menschen zu verstehen. Seit einigen Jahren gibt es immer mehr Dokumente, die etwas über die Innensicht von Menschen mit Demenz wiedergeben (siehe z.B. Taylor, 2008).

- *Flexibilität:* Die Erlebenswelt der Menschen mit Demenz unterliegt eigenen Dynamiken. Der Betroffene kann sich nicht an seiner Umwelt orientieren bzw. sich ihr anpassen. Daher müssen Mitarbeiter eine suchende und achtsame Haltung einnehmen, um zeitnah auf die Belange der Betroffenen reagieren zu können.

- *Stabilität:* Für viele Menschen mit Demenz sind Mitarbeiter wichtige Bezugspersonen. Kontinuität in der Betreuung kann hier Sicherheit und Vertrauen vermitteln. Zusätzlich ist eine stabile und feste Grundhaltung gegenüber der Arbeit und den Betroffenen eine wichtige «Bank» für Menschen mit Demenz.

- *Ungezwungenheit in der Kontaktaufnahme:* Da Menschen mit Demenz sehr schnell erkennen, wie der Begleiter in seiner Haltung zu ihnen steht, ist es wichtig, diese Haltung auch nonverbal und paraverbal ausdrücken zu können. Ein wichtiges Element ist dabei die körperliche Nähe zwischen Mitarbeiter und Betroffenen. Zudem impliziert diese Haltung, dass der Betroffene so angenommen wird, wie er nun einmal ist.

- *Belastbarkeit:* Da Demenz progredient verläuft, muss nicht nur der Mensch mit Demenz sich täglich neuen Situationen stellen. Auch wir Begleiter müssen täglich Lösungen finden, um die Lebensqualität der Betroffenen so lange wie möglich zu erhalten. Das erfordert von den Mitarbeitern, entsprechend belastbar zu sein.

4.5.1 Bedürfnisorientierung

Der person-zentrierte Ansatz orientiert sich an den Bedürfnissen der Betroffenen. Hier geben keine Metatheorien vor, wie der Betroffene «richtig» dement zu sein hat. Seinen individuell richtigen Weg hat er schon in sich. Jetzt geht es nur darum, ihm behilflich zu sein, ihm diesen Weg zu ermöglichen. In dieser Prämisse wird der Ansatz von Carl Rogers als eine wichtige Wurzel des person-zentrierten Ansatzes von Kitwood deutlich. Denn schon Carl Rogers ging in seinem Modell davon aus, dass der Klient die Lösung für sein Problem schon in sich trägt.

Nach Kitwood (2000: 121 f.) sind bei Menschen mit Demenz die wichtigsten Bedürfnisse:

- *Liebe:* steht im Mittelpunkt
- *Bindung:* primäre Bindungen sind lebensnotwendig
- *Trost:* besonders bei Verlusten und bei Unsicherheit
- *Identität:* Kontinuität des Selbst und der Person
- *Beschäftigung:* je nach Interesse und Biographie
- *Einbeziehung:* einer Gemeinschaft zugehören.

Filmdokument

In ihrer Filmdokumentation zum Thema «Demenz» stellt Marion Kainz eine Bewohnerin mit Demenz eines Duisburger Pflegeheims in den Mittelpunkt. In einer Szene betritt eine Mitarbeiterin zusammen mit der Bewohnerin ihr Zimmer. Die Mitarbeiterin fragt: «Soll ich das Licht anmachen?» Darauf antwortet die Bewohnerin: «Das muss nicht verschönert werden mit Licht.» Die Mitarbeiterin erkennt anhand der Antwort, dass es der Bewohnerin nicht gut geht. Sie fragt, warum sie denn unzufrieden sei und was ihr denn fehle, denn sie hätte doch hier in der Einrichtung ein schönes Zimmer. Darauf antwortete die Bewohnerin spontan: «Liebe».

Menschen mit Demenz werden wir dann gerecht, wenn wir in Anlehnung an Kitwood neun «Tür öffnenden» Handlungsempfehlungen befolgen. Sie lassen sich gut in die tägliche Arbeit der Pflege und Betreuung integrieren und sind nicht an eine bestimmte Profession gebunden, da sie so allgemeingültig sind, dass eigentlich jeder diesen Handlungsempfehlungen folgen kann:

1. Akzeptiere den Menschen so, wie er ist.
2. Lass den Menschen mit Demenz seinen eigenen Willen behaupten und seine Gefühle ausdrücken
3. Biete dem Menschen mit Demenz Nähe und Wertschätzung.
4. Gib dem Menschen mit Demenz die Möglichkeiten, Selbstachtung zu erleben.
5. Fördere seine sozialen Kontakte.
6. Biete dem Menschen mit Demenz die Möglichkeit zu vertrauter Beschäftigung und zur normalen Gestaltung seines Lebens (Vertrautheit durch Normalität).
7. Stimuliere seine Sinne, lass ihn genießen und sich entspannen.
8. Arbeite mit Humor.
9. Schaffe eine sichere und fördernde Umgebung.

Diese Handlungsempfehlungen lassen sich auch gut in die Angehörigenarbeit integrieren, denn Angehörige wissen oft nicht, wie sie sich gegenüber den Betroffenen verhalten sollen. In der Begleitung einer eigenen Angehörigengruppe von Menschen mit Demenz habe ich einmal im Rahmen eines Workshops Angehörige gebeten, Leitsätze für einen konfliktfreien Umgang mit den Betroffenen zu formulieren:

- Diskutieren Sie nicht mit Menschen mit Demenz!
- Korrigiere Sie ihn nicht!
- Sehen Sie die Person und nicht den Patienten!
- Sehen Sie die Kompetenzen und Ressourcen, aber betonen Sie nicht die Defizite!

- Gehen Sie auf Augenhöhe und suchen Sie den Blickkontakt!
- Sprechen Sie ruhig, langsam, in kurzen Sätzen, und machen Sie Sprechpausen!
- Treten Sie dem Betroffenen wertschätzend entgegen!
- Schaffen Sie Rituale im Alltag!
- Betonen Sie das Stolzpotenzial des Betroffenen!

4.5.2 Eine person-zentrierte Pflege

Geht es nun darum, für Menschen mit Demenz passende Rahmenbedingungen in stationären Einrichtungen zu schaffen, ist der person-zentrierte Ansatz nach Kitwood von Dawn Brooker weiterentwickelt und übertragen worden. Dabei geht es Brooker darum, dem Betroffenen eine angemessene Haltung entgegenzubringen. Die Erfahrung zeigt, dass im Verlauf einer Demenz das räumliche Umfeld an Bedeutung verliert, hingegen konkrete Personen – also persönliche Beziehungen – die Sicherheit und Vertrauen ausdrücken, immer wichtiger werden. Nach Brooker (2008) ist eine angemessene Haltung (VIPS-Modell) wie folgt zu charakterisieren:

- *Value base (bedingungslose Wertschätzung):* eine Wertebasis, die den absoluten Wert eines jeden Menschen grundsätzlich akzeptiert (unabhängig von Alter und kognitiver Fähigkeit). Erst über diese Wertebasis kann der Begriff der Würde kreiert werden, denn diese steht dem Menschen unangefochten aufgrund seines Daseins als Mensch zu.
- *Individualized (individuieren):* Das komplette Pflege- und Betreuungskonzept muss eine individuelle Sichtweise auf einen Menschen unterstützen. Hierbei geht es darum, dass die Einzigartigkeit jedes Einzelnen anerkennt wird.
- *Perspektive (Perspektivwechsel):* Die Welt aus dem Blick der Menschen mit Demenz zu betrachten bedeutet, ihre Sichtweise anzunehmen. Denn wichtig ist das, was beim Betroffenen ankommt, und nicht, was beabsichtigt ist. Gut gemeint bedeutet nämlich noch lange nicht gut gemacht. Das Betreuungs- und Pflegekonzept muss dem Blick des Betroffenen standhalten. Nicht Standards, Ver-

fahrensanweisungen und Handreichungen geben einer Einrichtung die nötige Qualität, sondern das Wohlbefinden und die Lebensqualität der Menschen mit Demenz.

- *Social environment (sozial-positive Umgebung):* Da Menschen mit Demenz ständig ihre Integrität wahren möchten, darf ihnen keine bösartige Sozialpsychologie (Umgebung, welche die Persönlichkeit des Menschen mit Demenz untergräbt) das Selbst zerstören. Es geht darum, ihnen eine soziale Umgebung zur Verfügung stellen, die den psychischen Bedürfnissen der Betroffenen nachkommt. (Ebd.: 19)

4.5.3 Schlüsselindikationen für den sozialen Umgang

Soll das VIPS-Modell auf der Interaktionsebene und im sozialen Umfeld gelebt werden, formuliert Brooker (2008) entsprechende Schlüsselindikatoren:

- *Einbeziehung:* Mitarbeiter der Wohnstätten sollen Menschen mit Demenz in das soziale Umfeld einbeziehen. Dabei gilt es nicht, sozialen Kontakte zu erzwingen, sondern zu ermöglichen. Auch Menschen mit Demenz können sich ihre Gesellschaft wählen, denn Sympathie und Antipathie gehören ebenfalls zur Normalität.
- *Respekt:* Menschen mit Demenz werden erwachsen behandelt. Der Vergleich mit Kindern, der leider immer wieder gezogen wird, untergräbt die Integritätsbemühungen der Betroffenen.
- *Wärme:* Die Atmosphäre im Wohnbereich und in der Wohngruppe ist geprägt von emotionaler Wärme und Akzeptanz. Wichtig ist, dass Mitarbeiter sich die emotionale Ansprechbarkeit der Betroffenen immer wieder vor Augen halten.
- *Validation:* Zu einem wertschätzenden Umgang gehört, dass die Gefühle und Handlungen der Betroffenen anerkannt werden. Jede Korrektur bzw. Hinweisung auf Defizite untergräbt einen wertschätzenden Umgang.
- *Befähigen:* Leider werden Menschen mit Demenz oft überbehütet. Sie werden in «Watte» gepackt, ohne zu registrieren, dass sie sehr

wohl in vielen Dingen für sich selbst sorgen könnten. Wichtig ist immer wieder zu schauen, wo Menschen mit Demenz für sich selbst entscheiden können. Das schafft Selbstvertrauen und Autonomie.

- *Teil des Gemeinwesens sein:* Dem Betroffenen können auch Angebote außerhalb der Einrichtung angeboten werden, wenn die betreuenden Personen den Eindruck haben, dass der Mensch mit Demenz darauf mit Neugierde, Wohlbefinden und Freude reagiert. Herrscht aber der Eindruck, die Aktivität überfordere ihn und, er reagiere mit Ängstlichkeit und Abwehr, muss die Aktion sofort abgebrochen werden.

4.5.4 Die maligne, bösartige Sozialpsychologie

Nicht aus Böswilligkeit, eher aus Nachlässigkeit, Unverständnis und Überforderung reagieren Mitarbeiter und Angehörige oft in einer Art und Weise, die einem Menschen mit Demenz die Persönlichkeit zerstören. Kitwood (2008: 75 f.; Brooker, 2008: 88 f.) nennt diese Verhaltensweise eine «maligne, bösartige Sozialpsychologie». Hierbei geht es um die Perspektive des Betroffenen, denn es geht nicht darum, was der Begleiter mit seiner Handlung bewegen möchte, sondern was beim Betroffenen ankommt (gut gemeint ist nicht immer gut gemacht) und was die Handlung mit seiner Persönlichkeit macht. Hier einige Beispiele:

- Einschüchtern
- Vorenthalten
- Überholen
- Verkindlichen
- Etikettieren/Stigmatisieren
- Herabwürdigen
- Anklagen
- Betrügen
- Entwerten
- zur Machtlosigkeit verurteilen
- Zwang
- Unterbrechen
- zum Objekt erklären

- Ignorieren
- Verbannen
- Lästern.

Dass auch Nachlässigkeit zu diesen Handlungen führen kann, soll ein Praxisbeispiel verdeutlichen helfen.

Praxisbeispiel

Helga lebt seit 34 Jahren in einer Wohnstätte für Menschen mit Behinderung. Sie ist 53 Jahre alt und hat das Down-Syndrom. Seit gut 1 ½ Jahren wissen die Mitarbeiter, dass Helga zusätzlich eine Demenz vom Alzheimer-Typ hat. Immer häufiger kommt es vor, dass sie einzelne Mitarbeiter anspricht und fragt, ob sie ihr böse seien. Ganz erstaunt reagieren die Mitarbeiter und fragen, wie Helga denn zu dieser Ansicht komme. Darauf antwortet sie: «Du guckst nicht mehr und redest nicht mit mir.» Den Mitarbeitern wurde klar, dass Helga sich nicht daran erinnern konnte, dass die Mitarbeiter ihr schon x-mal am Tag begegnet sind. Für sie war es *immer wieder das erste Mal* am Tag. Sie hatte den Eindruck, alle Mitarbeiter liefen an ihr vorüber, ohne sie zu sehen und sie zu grüßen. Helga bezog das Verhalten auf sich, sie fühlte sich ignoriert. Nach einer Fallbesprechung in der Wohngruppe haben sich die Mitarbeiter darauf geeinigt, immer Helga kurz anzusprechen, anzulächeln oder zu grüßen, wenn sie ihr begegnen. Seit diesem Tag wirkte Helga wesentlich ausgeglichener.

4.5.5 Unterstützen des Person-Seins bei Menschen mit Demenz

Geht es nun darum, die Person des Betroffenen zu stärken, ihn gezielt in seinem Person-Sein zu fördern, macht Kitwood (2000: 91 f.) folgende Vorschläge:

- Wärme geben
- Halt geben
- entspanntes Tempo
- Respekt/Achtung gegenüber der Person
- Akzeptanz, Würdigen der Einzigartigkeit
- Fähigkeiten und Leistungen anerkennen
- Echtheit im Umgang

- Validation
- stärken und befähigen
- erleichtern (Anforderungen anpassen – kein Training mehr!)
- ermöglichen (zum Engagement ermutigen) und einbeziehen
- Kollaboration (Menschen mit Demenz als gleichwertigen Partner behandeln)
- Freude und Spaß (Humor einsetzen).

Diese einfachen Verhaltensweisen lassen sich im täglichen Leben in der Wohngruppe und in der Wohnstätte bei Menschen mit Demenz umsetzen. Sie spiegeln eine achtsame Haltung wider, die es ermöglicht, dass sich Menschen mit Demenz als Person fühlen und Wertschätzung erleben.

4.5.6 Kommunikation mit Menschen mit geistiger Behinderung und Demenz

Vor allem die Kommunikation stellt hohe Anforderungen an die Begleiter von Menschen mit Demenz, denn diese müssen sich den Veränderungen der Demenz anpassen können. Daher kann die Kommunikation mit Menschen mit Demenz nicht auf eine Methode reduziert werden, denn in dem Maße, wie sich die Demenz verändert, muss der Begleiter seine Kommunikationsmethoden anpassen. Wichtig ist, dass die Begleiter ihre Erwartungen an die Lernfähigkeit eines Menschen mit Demenz «herunterschrauben». Hier stehen nicht das Lernen und Fördern von Sprachvermögen und Verständnis im Vordergrund, sondern die Anpassung an eine veränderte Kommunikationsfähigkeit.

4.5.6.1 Zu Beginn: geduldiges Wiederholen

Meist beginnt ein Sprachzerfall mit Wortfindungsstörungen. Der Betroffene kann nicht auf seinen vollen Sprachschatz zugreifen. Ihm fehlen Namen und Begriffe. Im Rahmen seiner Möglichkeiten versucht er, dieses Manko, das er deutlich miterlebt, zu kompensieren. Folgende Szene kann dabei immer wieder beobachtet werden: Eine Bewohnerin einer Wohnstätte für Menschen mit geistiger Behinderung trifft eine bekannte Person (z.B. einen Mitarbeiter), deren Namen ihr aber nicht mehr einfällt. Sie geht auf diese Person zu und sagt: «Ich kenn dich – aber sag erst du.»

Lässt man dem Betroffenen entsprechend viel Zeit, so kann er seine Wünsche und Bedürfnisse noch recht gut formulieren. Achten Sie allerdings darauf, dass die Umgebung ruhig und störungsarm ist.

Die Kommunikationswissenschaftlerin Svenja Sachweh (2008) gibt folgende Tipps im Umgang mit Wortfindungsstörungen bei Betroffenen:

- Unverständliche Äußerungen von MmD sind nicht bedeutungslos. Hinter jeder Äußerung steckt eine subjektiv sinnvolle Botschaft.
- Nicht unter Druck setzen. Zeit lassen und nicht unterbrechen.
- Vertrauensvolle und wertungsfreie Atmosphäre
- Signalisieren Sie deutlich Empathie und Verständnis, wenn der Betroffene frustriert ist wegen der Wortfindungsstörung – drücken Sie Bedauern aus.
- Nicht alle Missverständnisse müssen aufgeklärt werden.
- Gaukeln Sie aber nicht ständig Verstehen vor.
- Versuchen Sie bei Nichtverstehen anhand der Körpersprache das Nicht-Verstandene herauszufinden.
- Reagieren Sie notfalls ebenfalls mehrdeutig.
- Sollte es mal besonders gut (reibungslos) mit der Kommunikation klappen, kann das besonders belobigt werden («es ist schön, sich mit Ihnen zu unterhalten»).
- Verbessern Sie Ihren Gesprächspartner nicht.
- Vermeiden Sie Fragen nach Bezeichnungen und Namen («Wie heißt dieses Ding?»).
- Es scheint günstig zu sein, etwas langsamer zu sprechen, oder so schnell, wie der Erkrankte selbst.
- Beachten Sie nicht das Falsche in der Aussage, sondern das Richtige (nicht defizitorientiert).
- Versuchen Sie die ausgedrückten Gefühle zu verstehen und reagieren Sie darauf.

- Nehmen Sie das Gesagte nicht unbedingt wörtlich, sondern ergänzen Sie in Gedanken «oder so ähnlich».
- Konzentrieren Sie sich auf die Schlüsselwörter.
- Spiegeln Sie das Gesagte, um zu klären, ob Sie richtig verstanden haben.
- Zeigen Sie Interesse, indem Sie Ihr Gegenüber bitten, etwas anders zu formulieren.
- Bei Unverständlichkeit suchen Sie bei «Begriffsnachbarn» (s.o.).
- Wortvorschläge nur machen, wenn der Betroffene das wünscht. (Ebd.: 40ff.)

Bei fortschreitender Demenz ergeben sich jetzt immer häufiger Verständnis- und Verstehensprobleme. Hier rät Sachweh (2008) wie folgt:

- Gehen Sie davon aus, dass die Menschen mit Demenz Sie doch noch verstehen können.
- Achten Sie auf die Körpersprache – gibt es Anzeichen für Nicht-Verstehen?
- Wir müssen einseitig die volle Verantwortung für Verstehen und Verständnis übernehmen! (Wir sind der dynamische Teil in der Kommunikationssituation.)
- Balance halten Zwischen Über- und Unterforderung
- Eignen Sie sich die Ausdrucksform an, die die Betroffenen offensichtlich noch verstehen.
- Besonders bei Tabu-Themen (z.B. Ausscheidung) benutzen Sie die Begriffe, die die Person verwendet (keine Fachausdrücke).
- Störquellen ausschalten (Geräusche, Unruhe, viele Personen etc.)
- Sprechen Sie nicht viel – machen Sie kurze Sätze – bieten Sie Pausen an zum Verstehen – sprechen Sie deutlich.
- Anfangs können Sie den Sprachstil beibehalten, aber vereinfachen Sie den zu kommunizierenden Inhalt.

- Verwenden Sie sprachbegleitende Gesten – verdeutlichen Sie das Gesagte zugleich nonverbal.
- Betonen Sie die wichtigsten Wörter.
- Vermeiden Sie Pronomen – verwenden Sie Substantive und Personennamen.
- Drücken Sie sich konkret und direkt aus – keine metaphorische Ausdrucksweise, Doppeldeutigkeiten und Ironie.
- Vermeiden Sie Modewörter (cool – geil – chillen).
- Wiederholen Sie Ihre Äußerungen ab und an.
- Fragen Sie nach, ob Ihr Gegenüber Sie verstanden hat. (Ebd.: 53 ff.)

4.5.6.2 In der mittleren Phase: Validation

Der Begriff «Validation» meint *Wertschätzung* und geht auf die amerikanische Sozialarbeiterin und Schauspielerin Naomi Feil zurück. In Deutschland hat dieser Ansatz durch die Integrative Validation (kurz IVA) nach Nicole Richard eine wichtige Weiterentwicklung erfahren. Dieser Ansatz findet Anwendung bei Menschen in der mittleren Phase einer Demenz.

Verkürzt kann Validation dahingehend auf den Punkt gebracht werden, dass das Gesagte und das Verhalten des Betroffenen nicht korrigiert, sondern als «gültig» und «richtig» akzeptiert werden. Daher geht es bei der Validation primär um eine «wertschätzende» Haltung dem Betroffenen gegenüber. Diese Haltung ist gekennzeichnet durch folgende Leitsätze:

- Korrigieren Sie den Betroffenen nicht.
- Machen Sie ihn nicht auf Defizite aufmerksam.
- Sehen Sie in ihm die Person und nicht den Patienten.
- Legen Sie mehr Wert auf den Erhalt von Wohlbefinden als auf den Erhalt einzelner Funktionen.
- Sehen Sie Ihr Hauptpflege- und Betreuungsziel in der Steigerung der Lebensqualität des Betroffenen.

Nutzen Sie die hier aufgeführte Schritt-für-Schritt-Anleitung für den Einsatz der Integrativen Validation (s. Kasten).

So nutzen Sie die 3 Schritte der Integrativen Validation

(Quelle: Kostrzewa, 2011b: 41)

Schritt 1: Erkennen Sie die Motivation bzw. die Gefühle hinter der Handlung oder dem Gesagten

So desorientiert, wie das von Ihrem zu Pflegenden Gesagte klingen mag, so eindeutig ist oft das dahinter stehende Gefühl. Begeben Sie sich nicht auf die Sachebene, sondern auf die Gefühlsebene des Menschen mit Demenz. Ergründen Sie die Gefühlslage Ihres Bewohners, und ermitteln Sie, ob es z. B. Ärger, Wut, Angst, Sorge oder **Enttäuschung** ist, was ihn antreibt.

Schritt 2: Bestätigen Sie dieses Gefühl individuell, indem Sie es aussprechen und mit Mimik und Intonation unterstreichen

Nun sollen Sie dieses **Gefühl ansprechen.** Diese Technik geht auf den Gesprächspsychotherapeuten Carl Rogers zurück. Die Hoffnung ist dabei, dass eine Beziehung des Vertrauens entsteht. Ihr Bewohner mit Demenz wird den Eindruck gewinnen, dass Sie das aussprechen, was er fühlt. Dadurch entsteht Nähe.

Beispiele: «Frau Kaminski, Sie sind durch und durch ärgerlich» oder «Sie machen sich Sorgen um Ihre Kinder.»

Schritt 3: Jetzt bestätigen Sie die Motive bzw. Gefühle des Betroffenen allgemein

Dieser Schritt gibt dem Betroffenen die Rückmeldung, dass sein Verhalten, sein Denken und vor allem seine Gefühle vollkommen normal sind, denn alle tun dies. Diesen Schritt empfiehlt Richard, mithilfe von Sprichwörtern vorzunehmen. Gerade Sprichwörter haben für die Generation Ihrer heutigen Bewohner einen hohen Wiedererkennungswert.

Beispiele:

«Da sieht man den Wald vor lauter Bäumen nicht» (steht für Unübersichtlichkeit, Unverständnis).

«Ein ganzer Kerl, vom Scheitel bis zur Sohle» (steht für Stolz).

«Da kann einem schon mal die Galle hochkommen» (steht für Ärger, Wut).

Bevor die Integrative Validation (IVA) in der Praxis ausprobiert und angewandt wird, sollte sie gründlich einstudiert werden. Hierzu kann es sinnvoll sein, im Team nachzufragen, ob es Mitarbeiter gibt, die einen Kurs in IVA besucht haben, um dem Team ihre Erfahrungen mitzuteilen und zu vermitteln. Auch kann ein Trainer für Integrative Validation organisiert werden, um eine Inhouse-Schulung zum Thema durchzuführen.

4.5.6.3 Im weit fortgeschrittenen Stadium: körpernaher Dialogaufbau

Bei Menschen mit fortgeschrittener Demenz und/oder starker geistiger Behinderung ist eine Kommunikation mithilfe basaler Mitteilungsformen erforderlich. Hier sind es dann nicht mehr die semantischen Botschaften, die mittels verbaler Kommunikation übermittelt werden, sondern körperliche Reaktionen, wie z.B. Atmung, Muskeltonus oder rudimentäre Laute, mit denen als Reaktion auf Kommunikationsangebote durch den Begleiter reagiert wird. Auf diese Weise entsteht ein «Dialog».

Vor allem Kostrzewa und Kutzner (2013) haben hierzu das Konzept der Basalen Stimulation® im Rahmen ihrer Hospiztätigkeit erweitert. Sie machen in ihrer Arbeit deutlich, dass Berührung in der Pflege ebenfalls kommunikativen Charakter hat. Auch in der Berührung gilt das Axiom von Watzlawick: Man kann nicht nicht-kommunizieren. Oft sind sich Pflegemitarbeiter dieser kommunikativen Wirkung ihrer Berührungen gar nicht bewusst. Eine Übung zur Selbsterfahrung (s. Kasten) kann diesen Sachverhalt verdeutlich helfen.

Übung zur Sensibilisierung des kommunikativen Charakters von Berührung

Vorbereitung: Die eigentliche Übung ist eine Paarübung. Dazu sitzen sich zwei Personen schräg gegenüber. Person A führt die Übungen mit Person B durch.

Durchführung: Bitten Sie nun als Übungsleiter, dass Person A das Handgelenk von Person B mit Daumen und Zeigefinger etwa eine Minute lang festhält. Person B versucht dabei, ihren Arm entspannt hängen zu lassen.
Nun bitten Sie als Übungsleiter Person A, sie möge das Handgelenk von Person B mit der gesamten Hand von oben umschließen. Auch auf diese Weise soll das Handgelenk etwa eine Minute festgehalten werden.
Abschließend bitten Sie Person A, das Handgelenk von unten festzuhalten, indem Person A mit der Hand eine Schale formt, Hierin ruht jetzt das Handgelenk von Person B etwa eine Minute.

Reflexion: Bitten Sie nun Person B mitzuteilen, auf welche Art und Weise das Handgelenkhalten für sie am angenehmsten war. Erfragen Sie auch die unangenehmste Variante. Bitten Sie nun beide Probanden, sie die jeweilige Art des Handgelenkhaltens zu charakterisieren.

Ergebnis: Die meisten Versuchspersonen beschreiben die erste Variante des Handgelenkfesthaltens als die unangenehmste, während die dritte Variante als angenehm empfunden wird. Bei der Charakterisierung werden Sie vernehmen, dass die erste Variante viel Distanz ausdrückt. Diese Form der Berührung wählen wir, wenn wir uns vor etwas ekeln. Die zweite Form des Handgelenkhaltens drückt Dominanz bzw. Macht aus. Auch diese Form ist für viele Versuchspersonen eher unangenehm. Die 3. Variation ist die angenehmste, da sie ein Angebot darstellt, das Person B nutzen, aber auch ablehnen kann. Diese Form drückt Unterstützung, Halt und Freiwilligkeit aus. Sie lässt Raum für autonome Entscheidungen durch Person B.

Schon diese einfache Übung macht deutlich, dass wir durch unser pflegerisches Handeln ebenfalls mit dem Betroffenen kommunizieren. Wir drücken hierüber klar aus, wie wir zueinander stehen also, was für eine Beziehungsebene wir miteinander haben.

4.5.6.4 Körpernaher Dialogaufbau

Übertragen wir nun diese Erfahrungen auf die Kontaktaufnahme mit Menschen mit starken kognitiven Einschränkungen, können wir hierin einen Ansatz zum körpernahen Dialogaufbau sehen. Wichtig ist: Wir müssen uns bewusst sein, dass unsere Berührungen als Kommunikationsaufforderung zu verstehen sind. Hier ist es jetzt wichtig, zu registrieren, wie unser Gegenüber reagiert bzw. «antwortet». Von Vorteil ist es dabei, zu wissen, wie der Betroffene Wohlbefinden, Unwohlsein oder Zustimmung ausdrückt. Jetzt können wir erkennen, dass er womöglich unser Verhalten «beantwortet». Auf diese Weise entsteht ein Dialog auf der Grundlage von Berührung.

Auch Mall arbeitet mit dieser Ebene und bezieht zusätzlich das Atmen als Kommunikationsweg ein. Daraus entsteht dann eine Basale Kommunikation (Mall, 1995). Ein Praxisbeispiel soll die erweiterten Möglichkeiten der Basalen Kommunikation deutlich machen.

Praxisbeispiel

Erika ist Bewohnerin einer Wohnstätte für Menschen mit geistiger Behinderung. Sie ist mittlerweile 67 Jahre alt und lebt seit über 40 Jahren in der Einrichtung. Seit ca. 3 Jahren ist Erika auch von einer Demenz betroffen, die sich in letzter Zeit stark fortentwickelt hat. Zunehmend reagiert Erika in den letzten Wochen depressiv. Sie sitzt dann versunken auf einem Stuhl und schaut auf den Boden. Gelegentlich wiegt sie ihren Oberkörper vor und zurück. Auf Gesprächsangebote der Mitarbeiter reagiert sie kaum.

Hin und wieder setzt sich der Bezugsbegleiter neben Erika. Auch er nimmt eine in sich versunkene Körperhaltung ein. Dabei achtet er genau auf die Atmung von Erika und versucht in gleicher Frequenz zu atmen. Hat er den gleichen Rhythmus gefunden, fängt er ebenfalls an, leicht vor und zurück zu wiegen. Schon nach kurzer Zeit blickt Erika dann hoch und muss lächeln. Dabei schaut sie ihren Bezugspfleger direkt an.

Das Beispiel zeigt, dass der Bezugsbetreuer nicht «an der Bewohnerin Erika arbeitet», sondern mit ihr. Er wählt den Kommunikationskanal, den Erika ihm anbietet. Mall macht deutlich, dass hier nicht Förderung im engsten Sinne im Vordergrund steht, sondern Begegnung (Mall, 1984: 2). Daher definiert Mall den Begriff «basal» mit «voraussetzungslos». Auf diese Weise können viele «Äußerungsformen» der Betroffenen als Kommunikationswege bzw. Aufforderung verstanden und genutzt werden:

> *Weitere Kommunikationskanäle, die in der Basalen Kommunikation genutzt werden, entsprechen weitgehend dem, was eine Mutter einsetzt, um mit ihrem Säugling ins Gespräch zu kommen: Lautäußerungen (im engen Zusammenhang zum Atmen) in Form von Tönen, Brummen, Lautieren, Sprechen usw., Berührungen mit dem ganzen Körper oder mit den Händen; Bewegungen, indem ich mich selbst bewege und der geistig behinderte Mensch die Bewegung mitmacht, oder indem ich ihn direkt zu Bewegungen führe.*
>
> (Ebd.: 4)

Otterstedt (2005) formuliert für einen «nonverbalen Dialog» folgende Voraussetzung»: «Die Kommunikation mit Menschen mit einer eingeschränkten Kommunikationsfähigkeit gelingt nur dann, wenn wir ihrem Leben gegenüber wahrhaftiges Interesse und Respekt zeigen können» (ebd.: 20). Damit das dialogische Handeln als ein gemeinsames Handeln funktionieren kann, braucht der Betroffene von Seiten des Betreuenden bestimmte Rahmenbedingungen, denn die Betroffenen sind auf «unser gemeinsames Dialogisches Handeln angewiesen, um…

- *Informationen über sich und andere zu erhalten*
- *in vertrauensvoller und geborgener Atmosphäre sich wahr- und angenommen zu fühlen*
- *im Rahmen eines intuitiven Dialogs zwischenmenschliche Sensibilität spüren zu können*
- *ihr Bedürfnis nach spiritueller Zwiesprache (z. B. in Meditation oder Gebet) leben zu können*
- *ihr Bedürfnis nach rituellen Dialogen (z. B. Körperreinigung, Nahrungsaufnahme oder religiöse Rituale, wie Krankensalbung) zu beantworten*
- *ihre Motivation nach Re-Integration in unsere alltägliche Bewusstseinsebene zu unterstützen. (Ebd.: 27)*

Alle hier aufgeführten Kommunikationsformen machen deutlich, dass wir uns als Begleiter von Menschen mit geistiger Behinderung insofern auf den Weg machen müssen, als wir die Kommunikationskanäle nutzen, die dem Betroffenen zur Verfügung stehen. Das heißt, wir müssen lernen, sämtliche Kommunikationskanäle zu nutzen, die uns und dem Betroffenen zur Verfügung stehen.

4.6 Der Nationale Expertenstandard «Beziehungsgestaltung in der Pflege von Menschen mit Demenz»

Endlich gibt es einen eigenen Expertenstandard zum Thema Demenz. Dieses ist auch notwendig, denn schon seit langem ist eine radikale Neuausrichtung für eine bedürfnisgerechte Pflege und Versorgung von Personen mit Demenz im ambulanten wie auch im stationären Bereich notwendig.

Wohlwissend, dass die aktuellen Rahmenbedingungen (z. B. finanzielle Mittel) völlig unzureichend sind, um eine bedürfnisgerechte Versorgung von Menschen mit Demenz zu ermöglichen, werden trotzdem mithilfe des Expertenstandards Leitlinien und Grundprinzipien für diese besonders vulnerable Personengruppe formuliert. Eigentlich ist es ja den versorgten und gepflegten Menschen mit Demenz ziemlich egal, ob es einen Pflegenotstand gibt und was seine politischen Ursachen sind. Sie wünschen sich Respekt, einen würdevollen Umgang und eine person-zentrierte Ausrichtung der Pflege- und Versorgungsstrukturen (… koste es, was es wolle).

Eine person-zentrierte Arbeit ist nur umsetzbar mit mehr Mitarbeitern in der Altenarbeit, die mit einer veränderten Haltung (nämlich person-zentriert) den Betroffenen in Rahmenbedingungen begegnen, die eine solche Ausrichtung auch zulassen.

Im Sinne einer person-zentrierten Arbeit sollten sich alle Mitarbeiter der professionellen Pflege, der Betreuung und der Begleitung durch den Expertenstandard angesprochen fühlen, obwohl der Expertenstandard primär die examinierte Fachkraft anspricht. Dementsprechend sollten allen Mitarbeitern Fortbildungen zu den Themen «Demenz» und «Person-zentriertes Arbeiten» angeboten werden.

Was überhaupt nicht nachvollziehbar ist, dass die Expertengruppe den Bereich der Palliativversorgung bewusst ausspart (DNQP 2018: 28). Dem muss klar widersprochen werden, denn eine Notwendigkeit Palliative Care mit einzubeziehen – nicht nur wegen des oftmals vorliegenden Palliativbedarfs (insbesondere bei den alten multimorbiden Personen mit Demenz), ist daher sinnvoll, weil Palliative Care und Hospizarbeit schon immer person-zentriert gearbeitet haben. Beide gehen auf die gleiche Haltung zurück, nämlich: die Person (gemeinsam mit ihren Angehörigen/Zugehörigen) als einzigartiges Subjekt zu sehen und diese mit ihren individuellen Unterstützungs- und Beziehungsbedarfen in den Mittelpunkt der Sorge (Care) zu stellen. Das «Regiebuch» der Palliativversorgung und auch der Sterbebegleitung schreibt hierbei der Betroffene selber. Gleiches muss daher auch für die Demenz-Care gelten.

Leider wird die Palliative Care noch zu häufig auf «Sterbebegleitung + Schmerztherapie» reduziert, was eine verkürzte Sichtweise ist.

An dieser Stelle soll daher deutlich gemacht werden, dass der Expertenstandard mit seinem person-zentrierten Ansatz nicht wirklich neu ist, denn ein Übertrag der Palliative Care (im erweiterten Sinne) auf Personen mit Demenz gibt es zumindest in der Literatur und in vielen gelebten Palliativkonzepten in verschiedenen Einrichtungen der Altenarbeit schon seit über 20 Jahren. Hier hätte sich die Expertengruppe reichlich «Material» entlehnen können, um den hohen Anspruch einer person-zentrierten Pflege, an den «Waschlappen» zu bringen, ihn also zu operationalisieren.

Der person-zentrierte Ansatz

Der in Kitwoods Ansatz zentrale Begriff »person-zentriert« geht ursprünglich auf den Psychotherapeuten Carl Rogers zurück. Er versteht «personen-zentriert» als eine grundlegende Form der zwischenmenschlichen Interaktion. Für eine personen-zentrierte Beziehung empfiehlt Rogers drei sogenannte Therapeutenvariablen «Kongruenz, Empathie und Wertschätzung»:

Kongruenz: Die Begleitperson ist echt und unverfälscht im Umgang mit dem Gesprächspartner (bei Rogers Klienten). Das heißt, dass der Begleiter: «… kein professionelles Gehabe und keine persönliche Fassade zur Schau trägt». (Rogers 2015: 67).

Wertschätzung: Der Begleiter begegnet seinem Gegenüber mit bedingungsloser positiver Zuwendung. Er muss nicht das, was sein Gegenüber tut und sagt, selber für gut erachten. Er akzeptiert hingegen die Einstellung und das Erleben des Anderen.

Empathie: Der Begleiter lässt sich in der Form auf sein Gegenüber ein, dass er ein einfühlendes Verstehen entwickeln kann. Unterstützt wird das empathische Einfühlen durch entsprechende Techniken des aktiven Zuhörens, die dem Gegenüber verdeutlichen, dass es verstanden wird. Das Gegenüber wird vorbehaltlos angenommen.

Den von Carl Rogers erarbeiteten person-zentrierten Ansatz überträgt nun Kitwood auf die Begegnung mit der Person mit Demenz und deren Erlebenswelt.

Im person-zentrierten Ansatz werden diverse Angebote der Pflege und Betreuungsarbeit grundsätzlich vor dem Hintergrund der Bedürfnislage und der Autonomiebestrebungen des Betroffenen reflektiert. Daher geht es nicht darum, irgendwelche Aufgaben an dem Betroffenen abzuarbeiten. «Personenzentrierung umfasst demnach auch gemeinsame Entscheidungsfindungen und die Unterstützung des Selbstmanagements des Pflegebedürftigen» (DNQP 2018: 76).

Es geht also darum, wie ein respektvoller und erwachsenengerechter Umgang die Autonomiebestrebungen des Betroffenen berücksichtigt. Es geht nicht darum, was (Aufgabenkatalog abarbeiten?!) getan wird. Genau dieser Grund macht es so schwierig, in aktuellen Einrichtungen der Alten- und Behindertenarbeit einen person-zentrierten Ansatz zu implementieren, da der person-zentrierte Ansatz eine grundsätzlich andere Philosophie im Umgang mit Personen mit Demenz verfolgt. Die Devise lautet hierbei nämlich: Autonomie trotz Demenz!

Die 5 Prozessebenen des Expertenstandards

Der Nationale Expertenstandard «Beziehungsgestaltung in der Pflege von Menschen mit Demenz» besteht aus 5 Prozessebenen, die jeweils einen bestimmten Themenschwerpunkt repräsentieren. Hierbei wird die Pflegefachkraft wie auch die Einrichtung angesprochen:

Themenschwerpunkt 1: Haltung und Kompetenz

Auf dieser Strukturebene wird gefordert, dass die Mitarbeiter eine person-zentrierte Haltung den Personen mit Demenz gegenüber entwickeln können. Zudem sollen sie sich im Thema «Demenz» auskennen, sodass sie spezifisches Verhalten, Erleben der Betroffenen, aber auch individuelle Eigenarten der Personen in Abgrenzung zu weiteren Demenzformen vornehmen können.

Person-zentriertes Arbeiten findet nicht im luftleeren Raum statt, sondern in konkreten Organisationen, wie z. B. einem Pflegeheim, einer Krankenhausstation, einer Wohngruppe in einer Wohnstätte und einem Team. Hier obliegt es der Einrichtung, zu organisieren, dass die Teams vor Ort auch die Rahmenbedingungen vorfinden, die eine person-zentrierte Arbeit ermöglichen, z. B. regelmäßige Schulungen der Mitarbeiter in person-zentrierter Arbeit, Ermöglichung einer entsprechenden Gesprächskultur mit Zeitressourcen für Fallbesprechungen.

Themenschwerpunkt 2: Planung und Durchführung der Maßnahmen

Die beziehungsfördernden und gestaltenden Maßnahmen für den jeweiligen Menschen mit Demenz werden auf Grundlage einer «Verstehenshypothese» zeitnah und situationsangepasst entworfen. Das bedeutet, dass nicht im Rahmen einer Pflegeplanung ein feststehendes Betreuungsangebot kreiert wird, sondern dass dieses ständig immer wieder aufs Neue den «hypothetisch» angenommenen Bedürfnissen des Betroffenen angepasst werden muss. Das ist aber nur im Team möglich, z. B. im Rahmen von Fallbesprechungen (z. B. mithilfe der erweiterten STI-Methode – siehe hierzu weiter unten) in einem multidisziplinären Team.

Themenschwerpunkt 3: Anleiten, Schulen und Beraten

Dieses Strukturkriterium erwartet von der Pflegefachkraft und der Pflegeeinrichtung, dass sie der Person mit Demenz und ihren Angehörigen/Zugehörigen ein entsprechendes Informations-, Anleitungs- und Beratungsangebot unterbreiten. Bewusst ist hier ein zugehendes Angebot gemeint, soll heißen, Demenzbetroffene und deren Angehörige/Zugehörige werden nicht alleine gelassen, sondern gestärkt und befähigt, sich Hilfe zu organisieren z.B. über regionale Demenznetzwerke, Selbsthilfegruppen, Internetplattformen und Beratungsstellen. Der Einrichtung obliegt es, ein entsprechendes Angebot vorzuhalten und Mitarbeiter in Beratungsarbeit zu schulen.

Themenschwerpunkt 4: Maßnahmen und Angebote
Gemäß der hypothetisch angenommenen Bedürfnislage der jeweiligen Person mit Demenz werden nun entsprechende Angebote und Maßnahmen entwickelt und durchgeführt. Diese sollen eine soziale Teilhabe ermöglichen und Eigenaktivitäten anregen z.B. über Utensilien mit Aufforderungscharakter.

Wichtig ist hierbei, dass ein sozialer Rückzug des Betroffenen nicht überschnell pathologisiert wird und es keine «Zwangsbespaßungsangebote» für die Betroffenen gibt. Die Teammitglieder sollen hierbei einschätzen, ob der Betroffene mit Demenz einen subjektiven Benefit für sein Bedürfnis nach Beziehungsgestaltung aus diesen Angeboten und Maßnahmen ziehen kann.

In diesem Strukturkriterium wird erwartet, dass dem Mitarbeiter die diversen Angebote zur Beziehungsgestaltung bekannt sind und er auch auf ein entsprechendes Angebot in der Einrichtung zurückgreifen kann, z.B. tiergestützte Therapie, Green-Care, Basale Stimulation oder Musiktherapie.

Themenschwerpunkt 5: Evaluation
Zur Evaluation des Effekts der geplanten und durchgeführten Maßnahmen schlägt der Expertenstandard kein konkretes Assessment vor. Für die Teams bedeutet das, dass sie den Effekt der Maßnahmen möglichst an der Person mit Demenz erheben sollen z.B. über Wohlbefindenswerte (positive verbale, paraverbale oder nonverbale Reaktionen). Diese gilt es zu erfassen und entsprechend zu dokumentieren (siehe hierzu Kapitel 4.4.1). Auch hierzu soll das Element der Fallbesprechung genutzt werden.

Schrittweise eine Verstehenshypothese entwickeln
Eine hilfreiche Methode der Fallarbeit für Teams, die Personen mit Demenz pflegen und begleiten, ist die modifizierte 6-schrittige Serial Trial Intervention-Methode (kurz: modifizierte STI-Methode). Sie kommt zum Einsatz, wenn es z.B. um Menschen mit weit fortgeschrittener Demenz

geht, die aufgrund eines totalen Sprachzerfalls ihre Bedürfnisse nicht mehr verbal äußern können und nun sogenannte «herausfordernde Verhaltensweisen» zeigen.

Die Stärke dieser Methode liegt darin, dass sie bei sogenannten «herausfordernden Verhaltensweisen» nicht zwangsläufig der Demenz die Ursache hierfür zuspricht. Sie betrachtet sämtliche Einflussfaktoren, die das gezeigte Verhalten ursächlich bedingen können.

Daher ist eine Ausgangshypothese bei dieser Methode: Ein Mensch mit fortgeschrittener Demenz zeigt sein Unwohlsein über diese (oftmals störenden) Verhaltensweisen.

Die modifizierte Serial Trial Intervention-Methode in 6 Schritten

Schritt 1: Erfassung der körperlichen Bedürfnisse

Messen Sie die Vitalzeichen (Puls, Blutdruck, Temperatur, Atmung, Blutzucker) und bitten Sie den Hausarzt die Laborwerte über eine Blutentnahme und/oder eine Urinprobe zu bestimmen. So können mögliche Infektionsparameter in Blut und Urin ausgewertet werden.

Beobachten Sie, ob der Bewohner auf Schmerz bei Bewegung reagiert (bedenken Sie z. B., dass bei Pflegeheimbewohnern ca. 85 % unter chronischen Schmerzen leiden. Studien zeigen aber deutlich auf, dass viele Bewohner mit Schmerzmitteln unterversorgt sind).
Bedenken Sie mögliche körperliche Ursachen für ein verändertes Verhalten bei der Person mit Demenz:

- Schmerzen,
- Hautjucken, Pruritus
- Übelkeit,
- Unruhige Beine,
- Harnwegsinfekte,
- Verstopfung,
- Lebensmittelunverträglichkeiten (eventuell Lactoseintolleranz),
- Allergien
- etc.

Zudem empfiehlt es sich, zu schauen, ob bekannte Krankheiten sich verschlechtert haben könnten oder neue sich entwickelt haben. Überprüfen Sie anhand alter Krankenhausentlassungsbriefe oder alter Arztberichte, ob das Diagnoseblatt vollständig ist.

Auch kann ein Medikamentencheck über die Apotheke veranlasst werden, z. B. mit einem gezielten Auftrag an den Apotheker in Richtung «Juckreiz».

Schritt 2: Erfassung der psychosozialen Bedürfnisse
Hierbei geht es darum, die Umgebungseinflüsse auf Ihren zu Pflegenden zu erheben, wie z. B.:

- Liegt mitunter ein Reizüber- oder Unterangebot vor?
- Haben sich wesentliche Betreuungspersonen geändert?
- Erforschen Sie, ob Sie konkrete Auslöser für das Verhalten benennen können.
- Beobachten Sie, wie Ihr zu Pflegender auf Zuwendung reagiert, um dahingehend einen Mangelzustand auszuschließen.
- Nicht erkannte Trauerreaktionen können ebenfalls als «Herausfordernde Verhaltensweise» fehlinterpretiert werden.
- Überlegen Sie, ob das gezeigte Verhalten der Person mit Demenz als bindungsuchendes Verhalten interpretiert werden kann.

Zudem kann in der Biographie nachgeschaut werden, wann der Betroffene früher ein ähnliches Verhalten gezeigt hat oder ob es traumatische Erlebnisse gab, die durch die heutige Situation erweckt werden (z. B. Gefangenschaft, Kinder-Land-Verschickung, Kinderheim, Arbeitshaus, Verschüttet gewesen etc.).
Bedenken Sie, dass diese Überlegungen nicht vollständig sind und je nach Situation des Betroffenen weitere Aspekte geprüft werden müssen.

Schritt 3: Formulieren Sie eine Verstehenshypothese
Aufgrund Ihrer Informationssammlung und der Interpretation aus Schritt 1 und 2 wird nun gemeinsam eine Verstehenshypothese formuliert. Sie soll folgende Fragen beantworten helfen:

- Warum zeigt der Betroffene das Verhalten?
- Was sind die Ursachen für sein Verhalten?
- Was möchte er «uns» mit diesem Verhalten sagen?
- Was möchte er, das wir tun sollen?

Achtung: Bedenken Sie, dass diese Verstehenshypothese nur eine Mutmaßung über das gezeigte Verhalten ist. Es kann auch sein, dass Sie mit Ihrer Interpretation völlig falsch liegen.

Schritt 4: Einleitung von nicht-medikamentösen Maßnahmen
Aufgrund der Verstehenshypothese werden nun einzelne Angebote und Maßnahmen für die Person mit Demenz organisiert und eingeleitet. Versuchen Sie zunächst die Ursachen mit nicht-medikamentösen Maßnahmen zu lindern. Da viele Betroffene mit Demenz oftmals Angst und Unsicherheit über Unruhe und bindungssuchendes Verhalten ausdrücken, sollten zuerst Maßnahmen in diese Richtung entworfen werden.

Bei Angst und Unruhe helfen:
- Körpernaher Dialogaufbau z.B. über Basale Stimulation (z.B. beruhigende Waschung)
- Massagen und Einreibungen (z.B. ASE – wirkt auch schmerzlindernd),
- Aromapflege (vertraute Düfte; entspannende Wirkung)
- Vertraute Gegenstände aus dem externen Gedächtnis anbieten (im Rahmen der Selbst-Erhaltungs-Therapie)
- Einsatz einer Klangschale
- Auflagen, Wickel
- Fuß- und Handbäder anbieten
- Bewegung.

Tipp: Liegt Ihre Verstehenshypothese in Richtung Hautjucken oder Pruritus, dann können hier z.B. Waschungen mit Pfefferminztee oder Einreibungen mit einem mentholhaltigen Öl ein probates Mittel sein, um diese Hypothese auszutesten.

Erst wenn die nicht-medikamentösen Maßnahmen keine Wirkung zeigen, sollten Sie zu Schritt 5 übergehen.

Schritt 5: Versuchsweise Gabe von Medikamenten (z.B. beginnend mit Schmerzmitteln)
Sollten die nicht-medikamentösen Maßnahmen keinen Erfolg zeigen, sollte mit dem Hausarzt eine versuchsweise (probatorische) Medikation (z.B. Schmerztherapie) abgestimmt werden. Da viele alte Menschen unter Verschleißerkrankungen leiden, kann hier eine Ursache für das herausfordernde Verhalten zu suchen sein. Die eigentliche Schmerztherapie sollte kunstgerecht erfolgen.

Wenn Schmerzmittel keinen Effekt haben,
- dann sollten Sie in Richtung «Hautjucken» weiter suchen (z.B. mithilfe der Antihistaminika),

- dann «Übelkeit» (z. B. Antiemetika)
- dann «Unruhige Beine» (z. B. L-Dopa)
- etc. (siehe oben in Schritt 1)

Schritt 6: Beratung mit dem Facharzt und versuchsweise Gabe von Psychopharmaka
Achtung: Überlegen Sie bevor Sie den Neurologen oder den Gerontopsychiater kontaktieren, ob der Betroffene unter seinem Verhalten selber leidet, oder sind es eher die Personen aus seinem Umfeld, die hierunter leiden (***Tipp:*** Bedarfsmedikation für Mitarbeiter und Angehörige).

Erst als letzter Schritt sollte der Einsatz von Psychopharmaka mit dem Arzt bzw. dem Gerontopsychiater erwogen werden.
Bekommt der Betroffene schon entsprechende Medikamente, sollte über eine Dosiserhöhung nachgedacht werden.
Auch kann über eine paradoxe Wirkung der bisherigen Medikation nachgedacht werden. Hierzu kann die Konsultation des Apothekers sinnvoll sein.

(Zum Einsatz der Psychopharmaka finden Sie weiter unten noch mehr Informationen)

(STI = Serial Trail Intervention nach Fischer et al. 2007 – hier modifiziert und weiterentwickelt von Kostrzewa/ Kocks-Kostrzewa 2018: 78 f).

Bei dieser Methode der Fallarbeit lassen sich externe Personen gut einbeziehen, da sie die Fallarbeit bereichern und unterstützen. Das könnten z. B. Angehörige, Ärzte, Mitarbeiter mit einer gerontopsychiatrischen Zusatzqualifikation oder auch Mitarbeiter von SAPV-Teams sein. Gerade bei Angehörigen haben Sie den Vorteil, dass diese oftmals einen intuitiven Zugang zum Betroffenen mit Demenz haben. So hat z. B. die HILDE-Studie (Becker 2011) deutlich gezeigt, dass Angehörige von Personen mit Demenz eher einen Schmerzzustand bei dem Betroffenen vermuten, als dieses Pflegemitarbeiter tun.

Da in vielen Einrichtungen der Kranken- und Altenpflege immer noch der Schritt 6 aus der STI-Methode bevorzugt wird (Beratung mit dem Facharzt und versuchsweise Gabe von Psychopharmaka), soll hier eindringlich vor einem vorschnellen Einsatz dieser Psychopharmaka gewarnt werden.

Hilfe für die Entscheidungsfindung

Bevor Psychopharmaka bei dem Betroffenen mit Demenz zum Einsatz kommen, sollten zuvor geklärt werden, was sich die beteiligten Akteure von dieser Medikation versprechen. Hier soll bedacht werden, dass Psychopharmaka einen großen Eingriff in die Persönlichkeit des Betroffenen bedeuten. Mitunter ist es auch eine Form der «chemischen Fixierung».

Wichtig ist daher, dass zuvor eine Fallbesprechung zusammen mit dem behandelnden Arzt, den Angehörigen und dem gesetzlichen Betreuer organisiert wird. Im Rahmen der Fallarbeit kann das hier aufgeführte Hilfsmittel zur Entscheidungsfindung genutzt werden.

Anleitung zur Entscheidungsfindung zum Einsatz von Psychopharmaka

(Quelle: Kostrzewa, S.; Kocks-Kostrzewa, A. 2018: 81f)

Schritt 1: Beschreiben Sie das herausfordernde Verhalten

Beschreiben Sie genau das herausfordernde Verhalten des zu Pflegenden. Erfragen Sie in Ihrem Team und bei den Angehörigen, ob der Betroffene diese Verhaltensweisen früher schon einmal gezeigt hat. Lassen Sie alle beteiligten mutmaßen, was der Grund für diese Verhaltensweisen sein könnte (Verstehenshypothese).

Schritt 2: Zeigen Sie auf, wer sich durch das gezeigte Verhalten herausgefordert fühlt

Sammeln Sie auf einem Flipchart, wer sich alles durch die gezeigten Verhaltensweisen gestört fühlt. Zeigen Sie auf, wie sich diese Personen äußern, dass sie sich herausgefordert fühlen. Lassen Sie sich das Leiden dieser Personen schildern.

Schritt 3: Besprechen Sie, ob der Betroffene ein Leiden über das Verhalten ausdrückt

Ziehen Sie in Betracht, dass der Betroffene eine «Not» über die gezeigten Verhaltensweisen ausdrückt. Klären Sie, was das mögliche Leiden des Betroffenen sein könnte. Erfragen Sie bei Angehörigen, wie der zu Pflegende früher ein Leiden ausgedrückt hat. Erkunden Sie Parallelen zum früheren Verhalten.

Schauen Sie zusammen mit dem Hausarzt in die Nebendiagnosen, um an mögliche Ursachen für das herausfordernde Verhalten zu kommen.

Schritt 4: Lassen Sie sich durch den behandelnden Arzt erläutern, wie die Medikamente wirken
Bevor nun Psychopharmaka zum Einsatz kommen, sollten Sie sich vom behandelnden Arzt schildern lassen, welche Wirkung er sich von den Medikamenten verspricht. Klären Sie die Frage, wer alles einen Nutzen vom Einsatz dieser Medikamente hat. Erfragen Sie aber auch die Risiken dieser Medikation. Wichtig ist, dass Sie zusammen mit dem Arzt festlegen, wie lange diese Medikamente getestet werden sollen.
Hier wäre es wichtig zu wissen, wann die Wirkung eintreten müsste.

Schritt 5: Legen Sie ein Evaluationstermin fest
Wenn Sie wissen, wann die erwünschte Wirkung eintreten müsste, sollten Sie einen erneuten Termin zur Evaluation vorher schon einmal festlegen. In diesem Treffen werden jetzt die Verhaltensänderungen und die Gesamtsituation des Betroffenen besprochen und bewertet. Wichtig ist, dass geklärt wird, ob der Betroffene selber vom Einsatz der Medikamente profitiert hat.

Wohlbefinden als Zielgröße

Schon seit Jahrzehnten messen und erfassen Mitarbeiter objektive Daten von Pflegebedürftigen. Mittlerweile verbringen viele Fachpflegekräfte ein Drittel ihrer Arbeitszeit mit eben dieser Dokumentation. Es dient (angeblich) dem Qualitätsmanagement und darüber dann auch dem zu Pflegenden. Aber ist das so? Hat wirklich die umfangreiche Erfassung der Patienten- und Bewohnerparameter dazu geführt, dass nun die alten, dementen und pflegebedürftigen Menschen besser gepflegt werden? Und jetzt auch noch das Wohlbefinden. Kann es überhaupt objektiv erfasst werden? Nein! Wohlbefinden ist eine hoch subjektive Angelegenheit. Nur der Patient bzw. Bewohner selber kann darüber Auskunft geben. Daher:

Merke: *Wohlbefinden ist das, was der Betroffene darüber sagt – und es ist immer dann da, wenn er es sagt!*

Wenn nun aber die Sprache zerfällt (z.B. aufgrund einer fortgeschrittenen Demenz) kann die Erfassung von Wohlbefinden nur über Fremdbeobachtung erfolgen. Die Schwierigkeit entsteht also für die Betrachter dahingehend, Indikatoren zu finden, über die sie das Wohlbefinden einer anderen Person von außen beobachten können.

Während pflegebedürftige Personen mit Demenz versorgt werden, machen Mitarbeiter wichtige Beobachtungen, von denen alle Beteiligten profitieren sollten. Hier sollten jetzt Wohlbefindens- und Unwohlseins-Äußerungen der Pflegebedürftigen in einem zentralen Assessment erfasst werden.

Das unten aufgeführte Assessment erfasst die wesentlichen Aktivitäten, Bezugspersonen, Lieblingsorte und entsprechenden Verhaltensweisen der Person mit Demenz. Hier sollten jetzt Beobachtungen des Pflegebedürftigen mit Demenz in verschiedenen Lebenssituationen erfasst werden. Auch Beobachtungen durch Angehörige, die den Betroffenen noch einmal aus einem ganz anderen Blickwinkel sehen, sollten hierbei einbezogen werden.

Damit der Aspekt Lebensqualität und Wohlbefinden mehr Berücksichtigung findet in der Erfassung von Personen mit fortgeschrittener Demenz, können Teams gemeinsam mit Angehörigen das nachvollgehende Assessment nutzen.

Assessment zur Erfassung von Aspekten der Lebensqualität und Wohlbefinden bei Personen mit Demenz

Name des zu Pflegenden: ______________________________

Diese Aktivitäten führen bei dem zu Pflegenden zu folgenden Wohlbefindensäußerungen:

____

____

Diese «Lieblingsorte» sucht der zu Pflegende gerne auf (z. B. Wohnzimmersessel):

____

____

Diese Orte mag der Pflegebedürftige überhaupt nicht:

____

____

Auf diese Personen reagiert der zu Pflegende mit Freude:

____

____

Diese Situationen beobachtet der Betroffene gerne:

____

____

So drückt der zu Pflegende …

Wohlbefinden aus: ______________________________

Zufriedenheit aus: ______________________________

Unwohlsein aus: ______________________________

Ängstlichkeit aus: ______________________________

Unsicherheit aus: ______________________________

So verhält der zu Pflegende sich bei …

Schmerzen: ______________________________

Juckreiz/Hautjucken: ______________________________

Obstipation: ______________________________

Übelkeit: ______________________________

Lebensmittelunverträglichkeit: ______________________________

Angst: ______________________________

Sonstigem: ______________________________

Diese Handlungen bzw. Angebote vermitteln dem Betroffenen…

Sicherheit: ______________________________

Vertrautheit: ______________________________

Stolz: ______________________________

Die hier im Assessment gemachten Angaben sollten immer wieder neu überprüft, gegebenenfalls verändert bzw. ergänzt werden. Es sollte immer bedacht werden, dass sich die Personen mit Demenz verändern, bzw. weiterentwickeln. Hier können sich dann auch Vorlieben und Gewohnheiten verändern, auf die das Pflege- und Betreuungsangebot ausgerichtet werden müssen.

Herausforderndes Verhalten oder Bindungsuchendes Verhalten?

Der Expertenstandard liefert aber auch eine weitere Sicht auf bestimmte Verhaltensweisen bei Personen mit Demenz. Die Suche nach Blickkontakt kann nämlich auch bindungsuchendes Verhalten ausdrücken und viele der sogenannten «herausfordernden Verhaltensweisen» können ebenfalls als solches eingeschätzt werden, nämlich z. B.:

- Lautieren (im Fachjargon: Erhöhte Kontaktkontrolle)
- Ständiges Umherlaufen (suche nach Vertrautem bzw. vertrauten Personen)
- Verlassen der Einrichtung (früher: «Weglauf-Tendenz»; später: «Hinlauf-Tendenz»; jetzt «Tendenz zum Wandern» oder «ruheloses Umhergehen» (engl. wandering)
- Permanentes Klingeln (Wunsch nach vertrauten Bezugspersonen oder nach grundsätzlich menschlichem Kontakt)

Zu fragen bleibt, wie in den Teams diese Verhaltensweisen interpretiert und bewertet werden (z. B. im Rahmen einer Fallarbeit)? Gehen Mitarbeiter und Angehörige von einem «herausforderndem Verhalten» (also einem pathologischen Verhalten) aus, dann werden sie bestrebt sein, dieses «abzustellen». Meist erfolgt hier dann die Kontaktaufnahme mit dem Neurologen respektive Gerontopsychiater. Wird das gezeigte Verhalten hingegen als «bindungsuchendes Verhalten» interpretiert (z. B. aufgrund von Angst und Unsicherheit), hat der Neurologe hierbei nichts zu suchen. Hier sind dann die vertrauten Mitarbeiter bzw. Angehörigen gefordert.

Wichtig bei der Gesamtbetrachtung ist, ob der Betroffene seine Angst und Unsicherheit mithilfe des «herausfordernden Verhaltens» ausdrückt oder macht sein eigenes Verhalten und Erleben ihm Angst? Hier geht es jetzt darum, mit dem Team und den Angehörigen eine Verstehenshypothese zu entwickeln (siehe oben).

5. Palliativversorgung und Hospizarbeit – eine Idee setzt sich durch

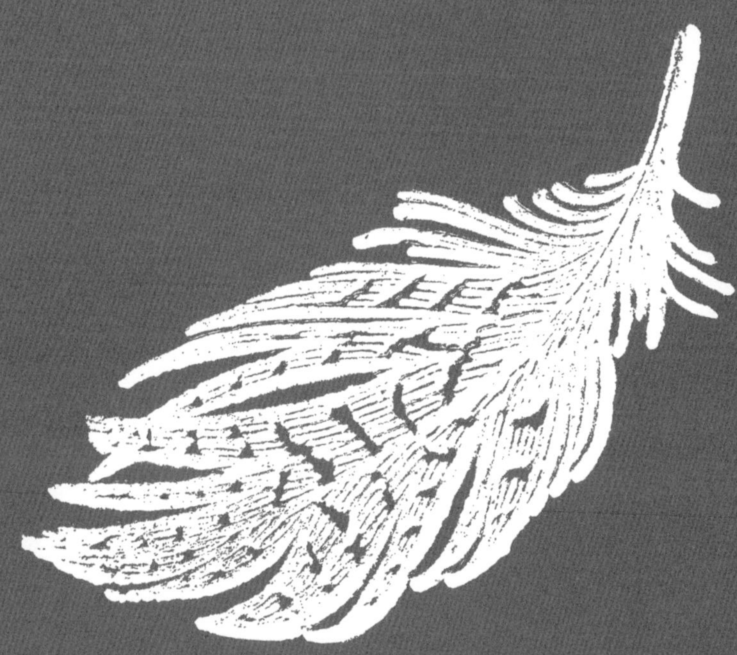

Die Hospizidee ist eine Erfolgsgeschichte, wenn man sich anschaut, wie dieser Ansatz sich mittlerweile auf der ganzen Welt verbreitet hat. Die Begründerin der modernen Hospizbewegung ist Cicely Saunders, die drei wichtige Professionen einer hospizlichen Sichtweise in ihrer Person vereinigt, denn sie war Krankenschwester, Sozialarbeiterin und Ärztin. Gewiss liegt in dieser Multiprofessionalität eine Ursache für die ganzheitliche Betrachtung eines Sterbenden und seiner Angehörigen, wie es der Hospizarbeit eigen ist.

Schon Ende der 40er-Jahre des 20. Jahrhunderts hat Saunders zusammen mit David Tasma, einem polnischen Juden, der dem Warschauer Ghetto entkommen war, erste Ideen gesammelt, wie Menschen zu versorgen seien, die schulmedizinisch austherapiert sind. Allerdings hat es dann bis zum ersten Hospiz in London noch ca. 20 Jahre gedauert. Noch heute existiert dieses Hospiz, das neben der praktischen Begleitungsarbeit Sterbender u.a. wichtige Forschungsgrundlagen für eine umfassende Versorgung sterbender Menschen geliefert hat und immer noch liefert.

Hat sich die Hospizidee zuerst in England als Bürgerrechtsbewegung mit einem hohen ehrenamtlichen Engagement verbreitet, ist sie in einer nächsten Phase nach Amerika und Kanada gelangt. Der kanadische Arzt Belfour Mount hat dort den Begriff «Palliative Care» (s. Kasten) entworfen.

Was ist Palliative Care?

Die Wurzeln von Palliative Care liegen ebenfalls in der Hospizidee begründet. Steht die Hospizbewegung aber eher für eine Struktur, die durch ein ehrenamtliches Engagement getragen wird, so steht Palliative Care eher für eine Fachweiterbildung und Qualifizierung von Pflegekräften, Ärzten, Sozialarbeitern und Seelsorgern. Der Begriff stammt vom lateinischen «Pallium», das früher den Umhang der Römer bezeichnete. Bildlich gesprochen wird der Sterbende «ummantelt», also geschützt, gewärmt und umsorgt. Hierbei steht Palliative Care für einen multiprofessionellen Austausch und eine Zusammenarbeit auf «Augenhöhe», denn keine der hier aufgeführten Professionen ist der anderen übergeordnet. Regisseur der umsorgenden Betreuung ist der Betroffene selbst. Sein Wohlbefinden und seine Lebensqualität sind die anzustrebenden Ziele einer guten palliativen Versorgung. Was das dann im Einzelnen ist, kann indessen nur der Betreute selbst angeben.

5.1 Palliative Care und Hospizarbeit im Wandel der Zeit

In Deutschland ist die Hospizbewegung erst spät gestartet. Einer der Gründe hierfür war sicherlich die Ausstrahlung einer Reportage («Noch 16 Tage – eine Sterbeklinik in London») im Jahre 1971, die erste Filmaufnahmen eines Hospizes zeigt. Noch in schwarz-weiß zeigt der Film einen relativ schlichten Raum, der mithilfe abgehängter Tücher kleine Parzellen beinhaltet, in denen ein Bett, ein Nachtschrank und ein Stuhl stehen. In diesem improvisierten Ambiente starben Menschen und wurden dabei hospizlich begleitet. Sehr unkritisch ist in der deutschen Öffentlichkeit diese Form von «Sterbeinstitution» abgelehnt worden.

Erst Mitte der 70er-Jahre des 20. Jahrhunderts sind dann erste interessierte Ärzte, Sozialarbeiter und Pflegekräfte nach England gereist, um sich vor Ort ein Bild über die Hospizarbeit zu machen. Auch infolge dieser Hospitationen entstand ein anderes Bild der Hospizarbeit, so dass auch in Deutschland Mitte der 80er-Jahre des 20. Jahrhunderts erste Palliativ- und Hospizeinrichtungen entstehen konnten, nämlich 1983 die erste Palliativstation an den Universitätskliniken Köln sowie die ersten stationären Hospize in Aachen (Haus Hörn) und in Recklinghausen (Hospiz zum heiligen Franziskus).

Mittlerweile gibt es eine breite [gesetzliche und institutionelle, Anm. d. Lek.] palliative und hospizliche Infrastruktur in Deutschland. Klaschik (2006) listet sie wie folgt auf:

- ambulante Hospizinitiativen
- ambulante Hospizdienste
- ambulanter Hospiz- und Palliativpflegedienst
- Tageshospize
- stationäre Hospize
- Palliativstationen
- Palliativkonsiliardienste
- Hospiz- und Palliativgesetz (HPG).

5.2 Erweiterte Adressatengruppen

Zu Beginn der Hospizarbeit und Palliativversorgung hatten beide Ansätze eher onkologische Patienten im Blick. Hierbei handelt es sich um eine meist orientierte Klientel, die in absehbarem Zeitverlauf sterben wird.

Heutzutage findet die eigentliche Innovation in der Palliativversorgung und in der Hospizarbeit dahingehend statt, dass neben den onkologischen Patienten auch andere Personengruppen vermehrt in den Fokus der Palliativversorgung gelangen. Die Devise lautet heutzutage: «Für alle, die es brauchen». Auf diese Weise kommen vermehrt z.B. hochaltrige Menschen mit chronischen Erkrankungen (Kostrzewa/Gerhard, 2010), neurologische Patienten (Gerhard, 2011) und Menschen mit geistiger Behinderung in den Fokus von Palliative Care. Aber genau in dieser Erweiterung zeigt sich die große Dynamik des Palliativ- und des Hospizkonzepts, da sich beide an den Bedürfnissen der Betroffenen orientieren und überall dort gelebt werden können, wo Menschen diese Ansätze benötigen.

5.3 Projekte und Modelle der Palliativversorgung von Menschen mit Behinderung

Einzelne Einrichtungen der Behindertenarbeit öffnen sich zunehmend für Palliativversorgung und Hospizarbeit. Dabei werden unterschiedliche Modelle gelebt. Zum einen werden vermehrt ehrenamtliche Mitarbeiter der Hospizbewegungen in die Begleitung sterbender Menschen mit Behinderung einbezogen. Hier liegt der Vorteil dahingehend auf der Hand, dass keine eigenen Mitarbeiter geschult werden müssen. Das Aufgabenfeld «Sterbebegleitung» wird quasi durch externe Anbieter «neutralisiert».

Eine weitere Variante ist die Weiterbildung einzelner Mitarbeiter zum so genannten «Palliativbeauftragten» (Kostrzewa, 2012a). Hier übernimmt dieser dazu befähigte Mitarbeiter dann einrichtungsintern die Funktion eines Koordinators für Palliativversorgung und Sterbebegleitung. Dieser Ansatz ist nicht in der Weise zu verstehen, dass ein Mitarbeiter alle Sterbebegleitungen durchführt. Seine Aufgabe ist es, die Palliativversorgung und Sterbebegleitung im Hintergrund zu organisieren und zu koordinieren. Dabei ermöglicht er es, dass der durch den Betroffenen gewünschte Bezugsbetreuer in die Begleitung einbezogen wird. Zudem managt er die Nahtstellen mit dem Hausarzt, dem Palliativmediziner, zur Hospizbewegung und zum SAPV-Team.

Wiederum andere Modelle können eine gelebte Abschiedskultur vorweisen, in die alle Mitarbeiter und Mitbewohner einbezogen sind. Zum einen wird die eigentliche Beerdigung mit den Mitbewohnern zusammen gestaltet. Auf der anderen Seite verweisen aber auch manche Wohnstätten für Menschen mit Behinderung auf eine Gedenkstelle in der Einrichtung. Hierbei wird mithilfe eines Fotos und persönlicher Gegenstände des Verstorbenen gedacht.

Einige wenige Modelle und Projekte in der Behindertenarbeit sind aber auch den Weg gegangen, alle Mitarbeiter über Inhouse-Schulungen in ein gemeinsames Palliativprojekt zu integrieren. So entsteht eine eigene Palliativkultur in diesen Einrichtungen (s. Kap. 8).

5.4 Weiterbildung «Palliative Care» und Menschen mit geistiger Behinderung

Gängige Kurse in Palliative Care gehen von einer zu betreuenden Klientel aus, die sich kognitiv mit ihrem Sterben auseinandersetzen kann. Menschen mit geistiger Behinderung werden nur in wenigen Kursen explizit zum Thema gemacht. Franke (2012) kritisiert hierzu:

> *Die Mitarbeiter der Behindertenhilfe haben einen anderen Alltag und treffen bei ihren zu Betreuenden auf andere kognitive, sprachliche, emotionale Möglichkeiten und waren so gezwungen, sich zum einen viele Kursinhalte auf ihre zu Betreuenden und deren Möglichkeiten zu übersetzen und mussten zum anderen oft darauf hoffen, dass man es in der Praxis dann schon passend machen könne.* (Ebd.: 8)

Nicht viel anders sieht es in Weiterbildungen zum Palliativmediziner aus. Auch hier finden sich in den Curricula kaum Inhalte, die sich explizit mit der Palliativversorgung von Menschen mit geistiger Behinderung auseinandersetzen.

All diese Sachverhalte machen deutlich, dass das Hospizkonzept und Palliative Care von ihren Ausrichtungen her den Menschen mit geistiger Behinderung noch nicht «entdeckt» haben. Daher ist zu befürchten, dass auch in den kommenden Jahren weder Hausärzte noch Palliativmediziner Menschen mit geistiger Behinderung bezogen auf deren Palliativbedarf gerecht werden können.

Wünschenswert wäre es auch, wenn spezifische Palliative-Care-Weiterbildungen flächendeckend für Mitarbeiter der Behindertenhilfe angeboten würden, die den besonderen Anforderungen gerecht werden.

Zu wünschen wäre, wenn Palliative Care, Hospizarbeit und Palliativmedizin sich zumindest mit folgenden Themen beschäftigen würden:

- das Todeskonzept bei Menschen mit geistiger Behinderung
- Besprechung der Wünsche zu Sterben und Tod der Betroffenen
- Aufklärung in einfacher Sprache zu einzelnen Palliativmaßnahmen (vor allem Schmerztherapie)
- Schmerzmanagement für Menschen mit geistiger Behinderung
- Umgang mit Fremdbeobachtungsinstrumenten zur Schmerzerfassung (z. B. EDAAP)
- Trauerarbeit mit Menschen mit geistiger Behinderung.

Darüber hinaus ist der Bereich der Spiritualität sehr wichtig, da hier unterstützende und verarbeitende Aspekte thematisiert werden, die in Lebenskrisen Anwendung finden könnten.

5.5 Angehörige und Betroffene als gemeinsame Adressaten der Palliative Care

Eine wichtige Säule in der Palliativversorgung ist die Integration der Angehörigen der zu Betreuenden. Sie gelten als gemeinsamer Adressat, da sie für den Betroffenen große Bedeutung haben. Selbstverständlich übernimmt auch hierbei der Betroffene die Regie, denn er soll entscheiden, wer ihn in dieser hoch intimen Situation begleiten soll. Zu beachten ist auch, dass die Mitarbeiter für viele Bewohner in Wohnstätten zu wichtigen, wenn nicht gar zu den wichtigsten Bezugspersonen geworden sind. Damit nun keine Eifersüchteleien entstehen, muss dieser Sachverhalt frühzeitig mit allen Beteiligten (vor allem auch mit den Angehörigen) besprochen werden.

Die Erfahrung zeigt, dass mit Angehörigen gut über die Themen «Sterben», «Sterbebegleitung» und «Palliativversorgung» gesprochen werden kann. Ein solches Gespräch sollte frühzeitig in geeigneter Atmosphäre geführt werden. Nutzen Sie dazu einen Gesprächsleitfaden (s. Anhang 7). Sollten Angehörige gleichzeitig gesetzliche Betreuer des Menschen mit geistiger Behinderung sein, sollte auch dahingehend ein erweitertes Gespräch geführt werden, in dem abgeklärt wird, inwieweit ein Krankenhausaufenthalt bzw. lebenserhaltende Maßnahme gewünscht sind. Hierzu gibt es geeignete Musterformulare, die als Gesprächsgrundlage genutzt werden und ggf. auch für den Notarzt eine wichtige Entscheidungshilfe sein können (siehe das Muster PALMA in Kapitel 7.5).

Es muss auch im Team überlegt werden, inwieweit man Angebote für Angehörige bereitstellen kann, die diese dann bei Bedarf auffangen können. Auch hier sind z.B. ehrenamtliche Helfer der Hospizinitiativen eine wichtige Unterstützung, da sie im Umgang mit Trauernden geschult sind.

Eine Option besteht auch darin, Angehörige aktiv in die Palliativversorgung einzubeziehen. Hier ist es dann allerdings von Seiten der Mitarbeiter notwendig, gut in den entsprechenden Palliativmaßnahmen zu schulen. Mitarbeiter aus den Teams sollten daher Angehörige engmaschig anleiten. Dazu müssen die Inhalte der Maßnahme deutlich erläutert werden. Anschließend macht der Mitarbeiter die Maßnahme vor, damit der Angehörige anschließend unter Aufsicht des Mitarbeiters die vermittelte Intervention durchführt. Erst wenn ganz sicher ist, dass der Angehörige die Palliativmaßnahme selbstständig durchführen kann, kann sie ihm überantwortet werden.

5.6 Seelsorge und Spiritualität

Selbstverständlich machen auch Menschen mit geistiger Behinderung die Erfahrung der Spiritualität. Ob dies im Kontext religiöser Bezüge (z.B. Besuch einer Kirche) oder als existenzielle Alltagserfahrung (z.B. Sterben eines Mitbewohners oder eines Familienmitglieds) geschieht, ist dabei unerheblich. Wichtig ist, dass wir akzeptieren, dass sich auch Menschen mit geistiger Behinderung mit den Lebenszusammenhängen, die den Einzelnen in seiner Begrenztheit überhöhen, beschäftigen. Ob dies dann mit unseren Vorstellungen von Spiritualität vergleichbar ist, ist ein müßiges Gedankenspiel, können doch schon Menschen ohne geistige Behinderung ihre Form der Spiritualität kaum beschreiben.

Die Erfahrung zeigt aber, dass Menschen mit geistiger Behinderung sich Gedanken machen zu den Themen «Sterben» und «Tod». Zudem nehmen sie aktiv an Trauerritualen bzw. an trauernden Personen teil. Hierzu formuliert Junk-Ihry (2008) folgende zusammenfassende Thesen:

- **These 1:** Menschen mit geistiger Behinderung wissen sehr wohl, wann und ob jemand gestorben ist, und können dies als Fakt mitteilen. Zum Teil können sie den präzisen Todestag einer bekannten Person oder ihr Sterbealter angeben.

- **These 2:** Einige Betroffene sehen sich beim Tod der Eltern mit einer doppelten Verlusterfahrung konfrontiert: einerseits dem Verlust der Bezugsperson, andererseits dem Verlust der vertrauten Umgebung.
- **These 3:** Menschen mit geistiger Behinderung kennen verschiedene Todesumstände und können Situationen, die zum Tod führten, wie zum Beispiel schwere, unheilbare Krankheiten, Selbstmord, schildern.
- **These 4:** Menschen mit geistiger Behinderung können Aussagen machen zu ihrem Empfinden bei Verlust und bringen ihre Trauer in Verbindung mit «traurig sein» und «weinen». Ferner schildern sie somatische Beschwerden wie Leeregefühl im Magen, Schwächegefühl, Schlaflosigkeit, Appetitlosigkeit.
- **These 5:** Menschen mit geistiger Behinderung zeigen sich empfindsam gegenüber der Trauer und Verlusterfahrungen anderer Menschen (zum Beispiel beim Tod eines Nachbarn) und nehmen Anteil.
- **These 6:** Menschen mit geistiger Behinderung sind Abschiedsrituale wie der Gang zur Leichenhalle, Beerdigung bekannt.
- **These 7:** Sterben und Tod werden spontan mit einem hohen Lebensalter in Verbindung gebracht. Aufgrund von Medienberichten zu internationalen Katastrophen wie auch aufgrund persönlicher Erfahrungen ist allerdings auch bekannt, dass schon sehr junge Kinder sterben können.
- **These 8:** Vorstellungen zum Leben nach dem Tod werden ausgedrückt. Mehrheitlich wird sich das Leben nach dem Tod als ein «höherer» Ort vorgestellt bzw. werden religiöse Sichtweisen wie «Wer dann stirbt, kommt in den Himmel» geäußert. (Ebd.: 183 f.)

Dass Religiosität auch hier eine stützende Funktion haben kann, sollte eigentlich nicht extra erwähnt werden müssen. «Der Tod wird nicht von allen als selbstverständlich angenommen, dies ist nur jenen möglich, die eine religiöse Bindung erfahren haben, die von den Mitarbeitern unterstützt und begleitet werden kann» (Ding-Greiner/Kruse, 2010: 21).

Damit nun Menschen mit geistiger Behinderung ihre spirituellen Erfahrungen miteinander austauschen können, müssen Mitarbeiter der Wohnstätten entsprechend reagieren können. Leider ist immer wieder zu bemerken, dass, wenn Mitarbeiter keine religiösen bzw. spirituellen Bezüge haben, sie auch ihren Bewohnern diese nicht anbieten bzw. bei ihnen erwarten. Vor allem bei konfessionslosen Einrichtungen der Behindertenhilfe werden entsprechende Bedürfnisse auf Seiten der Bewohner schnell übersehen.

Anekdote

Im Rahmen einer Inhouse-Schulung zur Palliativversorgung von Menschen mit geistiger Behinderung in einer Wohnstätte (kein konfessioneller Träger) habe ich mit den Mitarbeitern auch das Thema der Spiritualität angesprochen. Mehrheitlich waren es sehr junge Mitarbeiter (meist Pädagogen, Erzieher und zwei Heilerziehungspfleger). Auf ihre eigene Spiritualität angesprochen, konnten nur wenige der Kollegen eine Antwort geben. Auf das spirituelle Angebot der Einrichtung für die dort wohnenden Bewohner konnte hingegen keiner etwas sagen. Es gab schlicht und einfach keines. Ein Mitarbeiter fragte ganz erstaunt: «Haben denn Menschen mit geistiger Behinderung Spiritualität?»

Für die Trauerarbeit mit Menschen mit geistiger Behinderung hat der Lebenshilfe-Verlag ein gutes Arbeitsmaterial zusammengestellt, das sich gut in die Arbeit mit Menschen mit geistiger Behinderung integrieren lässt: «Bäume wachsen in den Himmel – Sterben und Trauer – Ein Buch für Menschen mit geistiger Behinderung».

6. Palliativversorgung von Menschen mit geistiger Behinderung

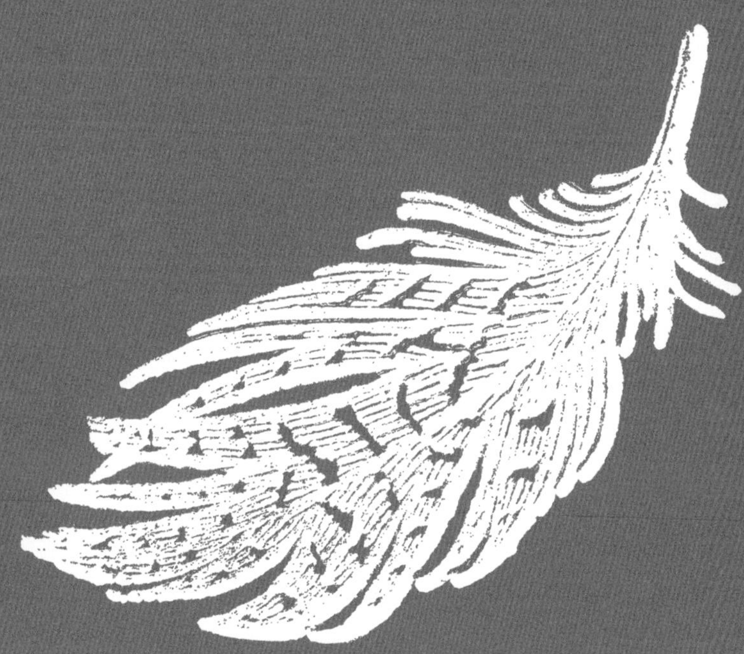

Wie bereits in Kapitel 1 dargestellt, ist die Gruppe der Menschen mit geistiger Behinderung sehr heterogen. Klar ist auch, dass aus der geistigen Behinderung an sich kein Palliativbedarf entsteht – er beeinflusst aber wesentliche körperliche Prozesse (z.B. Verschleiß- und Alterungsprozesse), aus denen dann wiederum ein Palliativbedarf entstehen kann. Vor allem vor dem Hintergrund, dass Menschen mit geistiger Behinderung in Deutschland immer älter werden, ergeben sich wesentliche Anforderungen an eine angemessene Palliativversorgung. Denn die Kombination aus beiden Einflussgrößen bedingt bei vielen Menschen mit geistiger Behinderung ein früheres Auftreten von entsprechend chronischen, nicht heilbaren Krankheiten, die einer guten Palliative Care bedürfen.

6.1 Palliativbedarf von Menschen mit geistiger Behinderung

Ding-Greiner und Kruse (2010) haben in einer Befragung von Mitarbeitern der stationären Behindertenhilfe die Einschätzung der Mitarbeiter zum Prozess des Älterwerdens bei ihren Bewohnern erhoben. Dabei konstatieren die befragten Mitarbeiter:

> *Geistig behinderte Menschen unterscheiden sich im Prozess des Älterwerdens nicht grundsätzlich von der Gesamtbevölkerung, vor allem wird darauf hingewiesen, dass sich mit zunehmendem Alter eine große interindividuelle Variabilität mit Bezug auf die körperliche und psychische Entwicklung zeigt.*
> (Ding-Greiner/Kruse, 2010: 18)

Im Weiteren schildern dann die befragten Mitarbeiter, dass sich der Alternsprozess bei den Bewohnern mit geistiger Behinderung dahingehend zeigt, dass «Verluste im Bereich der Gesundheit, der körperlichen und geistigen Leistungsfähigkeit und folglich auch der Selbstständigkeit im Alter» (ebd.: 19) zu beobachten sind.

> *Es werden zunehmend Gebrechlichkeit und Mobilitätsverlust dokumentiert, arthrotische Beschwerden führen zu häufigeren Stürzen mit entsprechenden Folgen und einer dadurch bedingten zunehmenden Ängstlichkeit. Die Bewohner spüren diese Veränderungen und klagen vermehrt über körperliche Symptome. Es kommt zu Einschränkungen der Seh- und Hörfähigkeit, zu Herzkreislaufbeschwerden, Krebserkrankungen nehmen zu.* (Ebd.: 20)

Ähnlich wie bei nicht geistig behinderten alten Menschen reagieren viele der Bewohner mit vermehrter Rückzugstendenz und gesteigertem Bedürfnis nach Regelmäßigkeit in der Tagesstruktur (ebd.: 20). Eine andere Tendenz ist aber ebenfalls zu beobachten: «Oft wird der eigene körperliche Abbau entweder nicht wahrgenommen oder aber verleugnet, so dass die Bewohner sich überschätzen und dadurch auch gefährden» (ebd.: 20).

Bezogen auf die körperlichen Erkrankungen von Menschen mit geistiger Behinderung...

> *... wird unterschieden zwischen Symptomen und Erkrankungen, die auf die Ursachen der geistigen Behinderung zurückzuführen sind – angeborene Schäden und Missbildungen – und den für das Alter typischen entzündlichen und degenerativen Erkrankungen, die genauso wie in der Gesamtbevölkerung auftreten.* (Ebd.: 22)

Für die eigenetliche Palliativversorgung ist es unerheblich, was den Palliativbedarf des Betroffenen verursacht. Hier gilt es, einen unheilbaren Zustand mit begrenzter Lebenserwartung zu lindern und ganzheitlich zu umsorgen. Der Unterschied zur Gesamtbevölkerung wird von Ding-Greiner und Kruse dahingehend gesehen:

> *Die Morbidität ist bei geistig behinderten Menschen erhöht, d. h. ein höherer Anteil von Menschen mit geistiger Behinderung leidet an einer oder mehreren Erkrankungen als in der Gesamtbevölkerung. Die Morbidität nimmt zu mit dem Schweregrad der geistigen Behinderung, bestimmte Organsysteme zeigen ein erhöhtes Erkrankungsrisiko.* (Ebd.: 20)

Der hier beschriebene Gesamtalterungsprozess kann auch für einzelne Krankheitsbilder bei Menschen mit geistiger Behinderung beschrieben werden.

So liegen die Herzerkrankungen, die nicht durch Minderdurchblutung des Herzmuskels verursacht werden, höher als in der Vergleichsbevölkerung. Gerade bei der großen Gruppe von Menschen mit Down-Syndrom liegt bei 40–60 % bei der Geburt ein Herzfehler vor (ebd.: 23), der heutzutage aber frühzeitig operiert werden kann. Vor allem die ungesunde Lebensführung von Menschen mit geistiger Behinderung kann hier entsprechende sklerotische Prozesse verursachen. Gerade in höherem Alter kann bei Menschen mit geistiger Behinderung ein erhöhter Body-Mass-Index (BMI) konstatiert werden (Emerson, 2005). Auch andere Untersuchungen weisen auf das zunehmende Übergewicht (Melville et al., 2005) von Menschen mit geistiger Behinderung hin, wenn es um die Risikofaktoren für Herz-Kreislauf-Erkrankungen geht.

Die Erkrankungen der Atmungsorgane stellen die zweithäufigste Todesursache bei Menschen mit geistiger Behinderung dar. Hier korreliert die Schwere der geistigen Behinderung deutlich mit dem Risiko für eine Atemwegserkrankung. Bei schwerer geistiger Behinderung liegt nach Ding-Greiner und Kruse (2010) ein 5,8-fach höheres Risiko vor als bei einer Vergleichsbevölkerung. Vor allem bei Mehrfachbehinderung mit Thoraxverformung kann es hier zu Schluckstörungen kommen, die wiederum zu einer Aspirationspneumonie führen können (ebd.: 24).

Schaut man sich die Gesamtstatistik für Krebserkrankungen bei Menschen mit geistiger Behinderung an, so liegen diese unter dem Bevölkerungsdurchschnitt (Patja et al., 2001). Wählt man jedoch einzelne Krebserkrankungen aus, z.B. im Bereich des Verdauungstraktes, kann hier ein erhöhtes Erkrankungsrisiko für Menschen mit geistiger Behinderung erkannt werden. Hier scheint das Risiko, an einem Speiseröhrenkrebs zu erkranken, vor allem durch den häufig bei Menschen mit geistiger Behinderung auftretenden Ösophagusreflux verursacht zu werden.

Da Menschen mit geistiger Behinderung dank der medizinischen Versorgung zunehmend älter werden, steigt auch ihr Risiko, an einer Demenz zu erkranken. Nehmen wir die Gruppe der Menschen mit Down-Syndrom einmal aus, kann hierzu einschränkend gesagt werden: «Personen mit schwerer geistiger Behinderung erkranken nicht häufiger als Personen mit leichter oder mittelschwerer geistiger Behinderung» (Gusset-Bährer, 2012: 40). Bei Menschen mit Down-Syndrom liegt das Risiko, an einer Demenz zu erkranken, doppelt bis dreimal so hoch (ebd.: 40). Hier ist es vor allem die Alzheimer-Demenz, von der Menschen mit Down-Syndrom betroffen werden. Zudem kann aufgezeigt werden, dass Menschen mit Down-Syndrom früher an der Alzheimer-Demenz erkranken, und dass der Verlauf bei ihnen kürzer ist, nämlich im Durchschnitt ca. 3,5 Jahre bis zum Tod. Vermutet wird, dass die Alzheimer-Demenz durch das Chromosom 21 mitverursacht wird, von dem die Betroffenen drei haben, so dass hieraus ein gesteigertes Risiko entsteht.

Erkrankungen des Bewegungssystems scheinen vor allem mit der Schwere der geistigen Behinderung zu korrelieren. Nach Gittins und Rose (2007) finden sich Bewegungseinschränkungen bei über 90% der Menschen mit schwerer geistiger Behinderung. Bei älteren Menschen mit geistiger Behinderung bestehen bei etwa der Hälfte Beschwerden und Einschränkungen im Bereich der Gelenke und Knochen (Bland et al., 2003).

> *Häufig treten in diesem Zusammenhang schwere Schmerzen auf, die einerseits nicht adäquat geäußert werden können. Andererseits zu einer zusätzlichen Vermeidung körperlicher Aktivität führen. Bewegungsmangel und Übergewicht führen auch bei leichten Schweregraden zur Ausbildung einer Osteoporose mit erhöhter Frakturanfälligkeit, die bei geistig behinderten Menschen etwa dreimal häufiger auftritt als in der Gesamtbevölkerung.*
>
> (Ding-Greiner/Kruse, 2010: 25)

Nicht unerwähnt soll die Dysfunktion der Schilddrüse bei Menschen mit geistiger Behinderung bleiben. Liegt die Prävalenz hierbei in der Altersgruppe von 65–74 Jahren in der Gesamtbevölkerung bei 3,7 %, so steigt sie bei Menschen mit geistiger Behinderung (ohne Down-Syndrom) schon auf 9,1 %. Bei Menschen mit dem Down-Syndrom liegt die Prävalenz sogar bei 45,5 % (Kapell et al., 1998, in Ding-Greiner/Kruse, 2010: 23). Nicht nur vor dem Hintergrund, dass diese Gruppe ein höheres Risiko für Schilddrüsenkrebs entwickelt, ist diese Zahl interessant. Eine starke Schilddrüsenunterfunktion kann auch das Bild einer Demenz erzeugen. Hier zählt die Hypothyreose zu den sekundären Demenzen. Schnell wird dann bei Menschen mit Down-Syndrom gemutmaßt, dass sie eine Alzheimer-Demenz haben, obwohl womöglich eine (behebbare) Schilddrüsenunterfunktion vorliegt.

Bei Menschen mit geistiger Behinderung finden sich im Alter zunehmende Einschränkungen der Sinnesorgane, des Hör- und Sehvermögens. Die Prävalenz beider Sinneseinschränkungen liegt deutlich über der in der Gesamtbevölkerung, so dass auf diese Veränderungen in der Palliativversorgung vermehrt Rücksicht genommen werden muss. Vor allem bei einer Schwer- oder Fehlhörigkeit entsteht ebenfalls schnell das Bild einer vermeintlichen Demenz. Hier muss von Seiten der Mitarbeiter rechtszeitig der Einsatz von Hilfsmitteln bedacht und dann mit den Betroffenen eingeübt werden.

Darüber hinaus kann der Palliativbedarf mit dem der Gesamtbevölkerung verglichen werden. Vor allem können neben dem Schmerz folgende Symptome den Betroffenen quälen:

- Juckreiz
- Mundtrockenheit und Durst
- Übelkeit und Erbrechen

- Angst und Unruhe
- akute Verwirrtheit und Delir
- Atemnot
- Todesrasseln
- Verstopfung
- Appetitlosigkeit
- Ablehnung von Flüssigkeit und Nahrung.

All diese Symptome erfordern eine palliative Versorgung. Wichtig ist zudem, herauszufinden, was den Betroffenen in der jeweiligen Situation belastet. Kann er sich dahingehend mitteilen, ist die Versorgung daran auszurichten. Schwierig wird es, wenn der Betroffene keine verbalen Angaben zu seiner Not machen kann. Hier ist dann das ganze Team gefordert, die Ursachen herauszufinden. Auch muss bedacht werden, dass die zu Betreuenden unter folgenden Krankheiten leiden könnten, die ebenfalls im Alter auftauchen können:

- Restless-Legs-Syndrom
- Lebensmittelunverträglichkeiten (z. B. Laktoseintoleranz)
- Allergien.

Hier hilft eine enge Kooperation mit dem Hausarzt, vielleicht auf Grundlage der STI-Methode (s. Kap. 4), die Ursache herauszufinden. Mitunter geht dies nur über die probatorische Gabe spezifischer Medikamente (z. B. versuchsweise Schmerzmittel).

6.2 Ausgewählte Symptome und entsprechende Maßnahmen

Anhand verschiedener Symptome werden einzelne Palliativmaßnahmen bei Menschen mit geistiger Behinderung vorgestellt. Es sollte jedoch klar sein, dass ein Fachbuch keine Schulung vor Ort ersetzen kann. Vor allem ist vor entsprechenden Interventionen eine Fallarbeit von Nöten, bei der eine Gesamteinschätzung durch das betreuende Team erfolgen muss, denn Palliativversorgung ist immer Teamarbeit.

Das betreuende Team umfasst die Mitarbeiter der Pflege, der Betreuung, den Hausarzt, den Palliativmediziner, den Seelsorger und ehrenamtliche Helfer. Selbstverständlich können auch Angehörige, die in die Palliativversorgung einbezogen werden, an der Fallarbeit teilnehmen. Maßstab allen Handelns ist der Wille des Menschen mit geistiger Behinderung, soweit er ihn vorher fixiert hat (s. Kap. 7), ansonsten der mutmaßliche Wille, falls er zu erheben ist. Das Ziel der palliativen Bemühungen ist es, Wohlbefinden und Lebensqualität des Betroffenen möglichst zu verbessern oder zumindest zu erhalten.

6.2.1 Linderung bei Schmerzen

Schmerzen sind eine existenzielle Erfahrung, da sie das gesamte Leben bremsen können, daher kann ein starker Schmerz auch als «Schmerzbremse» bezeichnet werden. Es gibt keine Aktivität des täglichen Lebens, die durch einen starken Schmerz nicht beeinflusst wird. Kann der Betroffene seinen Schmerz jedoch nicht verständlich kommunizieren, stößt das Schmerzmanagement schnell an seine Grenzen.

Was das Phänomen «Schmerz» für den jeweiligen Menschen bedeutet, kann nur der Schmerzträger selbst benennen. Auch nimmt jeder Mensch den Schmerz anders wahr. Zudem ist die Toleranzgrenze individuell sehr verschieden.

In Deutschland vollzieht sich in den vergangenen Jahren ein Wandel im Schmerzmanagement:

- Seit ca. 20 Jahren liegen erste deutschsprachige Fremdbeobachtungsinstrumente für Schmerzen in Deutschland vor.
- Seit 10 Jahren werden Schmerzen bei Menschen im Wachkoma in Deutschland mithilfe eines geeigneten Instruments erfasst.
- Auch werden seit 10 Jahren Schmerzen bei Menschen mit ausgeprägter geistiger Behinderung mithilfe eines Fremdbeobachtungsinstruments erfasst.

Diese Aspekte machen deutlich, dass vor allem Personengruppen, die sich verbal nicht zu ihren Schmerzen äußern können, häufig in der Vergangenheit und leider auch heutzutage noch mit Schmerzmitteln (Analgetika) unterversorgt waren und werden.

Anekdote

In einem Streitgespräch mit einem Neurologen musste sich eine engagierte Mitarbeiterin in einer Wohnstätte folgenden Spruch anhören: «No brain – no pain!» Diese peinliche Entgleisung durch den behandelnden Arzt bringt es aber auf den Punkt: Kann sich ein Betroffener nicht «normal» zu seinem Schmerz äußern, bekommt er auch keine angemessene Schmerztherapie. Würde er seinen Schmerz deutlich mitteilen, was er aber häufig verbal nicht kann, bekommt er nichts – so ist das.

6.2.2 Das Total-Pain-Konzept

Cicely Saunders, die Begründerin der modernen Hospizbewegung (Saunders/Baines, 1991), hat das Konzept des «Total Pain» entworfen. Hierbei geht es um eine veränderte Betrachtungsweise des Phänomens «Schmerz». Dieser wird nicht nur auf einer körperlichen Ebene wahrgenommen und behandelt, sondern es geht im Konzept von Saunders darum, dass der Schmerz noch mehr Ebenen hat. Eine körperliche, eine psychische, eine soziale und eine spirituelle Ebene. Für eine gute Schmerztherapie muss daher analysiert werden, wie neben der körperlichen Ebene auch die anderen Ebenen behandelt werden können. Auch lassen sich die einzelnen Ebenen oft nicht voneinander trennen, denn eine Ebene beeinflusst die andere (s. Praxisbeispiel).

Praxisbeispiel

Werner, 58 Jahre alt, Bewohner einer Wohnstätte für Menschen mit geistiger Behinderung klagt seit 2 Wochen über Rückenschmerzen. Die Medikamente, die der Hausarzt verschrieben hat, scheinen nicht angemessen zu helfen. Auch eine Dosissteigerung zeigt nicht den gewünschten Effekt. Der Bezugsbetreuer Michael weiß, dass die Freundin von Werner seit 2 Wochen im Krankenhaus liegt. Werner hat ihm gegenüber mehrfach geäußert, dass er sich Sorgen um sie macht. Michael verspricht Werner, dass sie am Folgetag ins Krankenhaus fahren, damit Werner seine Freundin besuchen kann. Schon kurz nach diesem Gespräch lassen die Schmerzen bei Werner zunehmend nach.

Anhand des Praxisbeispiels soll aufgezeigt werden, dass das Schmerzerleben von vielen verschiedenen Faktoren abhängt. Vor allem Sorgen, Angst, Depressionen, mangelnde Beschäftigung und Ablenkung oder auch Einsamkeit haben Einfluss darauf, wie wir einen Schmerz erleben. Umgekehrt beeinflusst der körperliche Schmerz aber auch die anderen aufgeführten Ebenen: Zeigen wir akute Schmerzen, bekommen wir entsprechend viel Zuwendung und Aufmerksamkeit, während ein chronischer Schmerz auf Mitmenschen in der Wohngruppe «nervig» wirken kann. Zudem machen Schmerzen Angst. Hier kann es dann sein, dass die Angst das gesamte weitere Erleben und Verhalten beeinflusst.

Da starke Schmerzen alle Aktivitäten des täglichen Lebens und Erlebens beeinflussen können, hat der Schmerz eine existenzielle Qualität. Er kann zum alles vereinnahmenden und die Lebensqualität in Frage stellenden Phänomen werden. Hier kann sich der Betroffene dann fragen, warum er dies gerade erleben und erleiden muss. Vor diesem Hintergrund ergibt sich eine spirituelle Ebene des Schmerzes.

6.2.3 Schmerzmanagement bei Menschen mit geistiger Behinderung

Starke Schmerzen beeinflussen den ganzen Menschen in seinem kompletten Lebensentwurf. Sie spielen in alle Aktivitäten des täglichen Lebens hinein. Im Laufe des Lebens lernt der Mensch seinen Schmerz mitzuteilen und sich entsprechend zu verhalten. Im Austausch mit anderen Menschen können wir Ähnlichkeiten im Erleben des Schmerzes feststellen. So entsteht eine Phänomenologie in der Art, dass wir unserem Gegenüber mitteilen können: «Ja, so etwas kennen ich auch. Auch ich habe so etwas schon erlebt». Über diesen Austausch kann nun Verstehen und Einfühlen (Empathie) stattfinden. Findet aber kein Austausch hierüber statt (weil mein Gegenüber sich dahingehend weder verbal noch nachvollziehbar nonverbal mitteilen kann), lernen wir nicht die individuellen Empfindungen und Verhaltensweisen unseres Gegenübers, somit ist Verstehen und Nachvollziehbarkeit nur sehr schwer möglich. Die Phänomenologie in Form von: «Ja, das kenne ich auch», stellt sich dann nicht ein.

Das Schmerzmanagement bei Menschen mit geistiger Behinderung kann eine große Herausforderung sein, wenn der Betroffene sich nicht verbal mitteilen kann. Auch nonverbale Äußerungen unterliegen einer großen Variabilität in der Interpretation. Hier kann nicht klar aus einem bestimmten Verhalten des Betroffenen geschlossen werden, ob sein Verhalten durch einen Schmerz oder durch andere Ursachen bedingt ist. Entsprechende Assessments, die in der Schmerzerfassung eingesetzt werden können, helfen bei einer systematischen Beobachtung des Betroffenen und bei der interprofessionellen Kommunikation, z.B. zwischen Bezugsmitarbeiter und Hausarzt. Sie sind keine Messinstrumente, denn Schmerz ist nicht messbar.

In der Alten- und Krankenpflege liegt seit 2004 ein Nationaler Expertenstandard zum Schmerzmanagement in der Pflege vor. Er ist 2011 noch einmal überarbeitet worden, da Menschen mit Bewusstseinseinschränkungen in der ursprünglichen Fassung kaum berücksichtigt wurden. Für unsere Belange, des Schmerzmanagements für Menschen mit geistiger Behinderung, können wir den Nationalen Expertenstandard gut übertragen. Er liefert uns eine Richtschnur für ein systematisches Vorgehen in der Schmerzerfassung, der Schmerzdokumentation und einer Kommunikation über ihn mit anderen Professionen.

Auch wenn der Standard ausdrücklich auf die Pflegefachkraft abzielt, sollten alle Mitarbeiter unterwiesen werden, mit ihm umgehen zu können. Vor allem in Fallbesprechungen zum Thema Schmerz können auch pädagogische Mitarbeiter für den Schmerz bei Menschen mit geistiger Behinderung sensibilisiert werden. Ihre Beobachtungen, Erfahrungen und Intuitionen sind eine wichtige Informationsquelle. Gleiches gilt für Angehörige der Betroffenen, wenn sie noch intensiven Kontakt mit dem Menschen mit geistiger Behinderung haben.

6.2.3.1 Grundlagen einer kunstgerechten Schmerztherapie

Um den gesamten Nationalen Expertenstandard vorzustellen, ist hier nicht genug Raum. Einige Aspekte sollen daher die wesentlichen Punkte, die wir für ein gutes Schmerzmanagement benötigen, aufzeigen.

Systematische Schmerzeinschätzung

Soll der Schmerz eines anderen Menschen eingeschätzt werden, müssen «Zugangswege» zu diesem Schmerz benannt werden, die auch von Dritten genutzt werden können. Wenn also ein Mitarbeiter einer Wohngruppe meint, bei einer Bewohnerin einen Schmerz zu erkennen, muss dieses Erkennen auch für andere Mitarbeiter zugänglich und möglich sein. Daher gibt es bestimmte Merkmale, die für alle zugänglich sein müssen, um eine systematische Schmerzeinschätzung vornehmen zu können. Deshalb ist für eine systematische Schmerzeinschätzung notwendig zu wissen:

- Wo ist der Schmerz? (Ort)
- Wann ist der Schmerz da? (Rhythmik)
- Wie fühlt sich der Schmerz an? (Qualität)
- Wie viel Schmerz liegt vor? (Quantität).

Auch kann es für eine gute Schmerzeinschätzung wichtig sein, was dem Schmerz vorausging (z.B. ein Sturz), also welche Geschichte der Schmerz hat.

6.2.3.2 Zielgruppenspezifische Schmerzerfassung

Der Expertenstandard erwartet, dass den Mitarbeitern verschiedene Schmerzerhebungsinstrumente zur Verfügung stehen. Verschieden aus dem Grund, weil bei Menschen mit unterschiedlichen Bewusstheitsgraden erhoben werden muss. Dabei muss klar sein, dass selbstverständlich ein Schmerz nicht gemessen werden kann – nur die Betroffenen können etwas über ihren Schmerz mitteilen. Auch wenn es sich hierbei um sehr einfache Mitteilungen handeln mag, sind diese einer Fremdbeobachtung immer vorzuziehen.

Merke

Selbstauskunft immer vor Fremdbeobachtung!

Nur der Schmerzträger ist der Experte für seinen Schmerz. Die amerikanische Pflegewissenschaftlerin Margo McCaffery hat es dahingehend auf eine ganz simple, aber sehr radikale Art ausgedrückt: «Der Schmerz ist das, was der Betroffene darüber sagt und er ist jedes Mal da, wenn er es sagt» (McCafferey, 1994: 34).

Damit nun die Schmerzstärke bei Menschen mit unterschiedlichen Bewusstheitsgraden erfasst werden kann, werden die Erfassungsinstrumente in zwei Gruppen von unterteilt:

a) Instrumente für die Selbstauskunft
b) Instrumente für die Fremdbeobachtung.

Instrumente für die Selbstauskunft

Mit den Instrumenten für die Selbstauskunft steht dem Begleiter eine ganze Reihe von Hilfsmitteln zur Verfügung, die jedoch meist mit Zahlenwerten verbunden sind. Im ersten Moment hat der Anwender den Eindruck, er könne hiermit eine Schmerzstärke objektiv darstellen, es dient aber lediglich der Überprüfung einer eingeleiteten Maßnahme. Um nun ein Instrument zur Selbstauskunft, das auf einem Zahlenstrahl aufbaut, anwenden zu können, muss eine Voraussetzung erfüllt sein: Der Betroffene, der etwas über seinen Schmerz mitteilt, muss z.B. wissen, dass auf einem Zahlenstrahl die 4 vor der 5 liegt und die 3 hinter der 2. Nur so kann verlässlich mit einem solchen Instrument gearbeitet werden. An dieser Stelle soll beispielhaft die *Visuelle Analogskala* (VAS, **Abb. 6-1**) dargestellt werden.

Der Betroffene muss die kognitive Leistung vollbringen, sein subjektives Empfinden mithilfe von Zahlen ausdrücken zu können. Bei Menschen mit leichter geistiger Behinderung kann diese Skala sicherlich gut eingesetzt werden. Hilfreich kann hier sein, wenn man die Skala um 90 Grad kippt, so dass ein «Schmerzthermometer» entsteht. Daran kann der Schmerz in Form von «Temperatur» gesehen werden.

Ein weiteres Hilfsmittel ist die *Smiley-Skala* (**Abb. 6-2**). Hier stellen verschiedene Gesichter eine bestimmte Schmerzstärke dar. Der Betroffene soll jetzt auf dieser abgestuften Skala aufzeigen, wie viel Schmerzen er hat. Ein

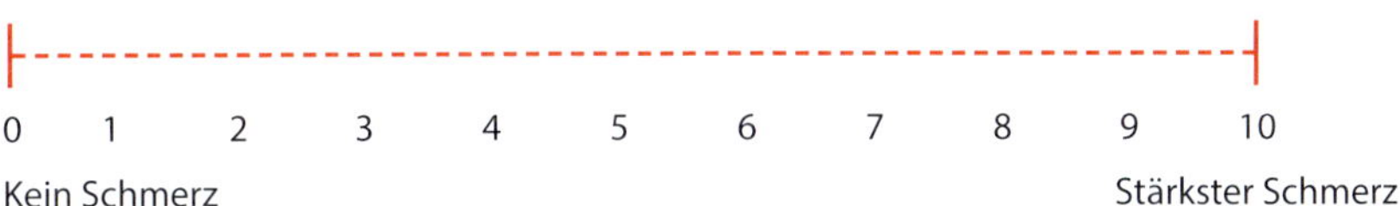

Abbildung 6-1: Visuelle Analogskala (VAS)

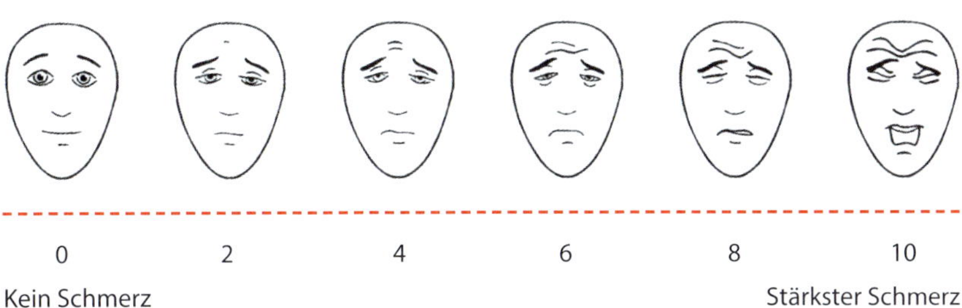

Abbildung 6-2: Gesichter-Skala zur Bestimmung der Schmerzintensität

analoger Zahlenstrahl «wandelt» diese Einschätzung in Zahlen um, damit nach erfolgter Schmerztherapie, ein Effekt abgelesen und aufgezeigt werden kann.

Kann der Betroffene mit den Instrumenten zur Selbstauskunft nicht umgehen, sollten diese Instrumente auch nicht eingesetzt werden. Hier empfehlen sich eher so genannte Fremdbeobachtungsinstrumente.

Instrumente für die Fremdbeobachtung

Auch hier liegen seit einigen Jahren verschiedene Instrumente vor. Meist werden sie aber für Menschen mit fortgeschrittener Demenz eingesetzt. Da immer häufiger auch Menschen mit einer geistigen Behinderung eine Demenz entwickeln und weil die Grundlogik der einzelnen Beobachtungsinstrumente ähnlich ist, sollen hier einige dieser Instrumente vorgestellt werden.

6.2.3.3 Schmerzerfassung bei bewusstseinseingeschränkten Menschen

Wenn Menschen ihren Schmerz z.B. aufgrund einer fortgeschrittenen Demenz oder einer starken geistigen Behinderung, nicht mehr verbal ausdrücken können, wird ein gutes Schmerzmanagement schwierig. Hier sind es dann eher unspezifische Verhaltensweisen, die auf einen möglichen Schmerzzustand schließen lassen. Genau diese Verhaltensweisen werden dann mithilfe geeigneter Assessments in eine Verhaltensbeobachtung einbezogen.

Erste deutschsprachige Fremdbeobachtungsinstrumente liegen seit dem Jahr 2000 vor. Vorher wurde Schmerz bei Menschen mit fortgeschrittener Demenz in Deutschland kaum thematisiert. Für Menschen mit starker geistiger Behinderung gibt es erst seit 2010 ein geeignetes Instrument für die Fremdbeobachtung (EDDAP), das in deutscher Sprache vorliegt.

Für die Fremdbeobachtung stehen Ihnen verschiedene Instrumente zur Verfügung (z.B. BESD, ECPA, Doloplus 2, BISAD, ZOPA©, EDAAP). Die Grundlogik ist bei allen ähnlich (s. Kasten).

Ein gutes Schmerzmanagement erfordert die enge Kooperation zwischen dem Anwender der Fremdbeobachtungsinstrumente und dem behandelnden Arzt.

Grundlogik der Schmerzerhebung

Sie erheben den vermuteten Schmerz in 3 Schritten:

Schritt 1: Sie beobachten das Verhalten des zu Pflegenden mit fortgeschrittener Bewusstseinseinschränkung mithilfe eines der Ihnen zur Verfügung stehenden Assessments. Die Verhaltensweisen werden auf diese Weise mit Punktwerten versehen. Jetzt haben Sie *keinen* Schmerz gemessen (Schmerz ist nicht messbar). Sie haben nur eine systematische Beobachtung vorgenommen.

Schritt 2: Nun bieten Sie dem Betroffenen eine medikamentöse (z. B. Tabletten, Zäpfchen, Tropfen) oder nichtmedikamentöse Maßnahme (z. B. Atemstimulierende Einreibung, Fencheltee) an. Nach Ihrer Maßnahme muss Ihnen klar sein, wann Sie eine Wirkung erwarten (z. B. bei Novalgin®-Tropfen nach ca. 30 Minuten).

Schritt 3: Jetzt erheben Sie erneut einen Punktwert mithilfe Ihres Assessments.

Auswertung: Sind die Punktwerte niedriger, wissen Sie, dass Sie das vorliegende Verhalten des Betroffenen mit einem Schmerzmittel beeinflussen konnten. Das heißt, sein Verhalten war durch einen Schmerz verursacht. Tritt bei den Punktwerten keine Änderung ein, dann...

a) ... ist womöglich das *falsche Schmerzmittel* gewählt worden oder
b) es ist zu *niedrig dosiert* oder
c) der Betroffene hat *keine Schmerzen*.

Bevor Sie mit dem Hausarzt zu Einschätzung c) gelangen, sollte ein anderes Schmerzmittel bzw. eine höhere Dosis gewählt werden.

6.2.3.4 Beurteilung von Schmerzen bei Demenz

Im Folgenden soll der BESD-Bogen (**Abb. 6-3**) näher erläutert werden, da er im Pflegesektor weit verbreitet ist und die Praxis zeigt, dass er leicht zu handhaben ist.

Beurteilungen von Schmerzen bei Demenz (BESD)

Anleitung: Beobachten Sie den zu Pflegenden 2 Minuten in der ***Mobilisierung*** (z. B. beim Anziehen, beim Lagern, beim Laufen etc.). Anschließend füllen Sie den BESD-Bogen dahingehend aus, dass Sie den Punktwert hinter dem beobachteten Verhalten ankreuzen.

Atmung	**Punkte**
Normal	0
Gelegentlich angestrengt atmen; kurze Phasen von Hyperventilation	1
Lautstark angestrengt atmen; lange Phasen von Hyperventilation; Cheyne-Stokes-Atmung	2
Negative Lautäußerung	
Keine	0
Gelegentlich Stöhnen oder Ächzen; sich leise negativ oder missbilligend äußern	1
Wiederholt beunruhigt rufen; laut stöhnen oder ächzen; weinen	2
Gesichtsausdruck	
Lächelnd oder nichtssagend	0
Trauriger oder ängstlicher Gesichtsausdruck; sorgenvoller Blick	1
Grimassieren	2
Körpersprache	
Entspannt	0
Angespannte Körperhaltung; nervöses Hin-und-her-Gehen; Nesteln	1
Körpersprache starr; geballte Fäuste; angezogene Knie; Sich-Entziehen oder Wegstoßen; Schlagen	2
Trost	
Trösten nicht notwendig	0
Stimmt es, dass bei oben genanntem Verhalten Ablenken oder Beruhigen durch Stimme oder Berührung *möglich* sind?	1
Stimmt es, dass bei oben genanntem Verhalten Trösten, Ablenken, Beruhigen *nicht möglich* sind?	2
Gesamtpunktzahl	__/10

Auswertung: Innerhalb einer Kategorie, z. B. Atmung, dürfen die Punktwerte *nicht zusammengefasst* werden. Sie nehmen nur den höchsten Wert. Man kann also in einer Kategorie nur maximal 2 Punkte werten. Die Gesamtpunktzahl ergibt sich dann aus der Zusammenfassung der 5 einzelnen Kategorien. Dabei stehen 0 Punkte für möglicherweise keinen Schmerz und 10 Punkte für den stärksten möglichen Schmerz.

Haben Sie nun einen Punktwert ermittelt, gehen Sie vor, wie oben beschrieben (Erhebung in drei Schritten, s. Kasten). Geben Sie ggf. die Bedarfsmedikation, warten Sie, bis sie wirken müsste, und erheben Sie dann erneut mit Ihrem Assessment. Verändert sich nichts am Verhalten des Betroffenen, muss mit dem behandelnden Arzt darüber gesprochen werden, eventuell die Schmerzmitteldosis zu erhöhen. Dann wird erneut die Wirkung abgewartet, erneut der Punktwert erhoben usw.

Abbildung 6-3: Beurteilung von Schmerzen bei Demenz (BESD)

6.2.3.5 ZOPA© für die Fremdbeobachtung

Bei Menschen mit sehr weit fortgeschrittener Bewusstseinseinschränkung, einer sehr starken geistigen Behinderung oder auch im Wachkoma ist der BESD-Bogen ausgereizt. Wir erhalten keine ausreichend verwertbaren Beobachtungsdaten. Um nun aber weiterhin den zu Betreuenden z. B. mit geistiger Behinderung und/oder fortgeschrittener Demenz (oder im Wachkoma) ein gutes Schmerzmanagement anbieten zu können, kann auf das Zurich Observation Pain Assessment (Handel, 2010), kurz ZOPA© (**Abb. 6-4**) zurückgegriffen werden.

Mithilfe dieses Instruments beobachtet der Mitarbeiter den Betroffenen. Wird bei ihm nur ein einziger Parameter erkannt, sollte mit dem Hausarzt eine versuchsweise Schmerztherapie abgestimmt werden. Nach Schmerzmittelgabe (ca. 60 Minuten später) wird erneut mit dem ZOPA© beobachtet, ob sich entsprechende Merkmale positiv verändert haben. Verändern sich die Merkmale nur teilweise, muss mit dem Hausarzt die weitere Schmerztherapie (evtl. Dosissteigerung oder anderes Präparat) zeitnah abgesprochen werden. Für die Austestung bieten sich schnell wirkende Schmerzmittel an – also keine Pflastersysteme.

Lesetipp

Handel, E. (Hrsg.). (2010). *Praxishandbuch ZOPA©*. Bern: Verlag Hans Huber

Beobachtungsbogen ZOPA© – Beobachten Sie den zu Pflegenden auf 4 Ebenen.

Name: Datum der Beobachtung:

Uhrzeit	10.00	14.00	18.00	22.00	02.00	06.00
0. keine Anzeichen						
1. Lautäußerungen						
Stöhnen/Klagen						
Brummen						
2. Gesichtsausdruck						
Verzerrter, gequälter Gesichtsausdruck						
Starrer Blick						
Zähne zusammenpressen						
Augen zusammenkneifen						
Tränenfluss						
3. Körpersprache						
Ruhelosigkeit						
Massieren oder Berühren eines Körperteils						
Angespannte Muskeln						
4. Physiologische Indikatoren						
Änderungen in den Vitalzeichen						
Blutdruck/Puls						
Atmung						
Veränderung der Gesichtsfarbe						
Schwitzen/Röte						

Erläuterung für die Anwendung: Der Beobachtungsbogen gibt Ihnen verschiedene Merkmale vor. Können Sie bei dem Betroffenen eines dieser Merkmale erkennen, beobachten Sie dieses nach Schmerzmittelgabe weiter. Verändert es sich nicht, müssen Sie zeitnah mit dem Hausarzt die weiteren Schritte besprechen, z. B. höhere Dosis oder anderes Schmerzmittel.

Abbildung 6-4: Zurich Observation Pain Assessment (ZOPA©) (Quelle: Handel, 2010: 59 f.)

6.2.3.6 Schmerzerfassung über Fremdbeobachtung bei Menschen mit Mehrfachbehinderung

Für Menschen mit starker geistiger Behinderung, die ihren Schmerz nicht verbal mitteilen können, gibt es seit 2010 das erste deutschsprachige Fremdbeobachtungsinstrument: die EDAAP-Skala (**Abb. 6-5**). Es funktioniert so, dass ein Team den «Normalzustand» eines Bewohners, wenn er zufrieden und ausgeglichen ist, mithilfe der EDAAP-Skala erfasst. Ändert sich nun das Verhalten des Betroffenen, wird die aktuelle Erfassung mit der EDAAP-Skala mit der Ersterhebung abgeglichen. Wird dem Betroffenen nun versuchsweise ein Schmerzmittel gegeben, kann beobachtet werden, wie sich sein Verhalten in Richtung «Normalverhalten» verändert. Auch hier ist die Kooperation mit dem Hausarzt sehr wichtig. Daher sollten Sie den Hausärzten, mit denen Sie zusammenarbeiten, dieses Beobachtungswerkzeug zeigen und erläutern.

Der Expertenstandard erwartet von der Pflegefachkraft, dass sie das erforderliche Wissen zur medikamentösen Schmerztherapie hat. Provokant formuliert fordert der Expertenstandard von einer Pflegefachkraft das, was eigentlich jeder Arzt wissen sollte: Grundlagenwissen für eine kunstgerechte Schmerztherapie.

Da Schmerztherapie erst seit 1993 im deutschen Medizinstudium vermittelt und seit 2010 geprüft wird, kann nicht immer erwartet werden, dass man es mit einem Hausarzt zu tun hat, der die kunstgerechte Schmerztherapie beherrscht.

6.2.3.7 Das WHO-Stufenschema

Das in **Abbildung 6-6** dargestellte WHO-Stufenschema ist ein Lernschema. Es soll abschätzen helfen, welche Medikamentengruppe für die jeweilige Schmerzstärke zuständig ist. Dabei sollte beachtet werden, dass die Schmerzstärke durch den Betroffenen angegeben wird. Nicht das zugrundeliegende Krankheitsbild (z.B. Krebs) bedingt z.B. die Gabe von Opioiden, sondern die Selbstauskunft des Betroffenen zur angegebenen Schmerzstärke (siehe die Definition von McCafferey). Leider kennen ca. 90 % der Pflegekräfte dieses Schema nicht – und ca. 60 % der Ärzte auch nicht. Auch ist immer wieder zu bemerken, dass es Ärzte gibt, die den Einsatz von Opioiden nur bei malignen Tumoren für angezeigt halten. Dass auch andere Krankheitsbilder so starke Schmerzen erzeugen, dass sie für

Evaluation der Schmerzzeichen bei Jugendlichen und Erwachsenen mit Mehrfachbehinderung (EDAAP-Skala)

Name:
Vorname: **Datum:**

Somatische Äußerungen		**Wert**
Somatische Beschwerden	**1. Lautäußerungen** (rudimentäre Sprache) u./o. Weinen u./o. Schreien:	
	• Fehlen bzw. im üblichen Ausmaß	0
	• Wie üblich, aber ausgeprägter bzw. Auftreten von Weinen oder Schreien	1
	• Auslösbar beim Versorgen	2
	• Völlig unbekannter Art	3
	• U./o. neurovegetative Symptome	4
Schonhaltung in Ruhe	**2. Schonhaltung:**	
	• Keine	0
	• Wird gesucht	1
	• Wird spontan eingenommen	2
	• Wird durch die Betreuungsperson festgelegt	3
	• Benommenheit aufgrund von Schmerzen	4
Identifikation schmerzhafter Körperregionen	**3. Schmerzhafte Körperregion:**	
	• Keine	0
	• Umschrieben empfindliche Region im Rahmen der Körperpflege (Gesicht – Füße – Hände – Bauch)	1
	• Druckschmerzempfindlich	2
	• Zeigt sich im Rahmen der Untersuchung	3
	• Wird spontan angezeigt	4
	• Untersuchung wegen Schmerzen nicht möglich	5
Schlaf	**4. Schlafstörungen:**	
	• Normales Schlafverhalten	0
	• Unruhiger Schlaf	1
	• Ein- und Durchschlafstörungen	2
	• Zerstörung der Schlafarchitektur (Störung des Wach-Schlaf-Rhythmus)	3
Psychomotorische und körperliche Äußerungen		**Wert**
Muskeltonus	**5. Muskeltonus:**	
	• In der Regel normoton – hypoton – hyperton	0
	• Wie üblich, aber Zunahme bei potenziell schmerzhaften Pflegemaßnahmen oder Bewegung	1
	• Spontane Zunahme in Ruhe	2
	• Gleiche Zeichen wie unter 3. + schmerzverzerrte Mimik	3
	• Gleiche Zeichen wie unter 2. + Schreien und Weinen	4

Psychomotorische und körperliche Äußerungen		Wert
Mimik	**6. Schmerzverzerrte Mimik; Gesichtsausdruck, der Schmerz vermittelt:**	
	• In der Regel kaum Mimikspiel	0
	• Entspannter oder bekannter ängstlicher Gesichtsausdruck	0
	• Unbekannter ängstlicher Gesichtsausdruck	1
	• Schmerzverzerrte Mimik bei den Pflegemaßnahmen	2
	• Spontan schmerzverzerrte Mimik	3
	• Gleiche Zeichen wie unter 1., 2. und 3. + neurovegetative Symptome	4
Körperausdruck	**7. Beobachtung der Spontanbewegung ([un-]willkürliche, [un-] koordiniert):**	
	• Kann sich wie gewohnt über den Körper ausdrücken oder agieren	0
	• In der Regel kaum Möglichkeiten, sich über den Körper auszudrücken oder zu agieren	0
	• Stereotypien oder Hyperaktivität (entsprechend den motorischen Fähigkeiten)	0
	• Verminderung der Spontanbewegung	1
	• Unbekannte Bewegungsunruhe oder Kollaps	2
	• Gleiche Zeichen wie unter 1. und 2. + schmerzverzerrte Mimik	3 4
	• Gleiche Zeichen wie unter 1. und 2. oder 3. + Schreien und Weinen	
Interaktion bei der Pflege	**8. Fähigkeit, mit der pflegenden Person zu interagieren. Arten der Beziehung:**	
	• Akzeptiert Kontakt oder hilft teilweise mit bei der Pflege (Anziehen, Transfer …)	0
	• Reagiert wie gewohnt ängstlich bei Berührung	0
	• Ungewöhnliche ängstliche Reaktion bei Berührung	1
	• Reagiert mit Abwehr oder Wegziehen	2
	• Rückzugsreaktion	3
Kommunikation	**9. Sprachliche oder nichtsprachliche Kommunikation:**	
	• Wenig kommunikative Ausdruckmöglichkeiten	0
	• Verfügt über kommunikative Ausdruckmöglichkeiten	0
	• Verlangt mehr: sucht ungewöhnlich viel Aufmerksamkeit	1 2
	• Vorübergehende Kommunikationsschwierigkeiten	3
	• Feindlich gestimmte Abwehr jeglicher Kommunikation	

Psychomotorische und körperliche Äußerungen		Wert
Sozialleben Interesse an Umwelt	**10. Beziehung zur Umwelt:**	
	• Interesse an der Umwelt beschränkt auf eigene Bedürfnisse	0
	• Interessiert sich ein wenig für die Umwelt	0
	• Interessiert sich und versucht die Umwelt zu kontrollieren	0
	• Vermindertes Interesse, muss aufgefordert werden	1
	• Reagiert ängstlich auf akustische (Geräusche) und visuelle (Licht) Reize	2
	• Völliges Desinteresse an der Umwelt	3
Verhaltens-störungen	**11. Verhalten und Persönlichkeit:**	
	• Harmonische Persönlichkeit = emotionale Stabilität	0
	• Vorübergehende Destabilisierung (Schreien – Flucht – Vermeiden – Stereotypie – [auto-]aggressiv)	1
	• Anhaltende Destabilisierung (Schreien – Flucht – Vermeiden – Stereotypie – [auto-]aggressiv)	2
	• Panikreaktion (Brüllen, neurovegetative Reaktionen)	3
	• Selbstverstümmelungen	4
Summe:		

Auswertung: Erheben Sie mit der EDAAP-Skala Ihren Bewohner, wenn Sie den Eindruck haben, er ist zufrieden, schmerzfrei und entspannt. Das ist jetzt die «Hintergrundfolie», mit der Ihr Bewohner beobachtet wird, wenn Sie den Eindruck haben, er hat sich verändert aufgrund von «vermuteten» Schmerzen. Beobachten Sie dann Ihren Bewohner erneut mit der EDAAP-Skala. Schauen Sie, in welchen Beobachtungskategorien er sich verändert hat. Sprechen Sie mit dem Hausarzt eine versuchsweise Schmerzmedikation ab. Warten Sie bis das Medikament wirkt und schauen Sie dann erneut, ob die Punktwerte sinken. Ist das der Fall, wissen Sie, dass das gezeigte Verhalten mit einem Schmerzmittel beeinflusst werden kann. Somit haben Sie eine wichtige Beobachtung gemacht, die Sie dem Hausarzt mitteilen müssen.

Abbildung 6-5: Evaluation der Schmerzzeichen bei Jugendlichen und Erwachsenen mit Mehrfachbehinderung (EDAAP-Skala) (Quelle: in Anlehnung an Échelle EDAAP, Hôpital Marin de l'AP-HP, Hendaye, France; Belot, 2009: 88–106)

den Betroffenen eine extreme Einschränkung seiner Lebensqualität bedeuten, sollte allen klar sein.

Was unterscheidet Morphin, Opiate und Opioide?

Wird das Opioid direkt aus der Mohnpflanze extrahiert – kommt es also natürlich vor – wird es Opiat genannt. Hier wären das Codein und das Morphin zu nennen. Synthetisch hergestellte Medikamente aus dieser Gruppe heißen Opioide. An der Endsilbe *-oid* können Sie erkennen, dass es

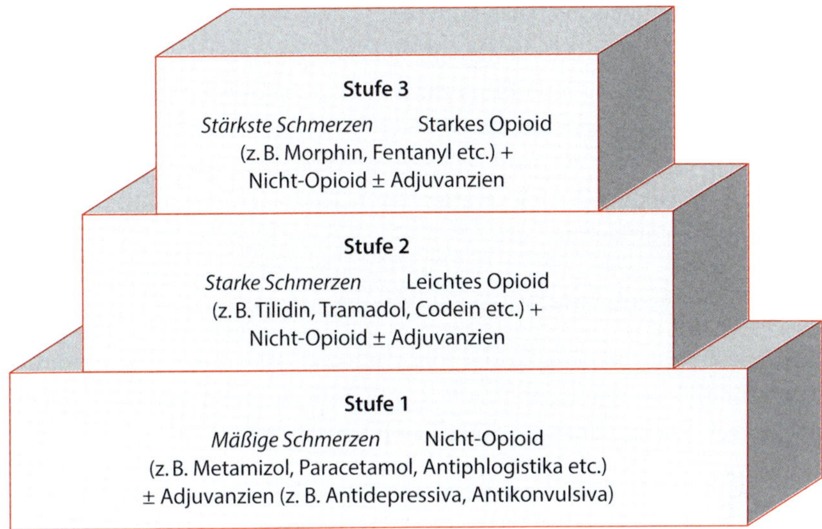

Abbildung 6-6: Das WHO-Stufenschema

ähnlich ist. Wörtlich übersetzt bedeutet Opioid: opiatähnliche Substanz. In diese Gruppe gehören alle anderen Opioide wie Dihydrocodein, Tramadol, Tilidin, Buprenorphin, Hydromorphon, Fentanyl, Levomethadon, Oxycodon, um nur einige zu nennen.

Die Wirkung von Opioiden

Opioide wirken über verschiedene Untertypen von Opioidrezeptoren sowohl im Zentralnervensystem als auch im Gewebe. Die Nebenwirkungen sind dabei grundsätzlich ähnlich. Patienten vertragen nicht alle Opioide gleich gut, da sie eine andere Ausstattung an Untertypen dieser Opioidrezeptoren haben. Auch unterscheiden sich die verschiedenen Opioide dadurch, dass sie entweder mehr über die Leber oder die Niere ausgeschieden werden. Sollte daher eine Leber- oder Nierenschwäche bekannt sein, muss mit dem behandelnden Arzt darüber gesprochen werden, wenn dieser es nicht selbst bemerken sollte.

Verschiedene Gruppen von Opioiden

Opioide werden in zwei Gruppen (Stufe 2 und 3) im WHO-Stufenschema eingeteilt. In Stufe 2 stehen schwächer wirkende Opioide, deren Wirkung nicht beliebig durch Dosiserhöhung gesteigert werden kann. Hier stellt sich ein so genannter Ceiling-Effekt (Sättigungseffekt) dann ein. In Stufe 3 stehen Opioide, deren Wirkung nahezu beliebig durch Dosiserhöhung gesteigert werden kann. Stufe 2 unterliegt nicht dem Betäubungsmittelgesetz, das heißt, die Medikamente müssen nicht gesondert rezeptiert (BTM) und auch nicht im «Giftschrank» gelagert werden. Hier hat es für 2013 in Deutschland eine Änderung gegeben, denn Tilidin als Lösung ist nun auch BTM-pflichtig geworden.

6.2.3.8 Grundsätze einer kunstgerechten Schmerztherapie

Ein weiteres Lernschema ist das DNA-Schema. Hier finden sich Grundsätze für die kunstgerechte Gabe von Schmerzmitteln bei chronischen Schmerzen. Dabei stehen die einzelnen Buchstaben für:

D – Durch den Mund: Das bedeutet, dass das Präparat so lange wie möglich *oral* verabreicht werden soll. So ist eine optimale Aufnahme des Medikaments gewährleistet.

N – Nach festem Zeitschema: Die Häufigkeit der Gabe des Präparats richtet sich nach seiner *Wirkdauer*. Wenn also ein Medikament (z. B. Novalgin®) 4 Stunden wirkt, muss es bei chronischen Schmerzen mindestens 6 Mal täglich gegeben werden. Sie geben also das Präparat nach Uhrzeit, nicht gemäß den Mahlzeiten. Für eine kontinuierliche Schmerzmittelgabe kann es notwendig sein, den Bewohner nachts zu wecken.

A –Analgetika gemäß WHO-Stufen: Die Schmerzstärke gibt nun an, welche Präparategruppe eingesetzt werden sollte.

Opioid-Mythen

Nicht nur Laien, sondern auch Fachpflegekräfte und leider auch einige Ärzte behaupten immer wieder, Opiate und Opioide würden süchtig machen. Dieses Vorurteil ist durch umfangreiche Studien mittlerweile widerlegt worden. Voraussetzung dafür ist allerdings die feste Gabe nach einem Zeitschema und nicht nach Bedarf. Nebenwirkungen, wie z. B. Benommenheit, Übelkeit und Schwindel, die anfangs auftreten können, lassen in der Regel nach 7–10 Tagen nach. Wichtig ist daher, dass der Betroffene diese Zeit durchstehen muss. Mit entsprechenden Begleitmedikamenten (z. B. 3–5 Tropfen Haloperidol, 3 Mal täglich bei Übelkeit, die durch Opioide verursacht sind), ist das gut möglich. **Tabelle 6-1** zeigt typische Mythen um das Morphin, die immer wieder von Fachleuten und Laien zu hören sind.

Tabelle 6-1: Die sechs meistgenannten Mythen um das Opioid (Quelle: Kostrzewa, 2012b: 2–3)

Mythos...	... und Realität
Mythos 1: Opioide machen süchtig!	• Werden Opioide nach festem Zeitschema gegeben, also nach einem festen Stundenrhythmus, entsteht keine Suchtsymptomatik. Hingegen entsteht dann eine psychische Sucht, wenn das Opioid nach Bedarf gegeben wird. • Erkundigen Sie sich daher, wann die Wirkung des Bedarfsmedikaments nachlässt, um hier mit dem Hausarzt das richtigen Intervall abzusprechen.
Mythos 2: Opioide führen zwangsweise zur Toleranzentwicklung!	• Mittlerweile liegt eine eindeutige Studienlage vor, die einer Toleranzentwicklung widerspricht. Wenn die Dosis angepasst werden muss, liegt es daran, dass z. B. der Tumor weiterwächst oder sich die Osteoporose verschlimmert hat. • Eine Dosiserhöhung ohne ersichtlichen Grund kann in der Praxis nicht bestätigt werden.
Mythos 3: Opioide sind lebensverkürzend!	• In sehr seltenen Fällen kann es zu einer Atemdepression kommen, wenn Opioide der 3. Stufe zu hoch dosiert worden sind. Klagt der Patient aber immer noch über Schmerzen, könnte jetzt bei einer Höherdosierung der Tod eintreten. Dieser Tatbestand würde aber als indirekte Sterbehilfe angesehen werden, was in Deutschland nicht verboten ist. • Die Praxis zeigt jedoch ganz deutlich, dass viele Menschen unter Opioiden wieder Energie und Lebensqualität erhalten. Das führt wiederum zu einer Lebensverlängerung.
Mythos 4: Unter Opioiden dämmern die Betroffenen nur noch vor sich hin!	• Zu Beginn der Opioidtherapie kann es zu unerwünschten Nebenwirkungen kommen, und zwar vor allem Benommenheit, Konzentrationsstörungen, Müdigkeit und Übelkeit. Diese Reaktionen lassen in der Regel nach 7–10 Tagen nach. • Da viele Betroffene durch starke Schmerzen häufig an Schlafmangel leiden, kann es nun sein, dass sie nach Opioidgabe viel schlafen. Ist diese Phase aber durchstanden, legt sich die Müdigkeit.

Tabelle 6-1: Die sechs meistgenannten Mythen um das Opioid (Quelle: Kostrzewa, 2012b: 2–3) *(Fortsetzung)*

Mythos...	... und Realität
Mythos 5: Opioide bewirken gravierende Organschäden!	• Auch bezogen auf diesen Mythos belegt die Studienlage eindeutig, dass Opioide eben keine Organschäden erzeugen. • Nichtsdestotrotz müssen Sie hier eng mit dem Hausarzt kooperieren, wenn es darum geht, dass Ihre Pflegekunden mit bekannten Nieren- oder Leberschäden Opioide erhalten. Schauen Sie doch hierzu einmal in die Nebendiagnosen Ihrer Pflegekunden, ob entsprechende Vorschädigungen bekannt sind. Hier kann die Gefahr bestehen, dass entsprechende Opioide nicht richtig abgebaut werden können und jetzt im Blut kumulieren.
Mythos 6: Opioide sind Medikamente für die letzte Lebensphase!	• Da Opioide weder das Leben verkürzen noch Organschäden verursachen, unterliegen sie nicht der Risikoabschätzung: Lebensqualität zulasten einer Lebensverkürzung. Opioide können nach entsprechender Eingewöhnungsphase bei opioidnaiven Patienten, gefahrlos ein Leben lang verabreicht werden. • Viele Patienten finden nur dadurch in ihr gewohntes Leben zurück, dass sie endlich schmerzfrei sind.

Transdermale Systeme (Schmerzpflaster)

In den vergangenen Jahren werden Betroffenen immer häufiger transdermale, d.h. über die Haut wirkende Systeme verschrieben. In der Regel bleiben diese Pflaster 72 Stunden auf der Haut und versprechen eine kontinuierliche Abgabe des Wirkstoffs (z.B. Fentanyl) über die Haut. Zu bedenken ist aber, dass diese Wirkstoffe fettlöslich sind. Es muss also Unterhautfettgewebe vorhanden sein, damit der Wirkstoff überhaupt aufgenommen werden kann. Vor allem bei sehr kachektischen Bewohnern kann daher eine unzureichende Aufnahme des Wirkstoffs beobachtet werden. Wenn eine entsprechende Wirkung nicht einsetzt, sollte dann mit dem Hausarzt besprochen werden, ob man nicht besser auf orale Analgetika zurückgreifen sollte (s.o., DNA-Schema).

Kombination von Schmerzmitteln

Schmerzmedikamente zu kombinieren kann sehr sinnvoll sein. Jedoch darf dies nicht wahllos geschehen, denn einige Kombinationen mindern die schmerzlindernde Wirkung der Medikamente. Vor allem die Wirkstoffe der 2. und 3. Stufe des WHO-Stufenschemas (z.B. Tramadol + Fentanyl) dürfen nicht miteinander kombiniert werden. Hier hemmen die schwächeren Präparate die Wirkung des stärkeren Medikaments.

Eine Kombination der Stufen 1 und 2, aber auch 1 und 3 ist gut möglich. Damit lässt sich eine Verstärkung der analgetischen Wirkung erzielen.

Schmerzursache und Wahl des Medikaments

Nicht jedes Medikament zur Linderung von Schmerzen kann bei allen Schmerzursachen eingesetzt werden. Hier sollte das Wirkprinzip des Medikaments beachtet werden. Die meisten der Bewohner werden an chronischen Schmerzen aufgrund von Verschleißerkrankungen leiden. Hier sind zum Austesten und bei akuten Schmerzzuständen so genannte Antirheumatika (z.B. Ibuprofen) einzusetzen. Bei Schmerzen von Hohlorganen, ist Metamizol durch seine zusätzlich entkrampfende Wirkung erfolgreich. Bei einer Dauerbehandlung mit Antirheumatika muss unbedingt darauf hingewirkt werden, dass der behandelnde Arzt einen Magenschutz, etwa durch Pantoprazol, mitverordnet.

Behandlung von Nebenwirkungen

Die Einsicht in die Therapie mit Opiaten wird bei Bewohnern dann schwinden, wenn die Nebenwirkungen nicht mitbehandelt werden. Äußerungen wie: «Ich vertrage diese Medikamente nicht» oder: «Die machen alles nur noch schlimmer» sind dann häufig zu hören. Hier müssen also frühzeitig die möglichen Nebenwirkungen der verordneten Medikamente mit dem behandelnden Arzt besprochen werden. Gezielt wird dann im Vorfeld erfragt, was getan werden kann, wenn ein Bewohner unter einer opioidverursachten Übelkeit leidet.

Eine weitere Nebenwirkung der Opiate ist die Verstopfung (Obstipation). Hier ist es ratsam, ab dem ersten Tag ein Abführmittel zu verabreichen. Zusätzlich können eine Kolonmassage (s. Kap. 6.2.14.1) und selbstverständlich ausreichend Flüssigkeit diese Nebenwirkung minimieren helfen.

Bei schwieriger Kooperation mit dem Hausarzt

In den vergangenen Jahren ist zu beobachten, dass die Kooperation mit den Hausärzten bezüglich der Schmerztherapie immer besser gelingt. Zum einen hat dies mit einem gesteigerten palliativen Bewusstsein auf Seiten der

Ärzte, aber auch mit einer zunehmend professionelleren Beobachtung, Dokumentation und Kommunikation der Pflegemitarbeiter zu tun. Nichtsdestotrotz ergeben sich bei vereinzelten Ärzten immer wieder Schwierigkeiten in der Zusammenarbeit. Folgende sechs Tipps dann zur Verfügung.

Tipp 1: Lassen Sie sich nicht durch das Argument: «Wer hat denn hier studiert?» oder: «Sind Sie der Arzt oder ich?» einschüchtern. Bevor Sie aber inhaltlich «loslegen», müssen Sie zuvor die Beziehungsebene mit dem behandelnden Arzt klären. Zeigen Sie, dass auch Sie entsprechende Erfahrungen vorzuweisen haben. Ist der behandelnde Arzt nun bereit, Ihnen zuzuhören, können Sie mit der Sachebene beginnen. Hier kann es dann sinnvoll sein, dem behandelnden Arzt zu zeigen, mit welchen Assessments Sie arbeiten. Bedenken Sie, dass nur wenige Ärzte z.B. den BESD-Bogen, das ZOPA© oder die EDAAP-Skala kennen.

Tipp 2: Führen Sie eine lückenlose fachliche Dokumentation. Zeigen Sie mithilfe einer Verlaufskontrolle, dass Ihr Bewohner nicht kontinuierlich schmerzgelindert ist. Lässt der behandelnde Arzt sich am Telefon durch die Arzthelferin verleugnen, können Sie ihm die Schmerzprotokolle auch per Fax zukommen lassen. Zum einen erhalten Sie ein Faxprotokoll, so dass Sie Ihrer Pflicht genüge getan haben, und zum anderen ziehen Sie dem Arzt die Faxpatrone leer, was auf Dauer sehr kostspielig ist.

Tipp 3: Nehmen Sie Kontakt zu einem Palliativmediziner auf. In manchen Regionen kann ohne Überweisung durch den Hausarzt ein Palliativarzt einbezogen werden. Dieser sucht allerdings den Konsens und wird sich mit dem Hausarzt in Verbindung setzen.

Tipp 4: Machen Sie Angehörige in der Anwendung von Fremdbeobachtungsinstrumenten kompetent. So entsteht eine Allianz zwischen Pflege-, Betreuung- und den Angehörigen. Gerade Angehörige haben noch einmal eine ganz andere Art und Weise, mit dem Arzt in die Verhandlung zu gehen.

Tipp 5: Kontaktieren Sie die zuständige Krankenkasse und machen Sie sie auf den vorliegenden Zustand aufmerksam. Bedenken Sie, dass Schmerztherapie kein Luxus ist, sondern ein Rechtsgut, das jedem Menschen zusteht. Unterlassene Schmerztherapie erfüllt den Tatbestand der Körperverletzung und der unterlassenen Hilfeleistung.

Tipp 6: Wenn alle Vermittlungsversuche nichts bringen, sollten Sie auf einen Arztwechsel drängen.

Wichtig ist, immer wieder vor Augen zu führen, dass sich Mitarbeiter zum Anwalt des Bewohners machen müssen, da dieser oft nicht für seine eigenen Belange kämpfen kann.

6.2.3.9 Verfahrensregelung des Schmerzmanagements

Gemäß dem Nationalen Expertenstandard «Schmerzmanagement in der Pflege» müssen stationäre Einrichtungen eine multiprofessionelle Verfahrensregelung vorhalten können (**Tab. 6-2**). Auch Wohnstätten können von solch einer Verfahrensregelung profitieren, da hier aufgeführt wird, wann wer was zu tun hat.

6.2.3.10 Nichtmedikamentöse Maßnahmen zur Schmerzreduktion

Es gibt viele nichtmedikamentöse Maßnahmen zur Schmerzreduktion. Dass sie nichtmedikamentös sind, bedeutet nicht, dass sie beliebig und ungeübt angewandt werden dürfen. Eine fundierte Schulung muss der Anwendung vorausgehen.

Zu sehen sind diese komplementären Maßnahmen auch als begleitende Maßnahmen, denn auch wenn Schmerzmittel verordnet werden, können die nichtmedikamentösen Maßnahmen einen schmerzstillenden Effekt verstärken. Hier begleitet daher die medikamentöse Schmerztherapie eine zusätzlich nichtmedikamentöse Intervention. **Tabelle 6-3** zeigt eine Übersicht gängiger Methoden.

6.2.4 Symptomlinderung bei Atemnot

Atemnot wird von vielen Betroffenen auch als «Lufthunger» beschrieben. Ähnlich wie der Schmerz ist Atemnot ein subjektiv erlebtes Symptom – es ist also nicht messbar. Soll die Schwere der Atemnot bei einem Bewohner mit geistiger Behinderung erfasst werden, kann auch hier ein Instrument

Tabelle 6-2: Muster einer Verfahrensregelung des Schmerzmanagements (Quelle: in Anlehnung an Kostrzewa, 2010: 132–133)

Arbeitsschritt	Details
Pflegeanamnese (Pflegefachkraft):	1. Anlassbezogen (bei Einzug, bei Schmerzäußerungen oder bei Einsetzen von herausforderndem Verhalten) wird jeder Betroffene gezielt nach Schmerzen gefragt. Ebenfalls interessieren beim Erstgespräch zurückliegende Schmerzzustände und das persönliche Schmerzmanagement (was hat der Betroffene zuvor/früher getan, um einen Schmerz zu lindern?). All diese Informationen werden genau dokumentiert. 2. Sollten aktuell Schmerzen vorliegen, erfolgt eine Schmerz- und Verlaufseinschätzung mithilfe geeigneter (auf die Klientel abgestimmter) Schmerzerfassungsinstrumente. 3. Bei kommunikationsfähigen Betroffenen, die zu einer Selbsteinschätzung fähig sind, über die NRS, VRS, Smiley-Skala oder VAS. 4. Bei kommunikationsunfähigen Betroffenen erfolgt die Beobachtung über ein Fremdbeobachtungsinstrument (EDAAP, ZOPA© oder BESD). Dabei wird der Betroffene genau unter Bewegung und in Ruhe beobachtet.
Pflegeplanung (Pflegefachkraft):	5. Der Hausarzt bzw. Schmerztherapeut ist zeitnah über die erhobenen Schmerzbeobachtungen zu informieren. Die eingeholte Schmerztherapie wird unverzüglich umgesetzt. 6. Das Pflegeproblem Schmerz, die eingeleiteten Maßnahmen werden in der Pflegeplanung beschrieben und in den Tagesablauf aufgenommen. 7. Es findet ein Pflegeplanungsgespräch (evtl. kann es sinnvoll sein, die Angehörigen einzubeziehen). 8. Kommunikationsfähige Betroffene und ihre Angehörigen werden über das Verfahren der Schmerzerfassung, über die Medikamenteneinnahme und die vereinbarten Pflegemaßnahmen beraten.
Pflegemaßnahmen/Durchführung der Pflege (Pflegefachkraft):	
Umsetzung der medikamentösen Schmerztherapie (Pflegefachkraft):	9. Nach ärztlicher Verordnung werden die Schmerzmedikamente verabreicht. 10. Es ist darauf zu achten, ob der Schmerzzustand eine nächtliche Gabe von Analgetika notwendig macht. Gemäß der Anordnung ist der Betroffene dann nachts zu wecken.

Tabelle 6-2: Muster einer Verfahrensregelung des Schmerzmanagements (Quelle: in Anlehnung an Kostrzewa, 2010: 132–133) *(Fortsetzung)*

Arbeitsschritt	Details
Schmerzverlaufs-kontrolle (Pflegefachkraft):	11. Im Tagesablaufplan ist genau zu erfassen, wann die Schmerzbeobachtung zu erfolgen hat. 12. Bei kommunikationsfähigen Betroffenen soll mindestens einmal pro Schicht der Schmerz mithilfe eines geeigneten Schmererfassungsinstruments (z. B. NRS, VAS, VRS, Smiley-Skala) erhoben werden. Der entsprechende Punktwert wird im Schmerzverlaufsprotokoll dokumentiert, bis das Ziel «Schmerzlinderung» erreicht ist. 13. Bei kommunikationsunfähigen Betroffenen soll mindestens einmal pro Schicht der Schmerz mithilfe eines geeigneten Schmerzbeobachtungsinstrument (z. B. EDAAP, ZOPA© oder BESD) erhoben werden. Der entsprechende Punktwert wird im Schmerzverlaufsprotokoll dokumentiert, bis das Ziel erreicht ist. 14. Der behandelnde Arzt wird zeitnah über die Schmerzverlaufskontrolle informiert. Sollte keine Schmerzreduktion bzw. Schmerzfreiheit eintreten (z. B.: Smiley-Skala oder NRS > 3/10) müssen weitere Anordnungen durch den Arzt eingeholt werden. 15. Bei den Besuchen des Hausarztes oder des Schmerztherapeuten ist die Schmerzdokumentation (z. B. Schmerzverlaufskontrolle) vorzulegen.
Umsetzung nicht-medikamentöser Maßnahmen zur Schmerzlinderung (Pflegefachkraft oder pädagogische Mitarbeiter):	16. Die nichtmedikamentösen Maßnahmen zur Schmerzlinderung richten sich nach dem persönlichen Schmerzmanagement (s. Punkt 1) des Betroffenen. 17. Es werden dem Betroffenen weitere Maßnahmen angeboten (z. B. Wickel/Auflagen, Bäder, Kälte-Wärme-Anwendungen, Massagen, Einreibungen, ASE, TENS etc.). 18. Es werden angeleitete Mitarbeiter oder auch Angehörige in die Anwendung dieser Maßnahmen einbezogen.
Dokumentation (Pflegefachkraft oder pädagogische Mitarbeiter):	19. Es wird nach Leitfaden dokumentiert. 20. Die Evaluation wird, wie unter Schmerzverlaufskontrolle beschrieben, erhoben.

Tabelle 6-3: Nichtmedikamentöse Maßnahmen zur Schmerzlinderung

Maßnahme	Beschreibung
Kälte-Wärme-Anwendung	Wärmflaschen, Heizkissen oder warme Kirschkernkissen sind alte Hausmittel. Auch Kälteanwendungen sind bei Gelenkschmerzen gebräuchliche Maßnahmen.
Akupressur	Akupressur wird der traditionellen chinesischen Medizin zugeschrieben, jedoch finden sich in vielen Kulturkreisen Behandlungsformen, die einem ähnlichen Denkmuster folgen.
Wickel/Auflagen	In den vergangenen Jahren öffnet sich die klassische Schulmedizin diesen Maßnahmen. Verschiedene Aufgüsse und Breis können Schmerzzustände lindern helfen.
Massage	Durch das Lockern der Muskulatur über Massagen können schmerzhafte Verspannungen gelöst werden.
Tee	Die schmerzlindernde Wirkung von bestimmten Tees (z. B. Fenchel bei Bauchschmerzen) ist vielen Ihrer Bewohner bekannt.
Aromapflege	Verschiedene ätherische Öle haben beruhigende und Angst lösende Wirkung. Trotz dieser verallgemeinerten Aussage müssen Sie immer wieder auch auf die jeweilige Reaktion Ihres Pflegekunden achten. Die Öle können direkt ins Waschwasser gegeben werden oder Sie lassen Sie über eine Duftlampe wirken.
Bäder und Teilwaschungen	Hand- und Fußbäder sind alte Hausmittel, die die konsensuelle Reaktion des warmen Wassers zur Entspannung nutzen. Die entspannende Wirkung kann durch Zusätze ätherischer Öle (z. B. Lavendel) verstärkt werden.
Ablenkung	Bei leichten bis mittelstarken Schmerzen kann Ablenkung eine gute Ergänzung im Schmerzmanagement sein. Dabei sind die Vorlieben des Bewohners zu berücksichtigen (z. B. Fernsehen, Vorlesen, Humortherapie).
Achtung! Die hier genannten Methoden müssen geschult werden, bevor Sie sie bei Ihren Bewohnern anwenden möchten. Erheben Sie in Ihrem Team, ob einige Ihrer Mitarbeiter Fortbildungen in diesem Themenfeld besucht haben. Nutzen Sie das Wissen Ihrer Kollegen für eine Inhouse-Schulung. Besprechen Sie zusätzlich mit dem Hausarzt die jeweilige Maßnahme, um Kontraindikationen auszuschließen.	

zur Selbsteinschätzung, wie z. B. die Smiley-Skala (**Abb. 6-7**) eingesetzt werden. Mithilfe dieser Skala kann erfasst werden, welchen Effekt die Maßnahmen für den Betroffenen haben.

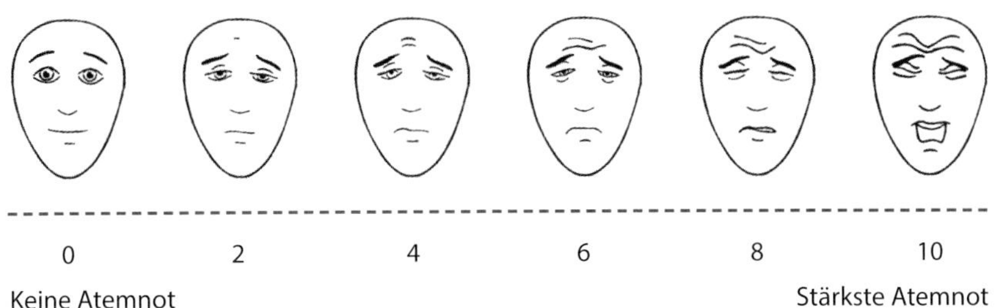

Abbildung 6-7: Gesichter-Skala zur Bestimmung der Atemnot

Für Atemnot gibt es verschiedene Ursachen (Kostrzewa/Gerhard, 2010: 113 f.):

a) Einengung der Luftröhre (obstruktive Ursachen)
- Asthma
- chronisch obstruktive Lungenerkrankung (COPD)
- tumorbedingte Einengung
- Pleuraerguss
- Lungenentzündung (Pneumonie)
- Pneumothorax
- Zustand nach Lungenoperation

b) herzbedingte Ursachen
- Herzinsuffizienz
- Erguss im Herzbeutel
- Tumorwachstum in den Herzbeutel
- Einflussstauung

c) neuromuskuläre Ursachen
- Muskelschwäche durch Muskelerkrankungen
- Muskelschwäche bei Kachexie
- amyotrophe Lateralsklerose

d) weitere Ursachen
- Blutarmut (Anämie)
- Aszites
- Lebervergrößerung
- ausgeprägtes Fieber
- psychische Ursachen (Angst)
- Schwäche am Lebensende.

Für die Arbeit in einer Wohnstätte für Menschen mit geistiger Behinderung kann es sinnvoll sein, dass für einzelne Symptome so genannte Handreichungen entworfen werden. Sie enthalten kurze, knappe Erläuterungen in Bezug auf:

- das Symptom
- seine Ursachen
- die Möglichkeit, die Schwere einzuschätzen
- das zu erreichende Ziel
- nichtmedikamentöse und medikamentöse Maßnahmen zur Therapie.

Wichtig ist, dass in der Handreichung auch weiterführende und belegende Literatur aufgeführt wird. Bezogen auf die Atemnot ist in **Tabelle 6-4** eine Muster-Handreichung eingepflegt. Für das Team einer Wohnstätte sollten entsprechende Handreichungen auch für weitere Symptome, die für die Palliativversorgung dienlich sein können, erstellt werden.

6.2.4.1 Atemstimulierende Einreibung bei Atemnot

Eine Möglichkeit, auf eine leichte Atemnot Einfluss zu nehmen ist die Atemstimulierende Einreibung (ASE, **Abb. 6-8**). Sie stammt aus dem Konzept der Basalen Stimulation® und wirkt auf die Atemfrequenz und die Atemtiefe. Genau hierin liegt dann auch ihre beruhigende Wirkung. Der Bewohner atmet bewusster, tiefer und mit einer niedrigeren Frequenz.

Tabelle 6-4: Muster einer Handreichung für Mitarbeiter zur Palliativpflege bei Atemnot (Quelle: Kostrzewa, 2011b: 87)

Symptom: Atemnot (Dyspnoe)
Erklärung: Ist ein subjektives Symptom (Lufthunger), dessen Anwesenheit und Schwere nur der Bewohner selbst ermessen und beurteilen kann.
Ursachen z. B.: COPD (chronisch obstruktive Lungenerkrankung), Tumore, Herzerkrankungen, Pneumonie, Asthma, Ödeme, Toxine (Opioide), erhöhter CO_2-Gehalt im Blut, Angst, Stress, Unruhe.

Tabelle 6-4: Muster einer Handreichung für Mitarbeiter zur Palliativpflege bei Atemnot (Quelle: Kostrzewa, 2011b: 87) *(Fortsetzung)*

Symptom: Atemnot (Dyspnoe)
Einschätzung mit: verbaler Rangskala (VRS) 0 = Keine Atemnot 1 = Leichte Atemnot 2 = Starke Atemnot 3 = Sehr starke Atemnot. Der Bewohner wird anhand der Skala nach seiner subjektiven Einschätzung der Atemnot befragt.
Ziele: • normale Atmung • reduzierte Atemnot • Angstfreiheit.
Nichtmedikamentöse Intervention: • Ursachenklärung • Nach Selbsthilfetechniken fragen. Was hat früher geholfen? • Selbst ruhig bleiben (selbst ruhig weiteratmen) • Ruhige Atmosphäre herstellen: Radio/Fernseher aus, Pager ausstellen • Bewohner nicht allein lassen • Beengende Kleidung entfernen • Sitzende Oberkörperhochlagerung, Herzbettlagerung • Arme mit Kissen oder Luftballonen unterlagern • Fenster auf, Tür auf, ggf. für Durchzug sorgen, Bett ggf. in den Durchzug stellen • Ventilator einsetzen (Windrichtung ins Gesicht) • Bewohner durch Kontaktatmung/Richtungsatmung zu tiefem Atmen bringen. Dazu Hand dort hinlegen, wo der Bewohner hinatmen soll. Dabei mit der Hand immer tiefer gehen (Brustkorb, Zwerchfellspitzen, Bauch) • Atemstimulierende Einreibung (ASE) (siehe Handreichung) • Angehörige in ASE praktisch unterweisen • Zur Einschätzung der Atemnot die verbale Rangskala anwenden.
Medikamentöse Intervention, z. B.: Besprechen Sie im Vorfeld mit dem Hausarzt den **palliativen Notfall**. Bitten Sie ihn, entsprechende Medikamente für diesen Fall zur Verfügung zu stellen. Mögliche medikamentöse Maßnahmen sind: • Morphin-Gabe • Tavor-Gabe • O_2-Gabe (nur bei Sauerstoffmangel – nicht bei CO_2-Überschuss).
Literatur: Knipping C. (2009). Lehrbuch Palliativpflege, 2. Aufl. Bern: Verlag Hans Huber, S. 327. Kostrzewa S., Gerhard C. (2010). Hospizliche Altenpflege. Bern: Verlag Hans Huber, S. 112 ff.

Daher können mehrere Ziele und Anwendungsbereiche der ASE aufgezeigt werden:

- Beruhigung
- Entspannung
- Linderung der Atemnot
- Prophylaxe der Pneumonie (Lungenentzündung)
- Schmerzreduktion durch Entspannung
- Reduktion von Einschlafstörungen
- Reduktion von Angst und Unruhe.

Bevor die ASE bei Betroffenen angewandt wird, sollte diese Maßnahme gründlich im Team erlernt werden (s. Teamübung). Vor allem als Notfallmaßnahme bei Atemnot muss die Durchführung beherrscht werden.

Teamübung: Atemstimulierende Einreibung

Setzen Sie sich paarweise zusammen. Zur Übung kann die ASE auch auf der Kleidung durchgeführt werden. Der therapeutische Effekt ist aber um ein vielfaches höher, wenn sie direkt auf der Haut durchgeführt wird. Die Durchführung können Sie anhand der hier beschriebenen Verfahrensanweisung (**Tab. 6-5**) vornehmen.

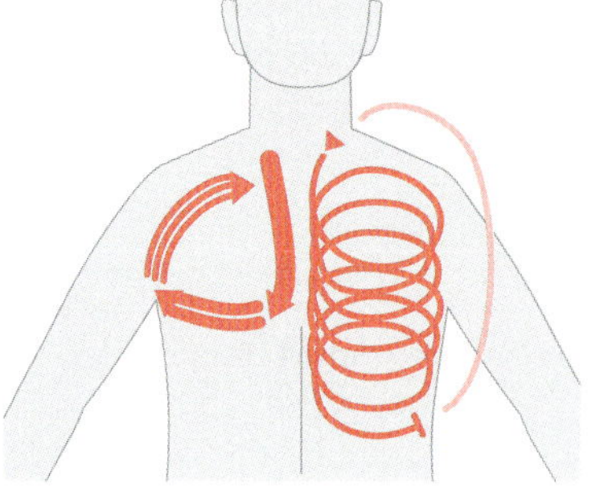

Abbildung 6-8: Handführung bei der Atemstimulierenden Einreibung (ASE) (Quelle: Buchholz/Schürenberg, 2009: 150)

Tabelle 6-5: Muster einer Verfahrensanweisung für eine Atemstimulierenden Einreibung (ASE)

Vorbereitung:

- Patienten/Bewohner informieren
- Zimmer wärmen (kein Durchzug)
- Oberkörper des Patienten/Bewohners frei machen
- Den Patienten/Bewohner rittlings auf einen Stuhl setzen und die Arme auf der Stuhllehne verschränken lassen, den Kopf auf die verschränkten Arme legen lassen (alternativ: Der zu Pflegende sitzt auf der Bettkante und verschränkt seine Arme auf dem vor ihm stehenden Nachschrank, den Kopf auf die verschränkten Arme legen lassen).
- Immobile zu Pflegende können gut für die Maßnahme in Seitenlage gelagert werden.
- Für eine ungestörte Atmosphäre sorgen (Durchführung dauert ca. 10 Minuten).
- Der Anwender wärmt die Hände an und legt Schmuck ab (keine Handschuhe verwenden).

Durchführung:

Schritt 1:	Cremen Sie den Rücken des Bewohners/Patienten von oben nach unten ausreichend mit beiden Händen einfühlsam ein, z. B. mit einer Wasser-in-Öl-Lotion.
Schritt 2:	Setzen Sie beide Hände parallel oben am Nacken direkt rechts und links der Wirbelsäule an.
Schritt 3:	Legen Sie Ihre Hände ganzflächig (alle Finger, auch der Daumen, zusammen ergeben eine Fläche) auf.
Schritt 4:	Beginnen Sie die ASE mit der Ausatmung.
Schritt 5:	Üben Sie mit Ihrem Daumen, Zeigefinger und der Handfläche einen unterstützenden Druck aus.
Schritt 6:	Führen Sie die Bewegung, während der Bewohner ausatmet, ein paar Zentimeter entlang der Wirbelsäule nach unten, dann seitwärts in Richtung der Flanken.
Schritt 7:	Ihre Hände drehen sich dabei leicht nach außen und werden gleichzeitig synchron zur Atmung bewegt.
Schritt 8:	Während der Patient einatmet, gleiten Ihre Hände mit deutlich weniger Druck in einer kreisförmigen Bewegung, nachdem die Hände leicht den Brustkorb anheben, zurück zur Wirbelsäule.
Schritt 9:	Führen Sie die Einreibung mehrmals mit kreisenden Bewegungen von der Höhe der Schultern bis hinunter zum Rippenrand aus. Wenn die Hände am unteren Rippenrand (Vorsicht im Nierenbereich) angelangt sind, legen Sie sie nacheinander zum Nacken zurück, ohne den Hautkontakt zu unterbrechen. Führen Sie diese Bewegungsmuster ca. 5 Minuten durch.
Schritt 10:	Streichen Sie den Rücken, wie zu Beginn von oben nach unten ohne Druck langsam aus. Die Berührung und ihre Qualität haben hier einen abschließenden und verabschiedenden Charakter.

Tabelle 6-5: Muster einer Verfahrensanweisung für eine Atemstimulierenden Einreibung (ASE) *(Fortsetzung)*

Besondere Hinweise:
• Behalten Sie während der gesamten Einreibung den Hautkontakt zum Betroffenen bei, auf diese Weise vermitteln Sie Nähe und Sicherheit. • Beachten Sie, dass auch Angehörige diese Maßnahme durchführen können, wenn sie zuvor gut angeleitet worden sind. • Da die ASE aus dem Konzept der Basalen Stimulation® kommt, finden hier Pflege- und Betreuungsmitarbeiter ein gemeinsames Konzept für ihre Arbeit.

6.2.4.2 Vorsicht mit Sauerstoff und Infusionen

In vielen Einrichtungen ist es üblich, Atemnot mit einer Sauerstoffgabe zu «behandeln». Dabei muss beachtet werden, dass Sauerstoff die Nasen- und Mundschleimhäute austrocknet. Dies wiederum führt zu Durst und Mundtrockenheit. Da viele Sterbende mit offenem Mund atmen, trocknet die Mundschleimhaut noch schneller aus. Klagt der Bewohner über Durst, bekommt er nicht selten eine (subkutane oder intravenöse) Infusion. Weil viele Sterbende zusätzlich unter Herzschwäche leiden, führt eine Infusion dazu, dass sich Flüssigkeit (Ödem) in der Lunge ansammelt. Der Betroffene bekommt dadurch erschwert Luft (**Abb. 6-9**).

Aus diesem Zusammenhang wird deutlich, dass mit diesen beiden Maßnahmen das Ziel nicht erreicht wird, sondern dass sich der Gesamtzustand des Betroffenen eher noch verschlechtert.

6.2.5 Symptomlinderung bei Übelkeit und Erbrechen

Übelkeit und Erbrechen (Nausea und Emesis) sind zwei Symptome, die als sehr quälend erlebt werden. Die Lebensqualität wird durch eine permanente Übelkeit massiv eingeschränkt. Dabei kann man Übelkeit, wie viele andere Symptome auch, nicht von außen beobachten oder gar messen. Ähnlich wie beim Symptom «Schmerz» gilt hier der Leitsatz:

«Übelkeit ist das, was Ihr zu Pflegender darüber sagt, und Übelkeit ist *immer dann da, wenn er es sagt.*»

Da Übelkeit alle anderen Aktivitäten des täglichen Lebens ausbremst, kann man sie als Bremse im Leben bezeichnen. Wichtig ist dabei, dass mit entsprechenden Maßnahmen nicht zu lange gewartet werden sollte. Primär

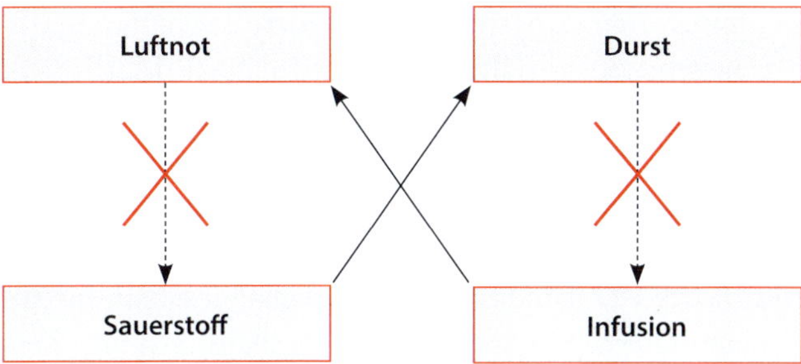

Abbildung 6-9: Zusammenhang zwischen Atemnot, Sauerstoff und Infusionen

geht es erst einmal um Ursachenforschung: Was löst die Übelkeit aus? Dabei können die Ursachen für Übelkeit sehr verschieden sein:

- Medikamente (z.B. Opioide), Giftstoffe
- Schmerzen
- fehlender Schlaf
- psychische Ursachen (Angst, Stress)
- verändertes Geschmackserleben durch Demenz
- veränderte Umgebung (z.B. neuer Zimmernachbar im Pflegeheim)
- Erkrankungen des Verdauungstraktes
- Gleichgewichtsstörungen
- Giftwarnsystem (Chemorezeptorentriggerzone), Brechzentrum
- Unverträglichkeit von Speisen und Getränken
- erhöhter Hirndruck
- unangenehme Gerüche (Ekel).

Genau wie beim Schmerz kann auch das Symptom «Übelkeit» von Menschen mit starker Bewusstseinseinschränkung nicht verbal kommuniziert werden. Hier sind es eher die unspezifischen Verhaltensweisen, die auf eine mögliche Übelkeit verweisen:

- Blässe
- Ablehnen von Speisen
- Wegdrehen des Kopfes bei Anbieten von Speisen
- schweißiges Gesicht
- Schließen der Augen bei Speiseangebot
- Würgen
- Unruhe.

Im Rahmen einer Fallbesprechung über einen Bewohner mit herausfordernden Verhaltensweisen sollte daher immer auch die Übelkeit mit bedacht werden. Hier ist eine genaue Beobachtung des zu Pflegenden unabdingbar. Zu Beginn des Auftrags, also z. B. nach Einzug in die Wohnstätte, sollte hier schon gefragt werden, mit welchen Hausmitteln der Betroffene zuhause erfolgreich auf Übelkeit reagiert hat.

Die Schwere der Übelkeit lässt sich ebenfalls mit einem Instrument zur Selbsteinschätzung erheben (**Abb. 6-10**). Ebenfalls lässt sich hierüber der Effekt einer eingeleiteten Maßnahme erkennen.

Bei Menschen mit geistiger Behinderung, die sich verbal gut ausdrücken können, ist auch der Einsatz einer verbalen Rangskala (VRS) zu überlegen:

0 = keine Übelkeit
1 = leichte Übelkeit
2 = starke Übelkeit
3 = sehr starke Übelkeit.

Ziele der eingeleiteten Maßnahmen sind Wohlbefinden und Minderung oder Beseitigung des Symptoms. Wichtig ist bei den eingeleiteten Maßnahmen, dass auch Rahmenbedingungen, die einen verstärkenden Einfluss haben (z. B. Unruhe) auf das Symptom, beeinflusst werden, z. B. durch:

- Sorgen für Ruhe
- Anbieten Frischluft
- Hinausschicken weiterer Personen aus dem Zimmer
- Sorgen für Intimsphäre.

6.2.5.1 Nichtmedikamentöse Interventionen

Nichtmedikamentös kann bei Übelkeit und Erbrechen wie folgt reagiert werden:

- unangenehme Gerüche beseitigen (Lüften, Raumspray, Duftlampe etc.)
- den Raum mit Pfefferminze oder Citronella beduften, wenn unangenehme Gerüche durch Wunden verursacht werden; Wundauflage mit Kohle verwenden (mit Arzt besprechen)
- ruhige Atmosphäre schaffen, nicht hektisch reagieren

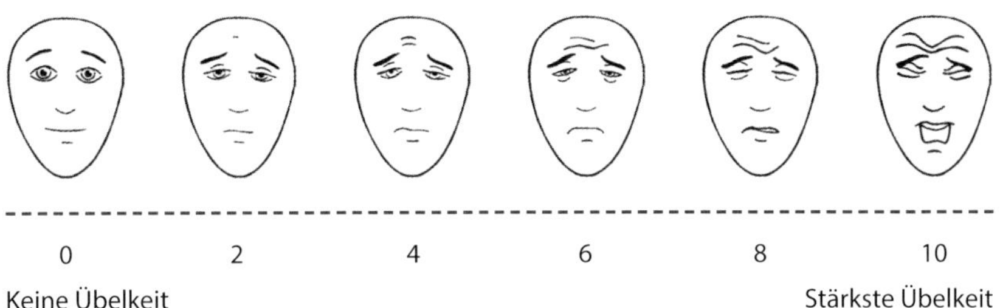

Abbildung 6-10: Gesichter-Skala zur Bestimmung von Übelkeit

- Anwesenheit vieler Personen vermeiden
- Pflegehilfsmittel (Zellstoff, Schale) bereitlegen
- Bewohner in sitzende Position (oder evtl. Seitenlage) bringen
- Nahrung, soweit angeboten, in kleinen, appetitlichen Portionen
- Tee anbieten (z.B. Fenchel, Kamille)
- Eiswürfel lutschen lassen
- Ablenken (z.B. durch Fernsehen oder Radio)
- Mundpflege nach Erbrechen.

6.2.5.2 Übelkeit durch Opioide

Fast jeder Mensch reagiert auf die erstmalige Gabe von Opioiden mit Übelkeit. Das Brechzentrum versucht, das Gift (Opioid) durch Erbrechen wieder loszuwerden. Bei kontinuierlicher Gabe nach festem Zeitschema lässt diese Reaktion nach ca. 7–10 Tagen vollständig nach. Damit der Betroffene aber nicht so lange unter diesem belastenden Symptom leiden muss, schlägt Klaschik (2006) folgendes Stufenschema zur Behandlung der opioidbedingten Übelkeit vor:

1. Stufe: Haloperidol
2. Stufe: Metoclopramid
3. Stufe: Haloperidol und Metoclopramid
4. Stufe: Haloperidol und Domperidon
5. Stufe: Haloperidol und Domperidon und Ondansetron.

6.2.6 Ablehnen von Flüssigkeit und Nahrung

Wenn ein Mensch am Lebensende nicht mehr isst und trinkt, setzt das alle Beteiligten stark unter Druck. Zu bemerken ist, dass vor allem von Laienseite sehr unzureichend Begriffe wie «Verhungern» und «Verdursten» verwendet werden. Schnell assoziieren Laien diesen Zustand des «Verdurstens» mit einem innerlichen Verbrennen. Gerade Angehörige sind dann unsicher, ob nicht die künstliche Versorgung mit Flüssigkeit in Form einer Infusion oder gar über PEG angemessen wäre.

Es ist besonders wichtig, Angehörigen genau zu erläutern, was im Organismus geschieht, wenn keine oder nur wenig Flüssigkeit bzw. Kalorien aufgenommen werden. Zur Erklärung und Erläuterung kann hier auf Alltagsphänomene zurückgegriffen werden, die auch von Angehörigen überprüft werden können. Vielleicht kennen Angehörige in ihrem Umfeld Personen, die das Heilfasten praktizieren. Hier kann es sinnvoll sein, dass Angehörige eingeladen werden, mit diesen Menschen über die Nahrungskarenz zu sprechen. Hier werden sie dann erfahren, wie positiv die meisten Anwender über das Fasten berichten.

Außerdem kann auch bei anderen Lebewesen beobachtet werden, dass sie am Lebensende die Aufnahme von Flüssigkeit und Nahrung einstellen. Hierbei ziehen diese Lebewesen sich dann im Sterbeprozess zurück – unter Verzicht auf Flüssigkeit und Nahrung. Das bedeutet, dass die Natur dieses Programm für Lebewesen vorgesehen hat, da es mit einer natürlichen Palliation verbunden ist.

Damit Angehörige auch zuhause noch einmal nachlesen können, was es mit dem Verzicht auf Flüssigkeit und Nahrung auf sich hat, sollte ihnen ein gut verständliches Informationsblatt mitgegeben werden, in dem die wesentlichen Fakten genannt werden.

Ursachen

Bei einem Menschen mit starken Bewusstseinseinschränkungen kann die Ablehnung von Flüssigkeit und Nahrung verschiedene Ursachen haben. Hieraus vorschnell zu urteilen, dass er nicht mehr leben möchte, kann ein Trugschluss sein. Folgende Ursachen kann es dafür geben, dass Menschen im fortgeschrittenen Krankheitsprozess Flüssigkeit und Nahrung ablehnen:

- Schmerzen (z.B. auch an Zahnschmerzen denken!)
- Entzündungen des Mundraums, der Speiseröhre oder der Magenschleimhaut
- Angst und Unruhe
- Verstopfung
- Speisen werden nicht mehr als solche erkannt (Agnosie).
- Es schmeckt nicht (der Geschmack hat sich verändert).
- üble Gerüche/Ekel
- ungewohnte Umgebung.

Im Extremfall kann der Betroffene am Lebensende über die Ablehnung von Flüssigkeit und Nahrung auch seine Autonomie ausdrücken. Wichtig ist dann, dass zuvor alle therapierbaren Ursachen für den Flüssigkeits- und Nahrungsverzicht ausgeschlossen wurden.

Um Angehörige über die Ablehnung von Flüssigkeit und Nahrung zu informieren, kann das in **Abbildung 6-11** wiedergegebene Informationsschreiben verwandt werden.

Wenn Bewohner/innen Trinken und Essen verweigern

Sehr geehrte Angehörige,

wenn ein Bewohner ans Sterben kommt, ist das für alle Beteiligten eine belastende Situation – selbst wenn man sich schon über einen langen Zeitraum darauf gedanklich hat vorbereiten können. Das Sterben an sich zeigt sich durch viele Anzeichen und Symptome. Der Sterbende wird immer schwächer und nimmt immer weniger an seinem Umfeld teil. Häufig schläft der Sterbende viel und wirkt abwesend.

Eine **natürliche Reaktion** im Sterben ist häufig die Ablehnung von Trinken und Essen. Auch im Tierreich ist diese Reaktion bei vielen Säugetieren zu beobachten. Für Außenstehende ist dieses Verhalten unverständlich. «Warum tut der Sterbende sich zusätzlich noch dieses Leid an?», fragen auch Angehörige.

Seien Sie gewiss: *Flüssigkeits- und Nahrungsverweigerung gehen nicht mit zusätzlich körperlichem Leid einher.*

Aus der **Hospizarbeit** und der Palliativpflege (lindernde Pflege Sterbender) wissen wir, dass die freiwillige Reduktion von Flüssigkeit auf den Organismus folgende Wirkung hat:
Der Mensch wird **schmerzunempfindlicher**, weil der Körper auf den Flüssigkeitsmangel mit der Ausschüttung körpereigener Morphine und Endorphine reagiert. Diese reduzieren das Schmerzempfinden.

Ebenfalls wirken diese körpereigenen Substanzen **euphorisierend** und **dämpfend**. Dadurch ist der sterbende Mensch in einer **gelösten** und **schläfrigen Stimmung**.

Zusätzlich werden die Flüssigkeitsreserven des Körpers abgezogen. Das führt dann dazu, dass Menschen mit Flüssigkeitsreduktion **weniger erbrechen** (da weniger Magensaft vorhanden ist), **weniger Urin** ausscheiden und eine **weniger schwere Atmung** haben (kein Lungensekret). Dadurch entsteht dann auch kein Todesrasseln.

Selbstverständlich hat der Flüssigkeitsmangel auch negative Folgen, die sich aber pflegerisch und medizinisch beheben lassen:
Viele Sterbende atmen mit **offenem Mund**, da diese Atmung weniger beschwerlich ist. Dadurch entstehen Mundtrockenheit und Durst, die durch eine Flüssigkeitsreduktion vergrößert werden. Hier muss eine gute **halbstündige Mundpflege** mit Tees, Eiswürfeln und wohlschmeckenden Getränken (z. B. Bier, Eierlikör, Säften etc.) gegensteuern. Hierbei ist die Unterstützung durch Angehörige sehr willkommen. Durst wird nicht reduziert durch eine andere Form der Flüssigkeitsgabe, z. B. über eine Infusion oder Magensonde, denn die Ursache ist ja die Atmung mit offenem Mund.

Auch können im Zuge einer Austrocknung Verwirrtheitszustände und Unruhe entstehen. Hier sollen dem Sterbenden **vermehrte Aufmerksamkeit** und **körperliche Nähe** angeboten werden. In schweren Unruhefällen kann auch die Gabe von Beruhigungsmitteln (z. B. Tavor) angezeigt sein.

Was klar festgestellt werden kann, ist, dass Menschen, die austrocknen, «innerlich nicht verbrennen», wie es gelegentlich selbst von fachlicher Seite behauptet wird.

Wie verhält es sich mit dem Verhungern?
Ähnlich verhält es sich mit dem **Verzicht auf Nahrung**. Auch hier können wir nicht vom klassischen Verhungern ausgehen. Wenn keine Kalorien zugefügt werden, stellt sich nach 2–3 Tagen das Hungergefühl schlagartig ein. Diese Reaktion erleben wir auch bei Menschen, die das Heilfasten praktizieren. Auch hier werden körpereigene Morphine und Endorphine ausgeschüttet – mit den oben beschriebenen Effekten. Zusätzlich baut der Körper Fettreserven ab. Wenn nun aber die Fettreserven abgebaut werden, entsteht aus der Aufspaltung von Fettsäuren eine Substanz (Ketone), die ebenfalls hilft, **Schmerzen zu reduzieren.**

Aus diesen Reaktionen heraus ist ersichtlich, dass der Verzicht auf Trinken und Essen für den Sterbenden **kein Leiden** bedeutet, wenn die negativen Folgen wie z. B. Durst pflegerisch behoben werden. Ebenfalls wird der eigentliche Sterbeprozess verkürzt. Nicht selten versterben Menschen, die freiwillig auf Trinken und Essen verzichten, innerhalb von 6–10 Tagen.

Literatur zur Vertiefung:

Chabot B., Walther Chr. (2010). Ausweg am Lebensende – Selbstbestimmtes Sterben durch freiwilligen Verzicht auf Essen und Trinken. München: Reinhardt.
Kostrzewa St., Gerhard C. (2010). Hospizliche Altenpflege. Bern: Verlag Hans Huber.

Abbildung 6-11: Musterschreiben mit Informationen für Angehörige und Interessierte, wenn Bewohner/innen Trinken und Essen verweigern (Quelle: Kostrzewa, 2011b: 106 f.)

Auch wenn der Betroffene Flüssigkeit und Nahrung ablehnt, soll das nicht bedeuten, dass ihm keine Speisen und Getränke mehr angeboten werden sollen. Gerade bei Menschen mit geistiger Behinderung und Demenz (vor allem bei der Alzheimer-Demenz, aber auch bei Parkinson-Krankheit) muss immer auch damit gerechnet werden, dass sich die geschmacklichen Vorlieben ändern. Hier sollten dann zusammen mit den Angehörigen unterschiedliche Speisen und Getränke ausgetestet werden. Man sollte auch nicht davor zurückschrecken, «exotische» Varianten auszuprobieren, z.B. Heringsstipp mit Zucker (s. Praxisbeispiel).

Praxisbeispiel

Herbert lebt seit 33 Jahren in einer Wohnstätte für Menschen mit geistiger Behinderung. Vor einem halben Jahr bekam er zudem eine Demenz. Gern aß er immer deftig, für Süßes war er eher nicht zu haben. Vor 4 Wochen begann sich Herberts Allgemeinzustand zu verschlechtern, so dass der Hausarzt und die Mitarbeiter den Eindruck gewannen, er läge im Sterben. Weil die Demenz weiter zunimmt, kann Herbert selber nicht mehr verbal mitteilen, was ihm schmeckt.

Nach vielen Versuchen in der speziellen Mundpflege öffnet er mit sichtlichem Wohlgefühl den Mund bei Salzhering mit Zucker und gefrorenem Malzbier. Zu diesem Zweck wird der Salzhering gesüßt, in kleine Stücke geschnitten und in eine Mullkompresse gegeben. Diese wird angefeuchtet und Herbert an die Lippen gehalten. In gleicher Weise wird mit dem gefrorenen Malzbier verfahren.

Oft sind es kleine Kniffe und Tricks, mit denen sich herausfinden lässt, was dem Betroffenen bezogen auf Flüssigkeit und Nahrung Freude bereitet. Folgende Tipps können dabei behilflich sein.

Tipp 1: Eher kleine Portionen. Besteht grundsätzlich eine Ablehnung gegen Essen, sollten nur noch kleine, leichte und appetitliche Häppchen (z.B. Toast) angeboten werden. Dabei sollten bei der Auswahl nicht ernährungsphysiologische Überlegungen, sondern allein der Wunsch und die Lust auf bestimmte Speisen ausschlaggebend sein.

Tipp 2: Angehörige einbinden. Angehörigen fühlen sich in der Palliativsituation häufig hilflos, erst recht, wenn der Betroffene Essen ablehnt. Hier sollten Angehörigen dazu angehalten werden, die Lieblingsspeisen zu kochen und zu reichen. Allerdings sollte der Eifer der Angehörigen gebremst werden, wenn sie die Gesamtsituation allein auf das Essen fokussieren (Hühnersüppchen-Syndrom).

Tipp 3: Ansprechende Gestaltung der Speise. Wenn Speisen ansprechend portioniert sind und schön dekoriert serviert werden, steigern sie den Appetit. Zusätzlich kann das Wohlbefinden bei der Mahlzeit mit Blumen als Tischdekoration, Gläsern anstelle von Schnabelbechern und schönen Papierservietten gesteigert werden.

Tipp 4: Essen in Gesellschaft. Ist der Betroffene bettlägerig, bedeutet das nicht, dass er nicht in Gesellschaft essen kann. Hier sollte das Essen in der Wohngruppe so organisiert werden, dass mindestens zwei weitere Bewohner am Bett des Betroffenen mit essen. Ein besonderes Highlight kann das Frühstück im Bett sein. Besorgen Sie ein großes Tablett, auf dem Sie das Frühstück präsentieren. Stellen Sie das Nachttischchen so ein, dass der Betroffene das Tablett überblicken kann. Bitten Sie einen Angehörigen oder vertrauten Mitarbeiter, am Fußende des Bettes Platz zu nehmen. Nun kann zusammen im Bett gefrühstückt werden.

Tipp 5: Probieren verschiedener Geschmacksrichtungen. Auch wenn die Biografie des Betroffenen Speise- und Getränkevorlieben erfasst hat, sollte immer berücksichtigt werden, dass sich Vorlieben abrupt ändern können. Zum einen können Betroffene ihr Wesen und damit ihre Vorlieben aufgrund einer Demenz ändern, zum anderen kann es aufgrund der Behandlung (z.B. Chemotherapie) zu Geschmacksverlusten oder -veränderungen kommen. Dann müssen die aktuellen Geschmackspräferenzen durch kleine, variable Häppchen (süß, sauer, salzig etc.) getestet werden.

Tipp 6: Kochen am Bett. Über eine mobile Kochstelle kann für den Betroffenen, der das Bett nicht mehr verlassen kann, gekocht werden. So kann eine schmackhafte Mahlzeit (z.B. Reibekuchen, Rührei mit Zwiebeln und Speck) direkt neben dem Bett des Betroffenen zubereitet werden. Schon allein der Duft kann dann den Appetit anregen.

Tipp 7: Druck unbedingt vermeiden. Es ist sinnlos, Druck auf den Betroffenen auszuüben. Wenn Essen wieder lustvoll sein soll, geht dies nur aus freiem Willen. Dazu gehört auch, zu akzeptieren, dass es Wunsch des Betroffenen sein kann, Essen nicht ständig zum Thema zu machen.

6.2.7 Schluckstörungen und Aspiration

Verschiedene Krankheiten verhindern, dass der Betroffene herkömmliche Nahrungsmittel schlucken kann. Dabei können Kau- oder Schluckschwierigkeiten durch verschiedene neurologische Erkrankungen, wie Demenzen oder die Parkinson-Krankheit, durch Erkrankungen der Mundhöhle oder der Zähne, aber auch durch Verengung der Speiseröhre den Verzehr fester Nahrung erschweren oder unmöglich machen. Die Betroffenen reagieren dann mit Verschlucken und heftigen Hustenreizen, was für sie selbst, aber auch für Mitarbeiter und Angehörige sehr belastend ist.

Besonders bei Bettlägerigkeit kann es nun geschehen, dass der Betroffene immer häufiger mit Schluckstörungen reagiert. Hier besteht nun die Gefahr, dass er Nahrung und Flüssigkeit in die Lunge bekommt (Aspiration), was zu einer Lungenentzündung führen kann. Hier ist beim Nahrungsanreichen wichtig, dass der Betroffene eine aufrechte Körperhaltung einnimmt. Auf diese Weise wird der Schluckakt unterstützt.

Zudem kann es hilfreich sein, die Konsistenz der Nahrung zu verändern. In den vergangenen Jahren hat sich der Begriff «Smoothfood» durchgesetzt. Das englische Wort «smooth» bedeutet so viele wie: sanft, geschmeidig, reibungslos. Mit Smoothfood sind also Nahrungsmittel gemeint, die keine oder nur geringfügige Schluckbeschwerden auslösen. Wichtig ist, dass in die Palliativversorgung immer auch Mitarbeiter der Hauswirtschaft einbezogen werden. Ihnen obliegt es, entsprechende Nahrungsangebote vorzubereiten.

Mit dem Smoothfood-Konzept kann die Konsistenz der Nahrungsmittel verändert werden, ohne den Geschmack zu beeinflussen. Dabei kann man sich verschiedener Konsistenzen bedienen, je nachdem, wie ausgeprägt die Schluckstörung bei dem zu Pflegenden ist. Beispielhaft können folgende Konsistenzen angeboten werden:

- *passiert:* Dazu wird die Nahrung mit einem Pürierstab zerkleinert.
- *aufgeschäumt:* Dies geschieht mit einem Smoothmixer oder Sahnesiphon.

- *geliert:* Dazu bietet der Fachhandel Geliermittel an, mit denen Flüssigkeiten eingedickt werden können.
- *gefroren:* Dies ermöglicht durch den Schmelzvorgang eine verzögerte Aufnahme.

Der Fachhandel, z. B. die Firma Biozoon, hält entsprechende Gelier- und Aufschäummittel zur Verfügung, die sogar gluten-, laktose- und allergenfrei sind. Die so aufbereitete Nahrung kann z. B. für Menschen mit geistiger Behinderung und/oder fortgeschrittener Demenz auch als Fingerfood oder als «Nahrung für unterwegs» dargeboten werden. Wichtig ist, dass mitbedacht wird, dass das Auge mitisst, und dass die für den Betroffenen passende Konsistenz der Nahrung herausgefunden wird.

Die Ursache von Schluckstörungen muss durch einen HNO-Arzt abgeklärt werden. Auch Logopäden stehen beratend zur Verfügung, die Tricks und Kniffe vermitteln können, mit denen sich der Schluckakt von außen unterstützen lässt.

Eine PEG-Anlage sollte erst erwogen werden, wenn alle anderen Möglichkeiten ausgeschöpft sind.

Sollte der Betroffene zudem an einer fortgeschrittenen Demenz leiden, ist es wichtig, entsprechende Langzeitstudien in die Gesamtbetrachtung einzubeziehen. Denn die Prognose, so die aktuelle Studienlage, verbessert sich für den Betroffenen mit fortgeschrittener Demenz nicht, wenn er jetzt noch eine PEG-Anlage erhält (Cervo et al., 2006).

6.2.8 Symptomlinderung bei Durst und Mundtrockenheit

Durst und Mundtrockenheit sind Symptome, deren Anwesenheit und Schwere nur der Betroffene selbst ermessen und beurteilen kann. Mundtrockenheit kann auftreten, obwohl die Flüssigkeitsbalance ausgeglichen ist.

Beide Symptome treten bei fast allen Sterbenden auf. Dies liegt aber nur zum Teil daran, dass der Sterbende zu wenig trinkt. Die eigentliche Ursache ist, dass im Sterben häufig mit offenem Mund geatmet wird. Die Mundatmung ist weniger anstrengend, somit braucht der Betroffene weniger Energie zum Atmen. Mundtrockenheit kann aber auch als Nebenwirkung von Medikamenten (z. B. bei Psychopharmaka) auftreten.

Selbst wenn der Sterbende mit Flüssigkeitsinfusionen versorgt wird, kann er schon nach kurzer Zeit unter Durst und Mundtrockenheit leiden, da die Schleimhäute des Mundes schon nach einer halben Stunde austrocknen. Wir kennen den Effekt aus unserem Alltag, wenn man einen Schnupfen hat und nur noch durch den Mund atmen kann. Schon nach kürzester Zeit trocknet der Mund aus und es entsteht Durst.

Einzuleitende Maßnahmen sollen Wohlbefinden schaffen und Symptome lindern oder beseitigen. Hier hilft jetzt nur noch eine so genannte spezielle Mundpflege. Sie hat nichts mit dem «klinisch sauberen» Mund zu tun, sondern es geht darum, dem zu Pflegenden möglichst alle halbe Stunde die Mundschleimhaut mit etwas Flüssigem oder Öligem zu benetzen.

Dazu empfiehlt sich, biografisch bekannte Speisen und Getränke anzubieten. Es sollte daher schon beim Erstellen einer Biografie erfasst werden, welche Getränke und Speisen der Betreffende besonders bevorzugt.

6.2.8.1 Nichtmedikamentöse Interventionen

Die spezielle Mundpflege erfolgt alle halbe Stunde mit:

- Anbieten von Wunschgetränken (z. B. Cola, Kaffee, Kakao)
- Anbieten gefrorener Fruchtstücke (z. B. Ananas)
- Eisstücke in die Wangentasche legen
- bei Aspirationsgefahr: Eisstücke in eine Mullkompresse geben, ein kleines Säckchen formen, anfeuchten und in den Mundraum legen (das Ende gut festhalten)
- Auspinseln des Mundes mit Mundpflegestäbchen (z. B. Pagavit®) in gefrorenem Zustand
- Eher geeignet sind kleine Mundpflegeschwämmchen mit Stiel. Sie können mit Wunschgetränken getränkt werden. Zudem haben sie eine feste Konsistenz.
- Auspinseln der Mundschleimhaut mit Honig (bevorzugt Rosenhonig)
- Raumluftbefeuchtung

- regelmäßige Anwendung einer Mund-Rachen-Suspension (Rezept: 1 Liter abgekochtes Wasser + 5 Tropfen ätherisches Öl + etwas Salz in eine kleine Pumpflasche abfüllen: 2–3 Hübe in den Mundraum geben).

Es muss bedacht werden, dass sich im Zuge einer auftretenden Demenz oder Parkinson-Krankheit die Geschmacksgewohnheiten verändern können. Üblicherweise kann beobachtet werden, dass zu Pflegende mit Demenz besonders gerne süße und weiche Speisen bevorzugen.

Für die spezielle Mundpflege eignet sich auch Eis bzw. Gefrorenes besonders gut. Dazu können kleine Fruchtstückchen, bevorzugt Ananas (hoher Säuregehalt – regt den Speichelfluss an) oder Wunschgetränke eingefroren werden. Wichtig ist, dass der Betroffene bei der Maßnahme gut beobachtet wird, ob ihm die Anwendung behagt.

Beachte

Der Mund ist ein hoch intimer Bereich. Bei Menschen mit Bewusstseinseinschränkung kann Mundpflege nur über ein Vertrauensverhältnis durchgeführt werden.

6.2.8.2 Mullkompresse bei Aspirationsgefahr

Bei zu Pflegenden, die zu Aspiration neigen, bietet sich an, gefrorene Fruchtstückchen oder kleine Portionen Eis in eine ausgebreitete Mullkompresse zu geben. Anschließend werden die vier Enden der Kompresse zusammengeführt und gedreht, bis ein kleines Säckchen entsteht. Es wird in das Wunschgetränk getaucht und dem zu Pflegenden in die Wangentasche oder auf die Zunge gelegt. Dabei ist zu beachten, dass das Mundpflegesäckchen gut festgehalten wird.

Ehrenamtlich Tätige und Angehörige können in diese Intervention einbezogen werden, nachdem sie entsprechend eingewiesen wurden. Dazu muss genau erläutert werden, warum diese Maßnahme durchgeführt wird. Beim ersten Mal sollten Angehörige diese Maßnahme nur unter Aufsicht durchführen.

6.2.9 Symptomlinderung bei Angst und Unruhe

Ist ein Mensch im Sterben voller Angst und Unruhe, ist dies für den Begleiter sehr schwer auszuhalten, vor allem, wenn der Betroffene sich nicht mehr verbal zu seinen Ängsten äußern kann. Hier benötigen die Begleiter viel Energie und Standfestigkeit. Wenn überhaupt möglich, gilt es, die Ursachen der Angst und Unruhe herauszufinden und zu lindern. Folgende Ursachen können unter anderem vorliegen:

- physische Ursachen:
  - Schmerzen,
  - Delir
  - hirnorganische Veränderungen,
  - Reizüberflutung bei verwirrten Menschen
  - Reizunterforderung.
- psychische Ursachen:
  - Verlassenheitsgefühl
  - Angst vor dem, was kommt
  - Unerledigtes, Versäumtes
  - Schuldgefühle gegenüber den Angehörigen
  - beängstigende Träume
  - Halluzinationen
  - psychotische Zustände (Stimmen hören, Bilder sehen, Missempfindungen auf der Haut etc.).

Ängste und Unruhe sind subjektive Symptome, deren Vorliegen und Schwere nur der Betroffene selbst ermessen und beurteilen kann. Die Ziele von Maßnahmen sind Wohlbefinden und die Reduktion oder Beseitigung der Angst und Unruhe.

Kann der Sterbende sich sprachlich äußern, ist es möglich, dass er sich mit seinem Sterben und dem «Danach» auseinandersetzt. Die Rolle der Seelsorge darf an dieser Stelle nicht unterschätzt werden, wenn mit Menschen mit geistiger Behinderung gearbeitet wird. Leider ist oft zu bemerken, dass konfessionslose Träger nur sehr sporadisch mit einem Geistlichen zusammen arbeiten. Gerade die Arbeiten von Franke haben aber gezeigt, dass Menschen mit geistiger Behinderung sich sehr wohl mit den Inhalten auseinandersetzen, die ihnen bezogen auf das Sterben von einem Geistlichen mitgeteilt werden. Mögen entsprechende Aussagen auch naiv wirken, so bedeutet dies nicht, dass der Glaube nicht auch für diese Menschen eine stützende Funktion haben kann.

6.2.9.1 Nähe und Erreichbarkeit

Die wohl unmittelbarste Form, einem Menschen in Angst und Unruhe beizustehen, besteht in Anwesenheit und Nähe. Manchen genügt es, wenn der Begleiter im Zimmer anwesend ist, andere brauchen enge körperliche Nähe, die so weit führen kann, dass sich eine vertraute Begleitperson zu dem Betroffenen ins Bett legt. Diese Maßnahme muss im Team und mit Angehörigen gut abgesprochen werden, denn sie kann auf Unverständnis treffen und Scheu vor dieser großen Nähe auslösen.

Nichtmedikamentös kann wie folgt reagiert werden:

- Nähe geben (die Hand oder die Stirn halten, sich mit ins Bett legen – Angehörige auffordern, sich mit in das Bett zu legen)
- ruhige, zugewandte Ansprache
- validierende Grundhaltung
- vertraute Geräusche, Gerüche oder Bilder anbieten
- vermehrte Bezugspflege
- ASE
- Fuß- oder Handbad, z.B. mit ätherischen Ölen
- ruhige Atmosphäre schaffen – keine Überaktivität
- Bewegungsdrang ausleben lassen.

Diese unvollständige Aufzählung soll verdeutlichen, dass es primär darum geht, dem Sterbenden Nähe und Erreichbarkeit, verbunden mit Gesprächsbereitschaft anzubieten. Dabei kann die Angst so groß werden, dass sich die Begleitung nicht aufschieben lässt. Bei extremer Angst muss sofort Präsenz geboten oder organisiert werden. Kann der Betroffene sich verbal ausdrücken, stellt er dem Begleiter u.U. Fragen:

a) «Warum gerade ich?»
b) «Komme ich jetzt in den Himmel?»
c) «Wie lange geht das noch?»
d) «Habe ich das verdient?»

Diese rhetorischen Fragen sind für den Begleiter schwer auszuhalten. Sie bedürfen auch keiner eindeutigen Beantwortung. Hier gilt es eher, spiegelnd zu reagieren:

- «Es ist kaum auszuhalten für Dich.»
- «Ich weiß es nicht, aber wir lassen Dich nicht allein» (bezogen auf Frage c).

6.2.9.2 Medikamentöse Interventionen

Zeigen die nichtmedikamentösen Interventionen keinen nennenswerten Effekt, kann auch medikamentös interveniert werden, darunter mit folgenden Substanzen:

- Lorazepam
- Midazolam
- Melperon
- Haloperidol
- Levomepromazin
- Flunitrazepam.

Wichtig ist, dass Medikamente die nichtmedikamentösen Maßnahmen nicht ersetzen sollen, sondern letztere sollten auch unter Medikamenten weiter angeboten werden.

Beachte

Angst und Unruhe bei Schwerstkranken und Sterbenden aushalten zu können, bedeutet für die Begleiter eine enorme Kraftanstrengung, daher sollten die Begleiter (Mitarbeiter/Angehörige) regelmäßig durch das Team entlastet werden (Gespräche, Zuwendung, Auszeiten).

6.2.9.3 Angst und Unruhe bei Bewohnern mit geistiger Behinderung und Demenz

Vor allem bei Bewohnern mit zusätzlich fortgeschrittener Demenz, die ihre Angst nicht mehr verbal ausdrücken können, ist körperliche Nähe besonders wichtig. Es gibt auch nur wenige zu Pflegende, die körperliche

Nähe nicht zulassen können. Das soll jedoch nicht bedeuten, dass alle Menschen mit geistiger Behinderung und fortgeschrittener Demenz körperliche Nähe zulassen können. Hier gilt es zu bedenken, dass vor allem alte zu Pflegende meist sehr «leibfeindlich» erzogen wurden. Auch haben viele der weiblichen Betroffenen im Laufe ihrer Biografie sexualisierte Gewalterfahrungen gemacht. Um auch hier Maßnahmen anzubieten, die Ängste und Unruhe minimieren können, sollte auf Vertrautes zurückgegriffen werden (Mohr et al., 2019).

Vertrautes anbieten
Häufig entstehen bei dem Betroffenen mit geistiger Behinderung und Demenz aus Hilflosigkeit und Unverständnis über die Gesamtsituation Ängste. Um diese minimieren zu können, sollte ihm Vertrautes angeboten werden. Nutzen Sie dazu verschiedene nachstehend beschriebene Zugangswege zum Betroffenen.

Vertraute Geräusche
Über Biographiearbeit kann erfragt werden, welche Geräusche dem Betroffenen vertraut sind bzw. Wohlbefinden erzeugen. Das kann bekannte Musik sein, aber auch Alltagsgeräusche, die ihm über ein Aufnahmegerät angeboten werden können. Auch können Angehörige gebeten werden, Tonträger z. B. mit Texten aus dem Lieblingsbuch zu besprechen.

Vertraute Personen
Zwar können Ihre Bewohner mit fortgeschrittener Demenz nichts Neues mehr erlernen, es gelingt ihnen jedoch, Personen anhand der Gesichter zu unterscheiden. Bemerken wir diese Kompetenz bei dem Betroffenen, sollten vor allem die Personen in die Begleitung einbezogen werden, die er wiedererkennt.

Vertraute Gerüche
Wohlbefinden und Entspannung können auch über Gerüche erreicht werden. Auch darüber sollte Ihre Biographiearbeit Aufschluss geben können.

Vertraute Gegenstände
Im Laufe des Lebens sammelt der Mensch Gegenstände, die ihm ans Herz wachsen. Es muss erfragt werden, ob es solche Gegenstände für den Betroffenen gibt und ob sie mitgebracht werden können. Man lässt den zu Pfle-

genden diesen Gegenstand «begreifen», so dass in ihm ein vertrauter Eindruck entstehen kann.

Vertraute Kommunikation

Vor allem bei Menschen mit Demenz ist zu beobachten, dass ihre Kommunikation mit Floskeln und Redewendungen angereichert ist. Wichtig ist, sie zu notieren, um sie in die eigenen Gesprächsangebote einfließen zu lassen. Auch sollte beobachtet werden, auf welche Form der Anrede der Betroffene reagiert. Oft reagieren Menschen mit fortgeschrittener Demenz nur noch auf ihren Kosenamen.

6.2.9.4 Beruhigung über Basale Stimulation®

Basale Stimulation® ist ein Pflege- und Betreuungsansatz, der aus der Arbeit mit mehrfach behinderten Menschen stammt. In den vergangenen Jahrzehnten ist dieser Ansatz in verschiedene Bereiche der Betreuungsarbeit übernommen worden. Auch im Umgang mit Sterbenden und dementen Menschen kann Basale Stimulation® genutzt werden (Mohr et al., 2019).

Die Faszination dieses Ansatzes liegt darin, dass er keine kognitiven Ansprüche an den Betroffenen stellt. Dabei spielt Berührung eine große Rolle, so dass der Betroffene auf dieser Ebene auch antworten kann – es entsteht Kommunikation auf einer basalen Ebene. Basale Stimulation® kann über verschiedene grundlegende Reize stattfinden:

- somatische Stimulation (z. B. Atemstimulierende Einreibung)
- taktil-haptische Stimulation (z. B. verschiedene angenehme Stoffe berühren lassen)
- vestibuläre Stimulation (z. B. rhythmisches Schaukeln)
- vibratorische Stimulation (z. B. leise summen und die Hand des Betroffenen auf das Sternum des Begleiters legen)
- orale Stimulation (z. B. spezielle Mundpflege mit angenehmen Substanzen)
- auditive Stimulation (z. B. Musik)
- visuelle Stimulation (z. B. bei bettlägerigen Bewohnern Bilder oder ein Mobile über das Bett hängen).

Im Vorfeld ist zu überlegen, welches Angebot bei dem Betroffenen Ruhe, Entspannung und Angstreduktion bewirken kann. Mehr zum Ansatz der Basalen Stimulation® in Kapitel 6.4.

6.2.10 Symptomlinderung bei Hautjucken (Pruritus)

Auch hierbei handelt es sich um ein subjektives Symptom, dessen Anwesenheit und Schwere nur der Betroffene selbst ermessen und beurteilen kann. Zur Einschätzung der Schwere kann eine Smiley-Skala bzw. – wenn verbale Äußerungen möglich sind – eine verbale Rangskala (VRS) mit folgenden Stufen eingesetzt werden:

0 = kein Jucken
1 = leichtes Jucken
2 = starkes Jucken
3 = sehr starkes Jucken.

Anhand der Skala wird nach der subjektiven Einschätzung des Hautjuckens (Pruritus) gefragt. Betroffene, die z. B. unter einer Neurodermitis leiden, schildern, dass Jucken schlechter auszuhalten ist als ein Schmerzzustand. Im Kölner Raum gibt es ein Sprichwort, das ungefähr so lautet: «*Jück is schlimmer wie Ping*» («Juckreiz ist schlimmer als Schmerzen»). Für das Symptom gibt es zahlreiche Ursachen:

- Hauttrockenheit, z. B. wegen Flüssigkeitsmangel, transepidermalem Wasserverlust oder einem Mangel an Feuchthaltesubstanzen («moisturizing factors»), wie z. B. Harnstoff
- tumorbedingte Ursachen
- Stoffwechselstörungen (Stau des Gallenabflusses bei Leberzirrhose, Niereninsuffizienz, Diabetes mellitus, Hyperkalzämie)
- Medikamentennebenwirkungen (z. B. bei Opioiden, Acetylsalicylsäure, Captopril, Ibuprofen, Betablockern etc.) – vor allem können auch diverse Psychopharmaka Juckreiz auslösen
- Infektionskrankheiten
- Neurodermitis, Schuppenflechte (Psoriasis)
- psychische Belastungen (z. B. Ängste)

- Langeweile
- Stress
- Nervosität
- Depressionen
- Reizunterstimulation
- Allergien.

Alle Maßnahmen haben Wohlbefinden und die Minderung oder Beseitigung des Symptoms zum Ziel. Können sich zu Pflegende verbal zu Juckreiz und Hautjucken äußern, kann adäquater durch entsprechende Maßnahmen reagiert werden. Schwieriger ist es, einen Juckreiz zu erkennen, wenn der Betroffene sich nicht mehr sprachlich mitteilen kann. Gerade bei Menschen mit Bewusstseinsstörungen wird dieses Symptom daher kaum erkannt. Die Betroffenen reagieren darauf eher unspezifisch, z. B. mit folgenden Reaktionen:

- Unruhe
- Gereiztheit
- Aggressivität
- häufiges Rufen und Klingeln
- Schlaflosigkeit
- unruhiges Umherlaufen
- reduzierter Appetit
- selbstschädigendes Verhalten.

Leider werden diese Verhaltensweisen häufig nicht richtig interpretiert und es kann geschehen, dass dem Betroffenen gegen diese «störenden Verhaltensweisen» eher Psychopharmaka gegeben werden. Nur können diese ihrerseits Juckreiz auslösen bzw. Kratzreaktionen verstärken. Wenn nicht ganz klar ist, ob vielleicht sogar die angesetzten Medikamente Juckreiz auslösen, kann über die Apotheke ein Medikamentencheck durchführt werden, um dies in Erfahrung zu bringen. Ist dem so, muss sofort mit dem Hausarzt über eine Umstellung der Medikation gesprochen werden.

Ein wichtiges Zeichen für einen Pruritus sind Kratzspuren am Körper, wobei schon die Lokalisation Hinweise auf dessen Ursache geben kann.

Neben den einzuleitenden Maßnahmen ist es wichtig, herauszufinden, was den Juckreiz verursacht. Ursachenforschung und Linderung laufen parallel. Hinweise geben die Fachbücher von Zylicz et al. (2009) und Thio (2013) zum Thema. Ferner enthält die «Leitlinie chronischer Pruritus», die unter http://www.awmf.org/leitlinien/detail/ll/013-048.html heruntergeladen werden kann, weitere Auskünfte zu Diagnostik und Therapie.

6.2.10.1 Nichtmedikamentöse Interventionen

Die hier aufgeführten Maßnahmen können parallel oder alternativ angewandt werden. Mitunter ist es ein reines «Austesten», welche Maßnahme dem Betroffenen Linderung verschafft. Folgende Maßnahmen wirken bei Juckreiz lindernd:

- Anbieten eher kühler Waschungen
- Waschungen mit milden Zusätzen (z. B. Kamille, Lavendel, Zitrone; evtl. Obstessigwaschungen)
- Waschungen mit Pfefferminztee, da Menthol spezifisch auf periphere Juckrezeptoren in der Haut wirkt (Zylicz, 2009).
- Vollbad in Speisestärke (4–5 Esslöffel auf eine Badewanne)
- Abtupfen der Haut mit einem weichen Handtuch oder auf die noch feuchte Haut neutrale Hautöle (Mandel, Jojoba) sanft auftragen und flächig verteilen
- Vermeiden von starkem Reiben oder Abrubbeln
- Verwenden von milden, nichtalkalischen Seifen oder Badeölen
- Badezusätze mit Olivenöl (Sahne und Honig, Balneum Hermal®)
- Vollbäder nur warm, nicht heiß
- nach dem Duschen/Baden sofortiges Eincremen der Haut – keine alkoholhaltigen austrocknenden Lotionen/Lösungen, wie z. B. Franzbranntwein, verwenden!
- fettende Hautlotionen und Cremes mit Harnstoff, Kampfer, Menthol, Polidocanol
- Umschläge mit Quark oder Retterspitz
- Auflagen mit Gurkenmus auf die juckende Hautregion

- Auflagen mit 2–5% Pfefferminzöl oder Minzöl-Roller-Sticks im Kopfbereich auftragen
- regelmäßiges Anbieten von Getränken (Wunschgetränke)
- weiche, luftige, «kühle» Kleidung aus Baumwolle oder Rohseide
- bei trockener Haut: Cremes mit Harnstoff (Urea) oder Hyaluronsäure verwenden.

Bei einem Betroffenen, der sich nicht verbal mitteilen kann, muss genau beobachtet werden, ob er mit Wohlbefinden auf die angebotene Maßnahme reagiert. Damit die Beobachtung vergleichbar ist, kann mit einem Instrument zur Erfassung von Wohlbefinden (s. Kap. 4.2.2, Abb. 4-2) gearbeitet werden.

Zeigen nichtmedikamentöse Maßnahmen keine oder nur geringe Wirkung, muss mit dem Hausarzt eine medikamentöse Therapie abgesprochen werden.

6.2.10.2 Medikamentöse Interventionen

Folgende medikamentöse Maßnahmen sind bei (chronischen) Juckreiz/Pruritus angezeigt:

- Lokaltherapien mit Cremes und Lotionen
- Lokaltherapien mit Lokalanaesthetika, Glukokortikosteroiden und Capsaicin
- Systemische Therapien mit Antihistaminika, Glukokortikoiden, Leukotrienrezeptor-Antagonisten, Opiodrezeptor-Antagonisten und -Agonisten, Antikonvulsiva (Gabapentin, Pregabalin), Antidepressiva (Mirtazapin, Doxepin) sowie Serotoninwiederaufnahmehemmern.

6.2.11 Symptomlinderung bei Todesrasseln

Beim Todesrasseln («death rattle») handelt es sich um eine geräuschvolle Atmung in den letzten Stunden oder Tagen des Lebens. Die Rasselatmung entsteht dadurch, dass der Betroffene zu schwach ist, um Sekret abzuhusten oder Sputum zu schlucken. Daraus entsteht eine geräuschvolle Atmung, die als gurgelnd, rasselnd oder brodelnd beschrieben wird. Sie kommt bei ca. 75 % aller Sterbenden vor und hat folgende Ursachen:

- Sputum am Kehldeckel, das nicht weggeschluckt werden kann (fehlender Schluckreflex)
- Lungensekret, das nicht abgehustet werden kann.
- Es sind auch beide Ursachen gleichzeitig möglich.

Wichtig ist, dass Angehörigen und Mitarbeitern im Team vermittelt wird, dass das Symptom durch den Sterbenden kaum wahrgenommen wird und ihn nicht belastet. Untersuchungen an Patienten, die aus dem Koma erwacht sind, jedoch vorher durch eine ausgeprägte Rasselatmung aufgefallen waren, haben gezeigt, dass sie keine Belastung durch dieses Symptom erlebt haben. Dennoch sollte es behandelt werden, da Angehörige und manchmal auch Mitarbeiter häufig dadurch abgeschreckt werden und ihre Besuche verkürzen oder gar einstellen.

Die Rasselatmung geht nicht mit Atemnot einher, so dass Sauerstoff keine zusätzliche Wirkung hat. Er ist sogar kontraproduktiv, denn er vermehrt den Durst durch Austrocknen der Schleimhäute.

6.2.11.1 Kein Einsatz von Absauggeräten

Gegen die Rasselatmung wird in der Praxis immer wieder das Absauggerät eingesetzt. Da dies für den Betroffenen sehr belastend ist, sollte es Notfällen vorbehalten bleiben. Aus folgenden Gründen ist ein Absauggerät wenig hilfreich:

- Es löst einen Würgereflex aus.
- Es löst einen Hustenreiz aus.
- Das Absaugen belastet mehr als dass es Entlastung schafft.
- Das Absaugen löst eine vermehrte Lungensekretproduktion aus und ist somit kontraproduktiv.
- Ein Absaugkatheter reicht nur bis in den Mund-Rachen-Raum, daher kann das Lungensekret ohnehin nicht erreicht werden.
- Bei bewusstseinsgetrübten Menschen können Angst und Panik entstehen, da sie nicht verstehen, was mit ihnen geschieht.

Anstelle eines Absauggerätes können die im Folgenden beschriebenen Maßnahmen gegen die Rasselatmung eingesetzt werden.

6.2.11.2 Nichtmedikamentöses Vorgehen

Wenn Sputum am Kehldeckel die Ursache ist, sollte der Bewohner auf die Seite gelagert werden, damit das Sputum abfließen kann.

Lagerung
Der Betroffene wird so auf die Seite (30-Grad-Lagerung) gelagert, dass das Sekret seitlich ablaufen kann. Dabei soll eine leichte Oberkörperhochlagerung gewählt werden. Der Mund-Nase-Bereich sollte dabei mit etwas Zellstoff unterlegt werden.

Austrocknen lassen
Zusammen mit dem Hausarzt kann auch eine palliative Dehydratation bei gleichzeitiger halbstündlicher Mundpflege geplant werden. Hier ist wichtig, dass die Menge an Flüssigkeit, die noch verabreicht werden soll (z.B. mindestens 500 ml in 24 Stunden über subkutane, intravenöse oder rektale Infusion), mit dem Hausarzt abgeklärt wird. Zudem müssen die Angehörigen über die Maßnahme aufgeklärt werden. Es besteht auch die Möglichkeit, sie aktiv einzubeziehen, indem sie einen Teil der speziellen Mundpflege übernehmen. Hierfür werden die Angehörigen durch Pflegekräfte angeleitet.

6.2.11.3 Medikamentöse Intervention

Die medikamentöse Intervention dient der Beruhigung von Angehörigen und Begleitenden, wenn sie das Symptom nicht aushalten. Sie bedarf immer der Absprache mit dem Arzt!

Medikamentös können folgende Maßnahmen die Rasselatmung minimieren helfen:

- Butylscopolamin-Suppositorien alle 3–4 Stunden entspannen und reduzieren die Sekretbildung
- Scopolamin als Pflaster (Wirkung tritt verspätet ein)
- Atropin.

Sehr zähes Bronchialsekret kann mit vernebelter Kochsalzlösung behandelt werden.

Sollte mit dem Hausarzt eine Flüssigkeitsreduktion zur Reduzierung des Lungensekrets abgestimmt werden, muss diese sinnvolle Maßnahme den Angehörigen genau erläutert werden. Ansonsten besteht Gefahr, dass sie sie nicht mittragen. Hierfür sollte geeignetes Informationsmaterial bereitgehalten werden. Es wird aber nicht einfach nur ausgeteilt, sondern sollte immer als Ergänzung zur mündlichen Erläuterung gesehen werden.

Um Angehörige über die Reduzierung von Flüssigkeit zu informieren, kann das in **Abbildung 6-12** aufgeführte Informationsschreiben dienen.

6.2.12 Epileptische Anfälle

Der Begriff «Epilepsie» stammt aus dem Griechischen und kann mit «heftig ergreifen» übersetzt werden. Hat ein Betroffener häufig Anfälle, erlebt er sie nicht so erschreckend wie Außenstehende, die einen Anfall erstmalig miterleben. Falls der Betroffene in der Familie lebt, ist es wichtig, sie auf die Möglichkeit von Anfällen vorzubereiten.

Menschen mit geistiger Behinderung haben häufiger Anfälle als die Vergleichsbevölkerung. Diese können sich am Lebensende bzw. wenn weitere Erkrankungen, wie z.B. Hirntumore, Hirnmetastasen oder ein Schlaganfall, hinzukommen, noch verstärken.

Sind nur Teile des Gehirns betroffen, spricht man von fokalen Anfällen. Ist das gesamte Hirn betroffen, wird von einem generalisierten Anfall gesprochen.

Während eines Anfalls verliert der Betroffene meist das Bewusstsein, stürzt zu Boden und es besteht Verletzungsgefahr. Der eigentliche Anfall dauert nur wenige Minuten und kann sogar zum Aussetzen der Atmung von bis zu 30 Sekunden führen. Beim Anfall verkrampft sich zunächst die Muskulatur (tonische Phase) und kann in der nächsten Phase (klonische Phase) zu Muskelzuckungen führen. Der Betroffene ist nicht ansprechbar. Oft kann er die Schließmuskeln nicht mehr kontrollieren, so dass unkontrolliert Stuhl und Urin abgehen.

Begleiter sollten wie folgt reagieren:

- Bewahren Sie Ruhe.
- Schützen Sie den Betroffenen vor Verletzungen, etwa indem Sie scharfkantige Möbelstücke oder andere Gegenstände zur Seite räumen.

Information für Angehörige zum Todesrasseln

Sehr geehrte Angehörige,

wenn ein Bewohner ans Sterben kommt, ist das für alle Beteiligte eine belastende Situation, selbst wenn man sich schon über einen langen Zeitraum gedanklich darauf vorbereiten konnte. Das Sterben selber zeigt sich durch mannigfaltige Anzeichen und Symptome. Der Sterbende wird immer schwächer und nimmt immer weniger an seinem Umfeld teil. Oft schläft er viel und wirkt abwesend.

Ein Symptom, das immer wieder zu beobachten ist, ist die geräuschvolle Rasselatmung. Sie klingt brodelnd, gurgelnd und rasselnd. Sie wird dadurch verursacht, dass der Betroffene sein Sputum nicht mehr hinunterschlucken oder das Lungensekret nicht mehr abhusten kann. Oft liegen auch beide Ursachen vor. Beides liegt daran, dass der zu Pflegende zu schwach ist.

Aus vielen Untersuchungen ist jedoch bekannt, dass der Betroffene dieses Symptom nicht als Belastung wahrnimmt. Er leidet nicht unter der Rasselatmung. Auch wenn Sie den Eindruck bekommen, er müsste dieses Symptom als «Ersticken» wahrnehmen, ist dieses nicht der Fall.

Dennoch werden wir auf dieses Symptom reagieren, da es die Begleitpersonen belastet und diese die Anwesenheit womöglich nicht aushalten können. Es ist uns ein Anliegen, dass Sie weiterhin die Begleitung mit übernehmen.

Es gibt verschiedene Wege, auf das Symptom der Rasselatmung zu reagieren. Ein natürlicher Weg ist, die Flüssigkeitszufuhr für den Betroffenen zu reduzieren. Dadurch entzieht der Organismus der Lunge die Flüssigkeit, so dass der zu Pflegende schon nach kurzer Zeit wieder freier atmen kann.

Während dieser Maßnahme bekommt der Betroffene alle halbe Stunde eine spezielle Mundpflege, um sein Durstgefühl zu reduzieren. Gerne erläutern Ihnen die Mitarbeiter unserer Einrichtung, wie diese Maßnahme durchgeführt wird, damit Sie daran teilnehmen können.

Ein weiterer Weg ist die Gabe von Medikamenten, die die Sekretbildung der Lunge hemmen. Diese Maßnahme sprechen wir ggf. zeitnah mit dem Hausarzt ab.

Sollten Sie zum Symptom der Rasselatmung und zu den angesprochenen Maßnahmen noch Fragen haben, steht Ihnen unser Team gerne zur Verfügung.

Ihre Palliativbeauftragte

Kerstin Musterfrau

Abbildung 6-12: Muster eines Informationsblattes für Angehörige über das Todesrasseln (Quelle: Kostrzewa, 2011b: 88)

- Schützen Sie den Kopf des Betroffenen, indem Sie ihm ein Kissen, eine Decke oder eine Jacke unter den Kopf legen.
- Versuchen Sie nicht, ihm einen Mundkeil zwischen die Kiefer zu stecken.
- Warten Sie den Anfall ab.
- Schützen Sie den Betroffenen vor Schaulustigen.
- Nach dem Anfall und in der anschließenden Bewusstlosigkeit sollten Sie den Betroffenen durch eine Decke wärmen.
- Bei Erstanfällen ist umgehend der Arzt zu verständigen.

Treten die Anfälle gehäuft auf, ist mit dem behandelnden Arzt eine medikamentöse Therapie abzusprechen. Vor allem im Anfallsstatus (Status epilepticus) sind Medikamente wie Lorazepam und Diazepam die erste Wahl (Gerhard, 2011: 146).

Nimmt der Betroffene in der Sterbephase oral keine Medikamente mehr zu sich, steht u.a. Diazepam auch als Rektiole bzw. Lorazepam als intravenöse und subkutane Gabe zur Verfügung.

Gerhard (ebd.) führt in einer Übersicht (in Anlehnung an die DGN-Leitlinie nach Kurthen et al., 2008) die in **Tabelle 6-6** genannten Medikamente zur Notfallbehandlung eines Status epilepticus oder einer Anfallsserie auf.

6.2.13 Symptomlinderung bei Verwirrtheit und Delir

In der Sterbephase können aus verschiedenen Ursachen Unruhe, Verwirrtheit und das präfinale Delir auftreten. Neben körperlichen gibt es auch psychosoziale Ursachen, die nicht zwingend als pathologisch angesehen werden müssen. Verwirrtheitszustände müssen nicht unbedingt ein Leiden für den Betroffenen bedeuten. Hier kann es durchaus dazu kommen, dass das Leiden der Begleiter auf den Sterbenden projiziert wird. Eine medikamentöse Behandlung ist vor diesem Hintergrund gründlich abzuwägen.

Verschiedene Ursachen können zu akuter Verwirrtheit und einem Delir führen:

- natürliche Unruhe als Vorbereitung auf das Unbekannte
- präfinales Delir (global-zerebrale Dysfunktion)

- Dehydratation
- Medikamentenüberdosierung
- Organversagen (z. B. bei Nieren- oder Leberfehlfunktion)
- Schmerzen
- Atemnot
- metabolische Ursachen (z. B. Hyperkalzämie)
- Infektion (z. B. bei Pneumonie).

Akute Verwirrtheitszustände und Delir setzen die Begleiter des Sterbenden extrem unter Druck. Häufig kommt es dazu, dass Angehörige des Betroffenen, aber auch Mitarbeiter ihre Überforderung auf den Betroffenen projizieren und meinen, er müsse ebenfalls leiden. Vor diesem Hintergrund wird dann um eine medikamentöse Behandlung gebeten.

Bei akuter Verwirrtheit und Delir ist eine gute Ursachenabklärung notwendig. Dabei muss auch in Erwägung gezogen werden, dass Unruhe im Sterben eine natürliche Reaktion vor dem Unbekannten ist. Nicht alle Reaktionen im Sterben müssen daher zwangsläufig pathologisch sein und medikamentös behandelt werden.

Bei Leidensdruck des Bewohners ist eine Linderung des Symptoms anzustreben. Wohlbefinden und Lebensqualität sind hier das erklärte Ziel. Sollten hingegen Angehörige und Begleiter unter dem Symptom des Bewohners leiden, sind diese durch das Team aufzufangen.

Tabelle 6-6: Übersicht der Medikamente zur Notfallbehandlung eines Status epilepticus oder einer Anfallsserie (Quelle: Gerhard, 2011, in Anlehnung an die DGN-Leitlinie nach Kurthen et al., 2008)

Medikamente 1. Wahl
• Lorazepam (z. B. Tavor®) i. v., s. c.; (Tavor expedit®) sublingual • Diazepam (z. B. Valium®) i. v.; (Diazepam Rektiole®) rektal • Clonazepam (z. B. Rivotril®) i. v.
Medikamente 2. Wahl
• Phenytoin (z. B. Phenhydan®) i. v. • Valproinsäure (z. B. Ergenyl via®)
Medikamente 3. Wahl
• Phenobarbital (z. B. Luminal®) • Thiopental • Propofol

6.2.13.1 Begleitung der Angehörigen

Extreme Unruhe und Verwirrtheit des Betroffenen überträgt sich sehr leicht auf Mitarbeiter und Angehörige. Wenn diese ihrerseits in Aufregung geraten, kann diese Reaktion den Betroffenen zusätzlich «anstecken». Wichtig ist, dass Mitarbeiter und Angehörige selbst ruhig bleiben. Mitarbeiter müssen Angehörigen erläutern, was mit dem zu Pflegenden gerade geschieht. Außer, dass Angehörige über mögliche Ursachen für diesen Zustand aufgeklärt werden, sollte man ihnen gegenüber immer auch die «Normalität» dieser Symptome herausstellen. Das begleitende Team muss in einer Fallbesprechung Ursachen für die akute Verwirrtheit oder ein Delir abklären, darunter:

- körperliche Gründe wie Schmerzen, Atemnot, Infektionen, beginnendes Organversagen, Austrocknung, Übermedikation oder neurologische Gründe
- psychosoziale Gründe wie Angst, Furcht, Schuldgefühle, Unsicherheit oder Trauer über den endgültigen Abschied
- Gründe aus dem Umfeld wie plötzliche Veränderungen, Lärm, Emotionen der Begleiter oder Unter- oder Überstimulation mit Reizen.

6.2.13.2 Das präfinale Delir

Das präfinale Delir tritt bei vielen Sterbenden in den letzten Tagen oder Stunden auf. Es verweist auf eine zunehmende körperliche und global-zerebrale Dysfunktion mit entsprechenden Störungen. Als Folge dieser Störungen treten auf:

- Bewusstseinseintrübung
- psychomotorische Unruhe
- gestörte Sinneseindrücke
- Schlaflosigkeit
- Aufmerksamkeitsstörungen
- Verwirrtheitszustände
- Desorientiertheit
- Halluzinationen.

Nichtmedikamentöse Interventionen

Wenn der Sterbende mit akuter Verwirrtheit reagiert sollten verschiedene Möglichkeiten in Betracht gezogen werden:

- Nähe geben (die Hand oder die Stirn halten, sich mit ins Bett legen – Angehörige auffordern, sich mit ins Bett zu legen)
- ruhige, zugewandte Ansprache
- validierende Grundhaltung
- vertraute Geräusche, Gerüche oder Bilder anbieten
- vermehrte Bezugspflege (durch Personen, die der Betroffene erkennt)
- ASE
- Fuß- oder Handbad mit ätherischen Ölen
- ruhige Atmosphäre schaffen – keine Überaktivität.

Akute Verwirrtheit und Delir bei Schwerstkranken und Sterbenden aushalten zu können, bedeutet für die Begleiter eine enorme Kraftanstrengung. Daher sollten Mitarbeiter und Angehörige regelmäßig durch das Team entlastet werden (Gespräche, Zuwendung, Ablösung).

Medikamentöse Interventionen

Neben den nichtmedikamentösen Möglichkeiten können zusätzlich Medikamente eingesetzt werden:

- bei motorischer Unruhe:
  - Benzodiazepine
  - Anxiolytika
  - Neuroleptika
  - Sedativa
- bei einem präfinalen Delir:
  - Haloperidol (Haldol®)
  - Levomepromazin (Neurocil®).

6.2.14 Symptomlinderung bei Verstopfung (Obstipation)

Unter Verstopfung versteht man sowohl Stuhlunregelmäßigkeiten, wie verzögerte Entleerung von trockenem und hartem Stuhl, als auch Schmerzen bei der Stuhlentleerung bis hin zum Stuhlverhalt. Verschiedene Ursachen können zu Verstopfung führen:

- unzureichende Flüssigkeitsaufnahme
- großer Flüssigkeitsverlust
- Schmerzen bei der Stuhlentleerung
- mangelnde Bewegung
- ballaststoffarme Ernährung
- Medikamentennebenwirkungen (Opioide, Diuretika, Sedativa)
- langjähriger Missbrauch von Abführmitteln
- psychische Störungen (z. B. Depression)
- Tumore
- Schwäche (fehlende Bauchpresse)
- fehlende Intimsphäre.

Je älter der Mensch wird, desto mehr schwindet das Durstgefühl, so dass die Betroffenen einfach zu wenig trinken. Zum anderen fehlt die für die Darmperistaltik nötige Bewegung. Wenn nun auch noch Speisen ballaststoffarm sind, kommt es zur Verstopfung. Mögliche Reaktionen der Betroffenen darauf sind:

- Schmerzen im Bauchraum
- Appetitlosigkeit
- Unruhe
- Gereiztheit
- Schlaflosigkeit
- Fixierung auf den Stuhlgang.

Als Ziele der einzuleitenden Maßnahmen lassen sich formulieren:

- Wohlbefinden
- eine für den Bewohner zufriedenstellende Stuhlentleerung
- Reduktion von Schmerzen bei der Darmentleerung
- Vermeidung eines Darmverschlusses.

Vor allem, wenn der zu Pflegende Opioide erhält, muss vom ersten Tag an mit dem Hausarzt die Gabe von Laxanzien (abführende Medikamente) abgeklärt werden. Ein neuer Bewohner kann auch gefragt werden, wie er zuhause mit Verstopfung umgegangen ist. Auch hier können weitergelebte Gewohnheiten und alte Hausmittel helfen, die Medikamentengabe zu reduzieren.

Nichtmedikamentöse Maßnahmen

In älteren Fachbüchern der Gerontopsychiatrie findet sich bei zu Pflegenden mit Demenz immer wieder die Umschreibung: «mit Kot spielen». Hier wird dem Menschen mit Demenz eine gewisse Verkindlichung unterstellt. Dabei sollte in solchem Verhalten eher der verzweifelte Versuch des zu Pflegenden gesehen werden, sich selbst digital auszuräumen. Menschen mit Demenz schämen sich. Wenn sie jetzt die Toilette nicht finden oder selbst das Bett nicht verlassen können, versuchen sie, sich anderweitig selbst zu helfen.

Auch muss bedacht werden, dass es sich beim Stuhlgang um einen sehr intimen Vorgang handelt. Wenn nun mit Klistieren oder Einläufen versucht wird, dem Betroffenen zu helfen, muss bedacht werden, dass dies immer mit einer Penetration verbunden ist. Bei Menschen mit Demenz können in diesem Zusammenhang auch andere Assoziationen aufkommen. Hier sollte zuerst mit anderen Maßnahmen, wie Bauchwickeln oder Kolonmassagen (s. u.), versucht werden, dem Betroffenen zu helfen.

Weitere nichtmedikamentöse Interventionen:

- ausreichende Flüssigkeitszufuhr
- ballaststoffreiche Ernährung
- leichte Bewegung
- Einläufe/Spüllösungen mit 0,5 l warmer Milch und 2 EL Honig, 1 l warmes Wasser und 20 ml Glycerin
- heiße Wickel (z. B. Schafgarbenkraut oder Kamillenblüten)

Anleitung für eine Kolonmassage bei Obstipation (Quelle: Kostrzewa, S., Palliativpflege heute, 2010, 6: 2–3)

Mit Hilfe dieser Massagetechnik soll von außen die Darmperistaltik angeregt, aber auch Entspannung des Bauchraums erreicht werden. Wichtig ist dabei, dass der zu Pflegende Ihnen vertraut, und dass Sie selber entspannt sind und die Anwendung der Bauchmassage sicher beherrschen.

Zur Vorbereitung auf die Bauchmassage sollten Sie bei dem Betroffenen darauf achten, dass die Massage nicht unmittelbar nach einer Mahlzeit durchgeführt werden sollte. Beachten Sie als Nebenwirkung einer Bauchmassage, dass Blutdruck und Puls gesenkt werden. Sicherheitshalber sollten Sie beides vor der Maßnahme noch einmal prüfen. Bei der Bauchmassage lassen sich drei Methoden unterscheiden.

Methode 1 – Kreisende Bewegungen längs des Dickdarms (Abb. 6-13): Beginnen Sie im rechten Unterbauch mit kleinen massierenden Kreisbewegungen und üben Sie dabei leichten Druck aus. Folgen Sie dem natürlichen Dickdarmverlauf (s. Abb. 6-13), indem Sie diese Kreisbewegungen bis zum rechten Oberbauch ausführen. Gehen Sie mit diesen Bewegungen weiter bis auf die linke Oberbauchseite, um anschließend auf der linken Seite bis zum linken Unterbauch fortzufahren. Wiederholen Sie die Prozedur 4–5 Mal.

Methode 2 – Die 5-Punkt-Methode nach Volger (Abb. 6-14): Bei dieser Methode üben Sie ebenfalls leicht kreisende Massagebewegungen aus, allerdings nicht längs des gesamten Dickdarms, sondern nur an fünf be-

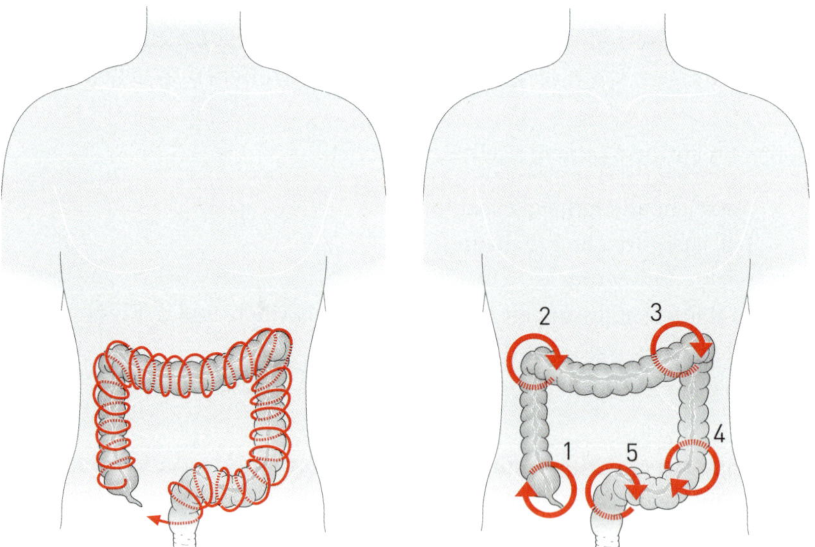

Abbildung 6-13: Kolonmassage, Methode 1 – Kreisende Bewegungen längs des Dickdarms

Abbildung 6-14: Kolonmassage, Methode 2 – Die 5-Punkt-Methode nach Volger

stimmten Reflexzonenpunkten, die für Passageschwierigkeiten bekannt sind. Die eigentliche Massage orientiert sich an der Ausatmung Ihres zu Pflegenden.

Methode 3 – Ausstreichen des Bauches (Abb. 6-15): Sie als Anwender richten sich bei der sehr ruhigen Kolonmassage mit leichtem Druck und Streichungen nach der Atmung des zu Pflegenden. Wenn der zu Massierende ausatmet, streichen Sie mit der flachen Hand vorsichtig vom Brustkorb Richtung Taille. Der Vorgang wird beliebig wiederholt.

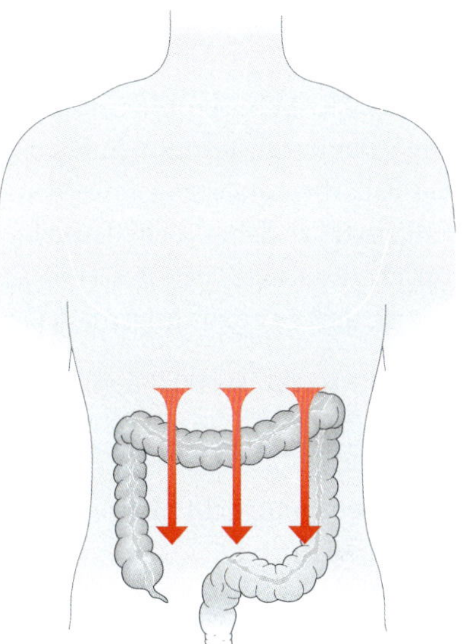

Abbildung 6-15: Kolonmassage, Methode 3 – Ausstreichen des Bauches

Wichtig! Bei folgenden Krankheiten dürfen Sie die Kolonmassage nicht durchführen: Bei den chronischen Erkrankungen Colitis ulcerosa (auf Dick- und Mastdarm beschränkte Entzündung der Schleimhaut) und Morbus Crohn (Entzündung der Schleimhaut, die sich auf den gesamten Verdauungstrakt ausdehnen kann) dürfen Sie die Kolonmassage ebensowenig anwenden, wie bei Entzündungen im kleinen Becken, bei einer Divertikulose (sackförmige Ausbuchtung der Darmwand) oder bei einem im Bauchraum diagnostizierten Tumor.

Besprechen Sie daher vor der Maßnahme mit dem Hausarzt, ob die von Ihnen geplante Intervention auch wirklich durchgeführt werden darf.

Medikamentöse Interventionen

Medikamentöse Interventionen bedürfen immer der Absprache mit dem Arzt:

- Laxanzien (z.B. Lactulose, Macrogol etc.)
- Klistier/Klysma.

6.3 Palliative Fallarbeit mittels Kollegialer Beratung

Unterschiedliche Problemsituationen in der Palliativversorgung können ein Team herausfordern. Solch ein Problem muss dann über die Methode der Fallarbeit angegangen werden. Die eigentliche Methode der palliativen Fallarbeit ist dabei nicht festgelegt, jedoch zeigt die Erfahrung, dass der Ansatz der Kollegialen Beratung für die palliative Fallarbeit sehr gut geeignet ist, und zwar aus folgenden Gründen:

- Sie stärkt das Wir-Gefühl eines Teams.
- Sie nutzt die Ressourcen und Stärken des gesamten Teams.
- Sie ermöglicht eine multidisziplinäre Betrachtungsweise eines Problems.
- Es lässt sich eine Vielzahl von Themenfeldern bearbeiten.
- Sie bezieht auch Experten- und Angehörigenperspektiven ein.
- Sie fördert einen respektvollen Umgang im Team.
- Es wird ein demokratischer Führungsstil unterstützt.
- Alle Beteiligten können Entscheidungsfindungsprozesse nachvollziehen.
- Sie fördert eine palliative Haltung im Team, die durch Achtsamkeit und Suchen gekennzeichnet ist.
- Sie ermöglicht es Teammitgliedern, dem Team eigene Probleme mitzuteilen.

Anders als bei der Supervision lernt das Team über die bloße Anwendung, selber eine Lösung für das Problem zu finden. Zu Beginn sollten die ersten Sitzungen von einem externen Berater geleitet werden, da das Team lernen muss, sich diszipliniert an der vorgegebenen Form zu orientieren. Der externe Begleiter hilft nicht, die Lösung zu finden, sondern die Methode zu erlernen. Auf diese Weise erlernt das Team, selbstständig zu «laufen».

Die Kollegiale Beratung wird nach Bedarf bzw. bei einem Anlass einberufen. Die Methode ist allerdings nicht geeignet, um Teamprobleme zu bearbeiten. Hier zeigt die Erfahrung, dass eher Supervision als Methode gewählt werden sollte.

Rollenverteilungen in der Kollegialen Beratung

Zu Beginn der Kollegialen Beratung müssen Rollen festgelegt werden (**Tab. 6-7**). Der Fallgeber bringt das Problem ein. In der Regel tritt er an die Teamleitung heran und bittet um eine Kollegiale Beratung. Die Teamleitung überlegt zusammen mit dem Fallgeber, wann die Kollegiale Beratung durchgeführt werden kann und welche Personen (Teammitglieder, evtl. Angehörige und Experten) eingeladen werden. Zudem braucht die Kollegiale Beratung einen Moderator, der die Aufgabe eines «Spielleiters» übernimmt. Zudem wird ein Protokollant benötigt, um die wesentlichen Lösungen und Handlungsschritte festzuhalten. Die übrigen Teilnehmer sind die Fallberater und arbeiten dem Fallgeber zu.

Die Schritt-für-Schritt-Anleitung in **Tabelle 6-8** zeigt, wie das Problem des Fallgebers in einzelnen Schritten durch das Team bearbeitet wird. Dabei ist

Tabelle 6-7: Rollen in der Kollegialen Beratung

Der Fallgeber …
• … regt die Fallbesprechung an. • … liefert alle fallrelevanten Infos. • … lädt alle fallrelevanten Personen ein. • … beginnt mit: *«Ich habe ein Problem …»*.
Der Moderator …
• … achtet auf die Zeitschiene. • … achtet auf die allgemeinen Diskussionsregeln. • … achtet auf die einzelnen inhaltlichen Schritte (wichtig ist, dass kein Schritt übersprungen wird).
Der Protokollant …
• … notiert alle relevanten Argumente. • … legt eine Teilnehmerliste fest. • … hält alle Lösungsvorschläge und Handlungsschritte fest. • … hält fest, wer wann was zu tun hat und wann die Ergebnisse evaluiert werden.
Die Berater …
• … (alle übrigen Mitarbeiter) arbeiten dem Fallgeber zu. • … sind bemüht, sein Problem zu lösen. • … bringen sich ein, wenn der Moderator sie dazu einlädt bzw. auffordert.
Experten/Angehörige …
• … werden nach Bedarf eingeladen. • … sind Informationsgeber.

Tabelle 6-8: Schritt für Schritt durch die Kollegiale Beratung (ca. 25 Minuten) (Quelle: in Anlehnung an Kostrzewa, 2011b: 126)

1. Schritt: Vorstellen des Falls (5 Minuten) – nur der Fallgeber redet
• Kurze Begrüßung und Einführung in die Fallbesprechung • Der Fallgeber schildert sein Problem. • Er bringt alle fallrelevanten Informationen mit ein (z. B. Kurzbiographie, soziale Position im Wohnbereich, Diagnosen, Medikamente, Biographie, Problemlage des Fallgebers, bisheriger Umgang mit dem Problem). • Wichtig ist, dass nur der Fallgeber spricht. Er wird nicht unterbrochen durch Zurufe oder Nachfragen (das kommt später).
2. Schritt: Ergänzungen zum Fall (3 Minuten) – alle Mitarbeiter
• *Alle weiteren Mitarbeiter* können nun fallrelevante Informationen mit einbringen. • Das Gesagte soll unkommentiert bleiben und auch nicht weiter analysiert werden. • Es geht in diesem Schritt darum, alle Fakten auf den Tisch zu legen, vorschnelle Lösungen sollen nicht vorgeschlagen werden.
3. Schritt: Nachvollziehbarkeit (2 Minuten) – alle Mitarbeiter
• *Alle Mitarbeiter* geben zu erkennen, dass sie das Problem des Fallgebers verstehen. • Es können auch noch Verständnisfragen an den Fallgeber gerichtet werden.
4. Schritt: Interpretation des Problems (5 Minuten) – alle Mitarbeiter
• Jetzt werden auch die anderen Mitarbeiter gebeten, das Problem zu *interpretieren*. • Die Entstehungsgeschichte des Problems kann auf einem Flipchart aufgezeichnet werden. • Es werden auch hier noch keine Lösungen vorgeschlagen.
5. Schritt: Mögliche Lösungen (5 Minuten) – alle Mitarbeiter
• In diesem Schritt werden alle Lösungsmöglichkeiten aufgelistet (Flipchart). • Diese werden noch nicht gewertet.
6. Schritt: Konkrete Handlungsschritte (3 Minuten) – alle Mitarbeiter
• Hier werden konkrete Handlungsschritte besprochen. • Es wird geklärt, *wer etwas bis wann tut*. • Es werden klare Zuständigkeiten und Verantwortlichkeiten besprochen. • Es wird abgesprochen, wann die Evaluation der Maßnahmen erfolgen soll.
7. Schritt: Rückfragen an den Fallgeber (1 Minuten) – nur der Fallgeber
• Hier wird der *Fallgeber* gefragt, ob sein Problem angemessen behandelt worden ist.
8. Schritt: Dokumentation
• Dokumentieren Sie die Ergebnisse und berücksichtigen Sie sie in der Pflegeplanung.
9. Schritt: Nächstes Treffen festlegen (1 Minute) – alle Mitarbeiter
• Wann das nächste Treffen stattfindet ist davon abhängig, wie dringlich das Problem ist und wie lange es dauert, die festgelegten Handlungsschritte durchzuführen.

es wichtig, keinen Schritt zu überspringen. Auch zeigt die Praxis, dass nicht zu schnell zum nächsten Schritt gewechselt werden sollte, da Teammitglieder, die etwas intensiver nachdenken, auf diese Weise ebenfalls eine Chance haben, sich einzubringen.

6.4 Basale Stimulation® in Palliativversorgung und Sterbebegleitung

Lebewesen sind auf Berührung und Kontakt existenziell angewiesen. Zwischenmenschliche Berührung vermittelt von der Geburt bis zum Tod das Gefühl von Nähe, Geborgenheit und Anwesenheit und beeinflusst entscheidend unsere Wahrnehmung, Gefühle und Gedanken sowie unser Wohlbefinden. Daher ist Berührung ein lebensnotwendiges Bedürfnis in allen Lebenslagen.

Oft wird Basale Stimulation® ausschließlich als Konzept zur Förderung und Revitalisierung von Menschen mit reduzierten Interaktionsmöglichkeiten gesehen. Diese Sichtweise ist zu begrenzt, denn Basale Stimulation® ist auch eine Möglichkeit des körpernahen Dialogaufbaus und zur Förderung von Wohlbefinden bei sterbenden Menschen (Kostrzewa/Kutzner, 2009).

Basale Stimulation® ist ein umfangreiches Konzept, das die unmittelbare sensorische Aufnahmefähigkeit bewusstseinseingeschränkter Menschen anspricht (Bienstein et al., 1997: 13). Dabei ist die Ursache der Bewusstseinseinschränkung unerheblich. Grundsätzlich wird angenommen, dass der Betroffene mit seiner Umwelt in Interaktion treten möchte und dies in seiner ihm eigenen Art und Weise auch kann.

Berührung spielt in der Basalen Stimulation® eine zentrale Rolle. Daher ist es wichtig, dass Anwender der Basalen Stimulation® sich des kommunikativen Charakters der Berührung bewusst sind und diese auch bewusst einsetzen.

6.4.1 Zielgruppen der Basalen Stimulation®

Basale Stimulation® wendet sich vor allem an Menschen mit dauerhaft bzw. vorübergehend erheblich reduzierten Austausch- und Interaktionsaktivitäten, die in hoher Abhängigkeit von anderen Menschen leben. Problematisch ist bei diesen Personengruppen oft, dass sie sich nicht selbst die notwendigen Reize vermitteln können, die erforderlich sind, um eine stabile Identität aufbauen und erhalten zu können. Daher ist es ein zentrales Ziel Basaler Stimulation®, eine stabile (Körper-)Identität aufzubauen (Bienstein et al., 1997: 13).

Viele Personengruppen können von Basaler Stimulation® profitieren, z. B.:

- orientierte Sterbende
- Menschen mit geistiger und/oder mehrfacher Behinderung
- Menschen mit Angst und Unruhe
- Menschen mit Depressionen
- Menschen mit primären (z. B. Alzheimer-Krankheit) und sekundären Demenzen (z. B. Hirntumor)
- Menschen mit Kommunikationsstörungen
- Beatmete Patienten
- Menschen mit apallischem Syndrom
- Menschen mit Hemiplegie.

Auch wenn das Konzept der Basalen Stimulation® bei der Arbeit mit geistig und körperlich behinderten Kindern entstanden ist, haben die dabei gültigen Prinzipien grundlegende und allgemeingültige Bedeutung für Menschen aller Altersstufen, für Kranke und Gesunde. Bei entsprechender Aufarbeitung ist dieses Konzept in hervorragender Weise geeignet, die therapeutische Relevanz der Krankenpflege zu belegen (Bienstein/Fröhlich, 1991).

Basale Stimulation® nutzt grundlegende (basale) Reizangebote, die teilweise schon im Mutterleib aufgenommen und durch den Fötus wahrgenommen werden können. Im Folgenden werden einzelne Wahrnehmungsebenen aufgezeigt, wie sie im Laufe der Entwicklung des Menschen entstehen:

- vibratorisch – vestibulär – somatisch
- auditiv – vibratorisch
- auditiv – rhythmisch
- oral (Schmecken)
- olfaktorisch (Riechen)
- auditiv (Hören)

- taktil-haptisch (Empfinden und Tasten)
- visuell (Sehen).

Das Konzept der Basalen Stimulation® nutzt diese verschiedenen Wahrnehmungsebenen aber nicht beliebig. Der Anwender muss sich vorher klar sein, welche Intention seine Anwendung verfolgen soll. Zudem muss er genau beobachten, ob der beabsichtigte Effekt auch eintritt. Daher ist eine grundlegend achtsame Haltung Grundvoraussetzung der Basalen Stimulation®. Wird dies nicht berücksichtigt, kann es unangenehme Folgen nach sich ziehen, wie das folgende Praxisbeispiel belegt.

Praxisbeispiel

Ivonne, 59 Jahre alt, lebt in einer Außenwohngruppe für Menschen mit geistiger Behinderung. Seit gut einem halben Jahr haben die Mitarbeiter den Verdacht, dass sich bei ihr eine Demenz entwickelt. Sie führen Aufzeichnungen für den Neurologen, um einer entsprechenden Diagnostik zuzuarbeiten.

In den vergangenen Tagen zieht sich Ivonne zunehmend in ihr Zimmer zurück und nimmt nur ungern an den gemeinsamen Mahlzeiten teil. Da sie zunehmend Hilfe bei der Grundversorgung benötigt, überlegen die Mitarbeiter, ob man ihr nicht im Rahmen der Grundversorgung eine anregende Waschung anbieten sollte, in der Hoffnung, ihre Rückzugstendenz dadurch zu verringern.

Morgens wird Ivonne zu einer anregenden Ganzkörperwaschung angehalten und nachmittags bekommt sie die Anwendungen nur an den Unterschenkeln und Unterarmen. Am 3. Tag reagiert Ivonne zunehmend aggressiv und beschimpft ihre Bezugsbetreuerin.

Was ist geschehen?
Da die Mitarbeiter anregende Interventionen eingeleitet haben, muss davon ausgegangen werden, dass auch die mentale Seite der Bewohnerin angeregt wurde. Hier hat aber Ivonne mit großer Wahrscheinlichkeit aus Angst und zunehmender Unsicherheit eine Rückzugstendenz entwickelt. Ihr nun anregende Maßnahmen anzubieten bedeutet, dass auch ihre mentale Seite angeregt wird. Somit hat sie aggressiv und ablehnend reagiert.

Bevor also eine konkrete Intervention angeboten und durchgeführt wird, muss geklärt werden:

- Wie wird die aktuelle Situation des Bewohners erfasst?
- Gibt es ein Problem (einen Mangel)?
- Wer hat das Problem?
- Was soll mit der Intervention erreicht werden?
- Wo steht der Bewohner mental?
- Lässt sich das gewünschte Ziel mit der ausgewählten Maßnahme auch wirklich erreichen?
- Wie wird der Effekt der Maßnahme überprüft?
- Ist das Hauptziel der Maßnahme das Wohlbefinden des Bewohners?

Verschiedene Wahrnehmungsbereiche können unterschieden und über Basale Stimulation® angesprochen werden (**Tab. 6-9**). Maßnahmen aus dem Angebot der Basalen Stimulation® richten sich nach der Absicht (Was soll bewirkt werden?). Das bedeutet, dass jedes basal stimulierende Angebot eine Absicht verfolgt. Diese Absicht (z.B. Anregung, Beruhigung, Vermitteln von Körperidentität) muss vorher klar sein.

6.4.2 Mangel benennen und Ziele festlegen

Bei diesem Schritt beginnt schon die erste Schwierigkeit dahingehend, dass oft im Team nicht klar benannt werden kann, welchen Mangel der Bewohner hat. Dann aber wird Basale Stimulation® schnell zum Aktionismus. Bevor also eine bestimmte Maßnahme durchgeführt wird, sollte im Rahmen einer Fallbesprechung (z.B. mithilfe einer Kollegialen Beratung – s. Kap. 6.3) von verschiedenen Seiten aufgezeigt werden, wie die aktuelle Situation eines Betroffenen eingeschätzt wird. Dabei darf jedoch nicht das «Leiden des Teams» ausschlaggebend sein. Jetzt gilt es realistische Ziele zu benennen, die mithilfe konkreter Maßnahmen erreicht werden sollen.

Ist der Bewohner unruhig, sollten ihn die eingeleiteten Maßnahmen beruhigen. Hat er nach Einschätzung des Teams einen Reizmangel (Deprivation), geht es darum, ihm ein angemessenes Reizangebot zu organisieren (z.B. ein Mobile über dem Bett). Spürt er seine Extremitäten nicht mehr (droht er «sich selbst zu verlieren»), gilt es, ihm Informationen über seine Arme, Beine, den Rumpf und den Kopf zu vermitteln (z.B. über Modellierung der Extremitäten mithilfe von Handtüchern).

Tabelle 6-9: Wahrnehmungsbereiche, die über Basale Stimulation® angesprochen werden können (Quelle: Kostrzewa, 2011d: 7)

Ebene und Art der Wahrnehmung	Orte der Wahrnehmung	Beispiele für basal stimulierende Angebote
Somatische Wahrnehmung: Druck, Berührung, Vibration, Temperatur, Schmerzen, Feuchtigkeit	Haut, Muskulatur, Gelenke	• Beruhigende oder anregende Waschungen • Atemstimulierende Einreibung • Hydrotherapie
Taktil-haptische Wahrnehmung: Tast- und Greifsinn	Haut, Fingerspitzen, Hände und Füße	• Tasttafeln • Igelball • der eigene Körper • Gegenstände des täglichen Gebrauchs
Vestibuläre Wahrnehmung: Lage und Bewegung im Raum	Gleichgewichtsorgan im Innenohr	• Lagerungen • Bewegungsübungen • Mobilisation
Vibratorische Wahrnehmung: Sehnenenden	Informationen über die Körpertiefe	• Einsatz eines Vibraxgerätes • Sternumsingen
Orale und olfaktorische Wahrnehmung: Chemorezeptoren unterscheiden süß, sauer, salzig, bitter, Gerüche aufnehmen	Mund und Nase	• spezielle Mundpflege • Aromatherapie • vertraute Gerüche
Akustische und auditive Wahrnehmung: akustische Reize und Richtungshören	Ohren	• Musik • Naturgeräusche • Sprache
Visuelle Wahrnehmung: differenziertes Sehen; Farbsehen und Entfernungssehen	Augen	• Mobile • Fotos • Prismengläser

Lesetipp

Kostrzewa S. & Kutzner, M. (2020). *Was wir noch tun können. Basale Stimulation® in der Sterbebegleitung* (6. Aufl.). Bern: Hogrefe.

6.4.3 Wahrnehmungsveränderungen bei Sterbenden

Neurologische Erkrankungen, aber auch der Sterbeprozess können Wahrnehmungsstörungen entstehen lassen. Beim Betroffenen löst das Angst und Unruhe aus. Kann die eigentliche Ursache nicht beseitigt werden, sollte mit beruhigenden, entspannenden und vertrauten Maßnahmen gegengesteuert werden.

Seit längerem ist bekannt, dass der Geschmacks-, Geruchs-, Gehör- und Gesichtssinn im Sterbeprozess gemindert ist. Hingegen scheint die Wahrnehmung für Körpersignale über Haut und Tastsinn zu steigen. Daraus ergibt sich eine veränderte Wahrnehmung der gesamten Umwelt und der eigenen Körpersignale. Das für den Betroffenen Gewohnte fällt weg und daraus können Irritation und Ängste entstehen.

6.4.4 Ursachen von Wahrnehmungsstörungen

Folgende Ursachen können unter anderem eine Wahrnehmungsstörung im Sterbeprozess auslösen, müssen aber nicht auftreten:

- Reizüberflutung oder Reizmangel
- Unverträglichkeit oder Überdosierung von Medikamenten
- Störungen des Wasser- und Salzhaushalts
- Hirntumore
- hirnorganische Abbauprozesse (z.B. bei Demenz)
- organische Störungen (z.B. bei Nieren- oder Lebererkrankungen)
- Delir.

Wichtig ist, zu Beginn die Ursachen abzuklären und ggf. mit dem Hausarzt zu besprechen. Das betreuende Team muss sich bewusst sein, dass eine veränderte Wahrnehmung das Denken, Fühlen und Handeln des Betroffenen beeinflusst.

Nachfolgende Übung soll verdeutlichen helfen, dass ein Reizmangel schon nach kurzer Zeit zu Wahrnehmungsstörungen führen kann. Oft sind sich Mitarbeiter, die bettlägerige Bewohner versorgen, nicht bewusst, dass ein Mangel an Reizangeboten dazu führen kann, dass der Betroffene das Gefühl hat «sich oder Teile seines Körpers zu verlieren». Diese Erfahrung ist unangenehm und löst Ängste aus.

Teamübung zum Phänomen «Reizmangel»

(Quelle: Kostrzewa S.: So nutzen Sie Basale Stimulation® in der Palliativversorgung, Fernkurs Palliativbeauftragter/r in der stationären Altenhilfe, Lektion 8, ppm-Akademie, Bonn, 2011)

Voraussetzungen:

- Es sollten nicht mehr als 12 Personen in der Gruppe sein.
- Sie benötigen ca. 45 Minuten Zeit.
- Führen Sie die Übung in einem wohltemperierten ungestörten Raum mit mindestens 50 m^2 aus.

Durchführung:

- Kündigen Sie die Übung 2 Tage vorher an. Bitten Sie die Teilnehmer, bequeme Kleidung und eine Gymnastikmatte mitzubringen.
- Rücken Sie alle Stühle und Tische zur Seite, so dass die Teilnehmer einen geeigneten Platz auf dem Boden finden können. Achten Sie darauf, dass zwischen den Teilnehmern mindestens 1 Meter Platz ist.
- Bitten Sie nun die Teilnehmer, sich auf dem Rücken auf die Matte zu legen. Die Arme liegen neben dem Körper und die Beine sind gestreckt. Der Blick ist auf die Raumdecke gerichtet. Es wird nicht gesprochen, da es eine absolut stille Übung ist.
- In dieser Position bleiben die Teilnehmer 30 Minuten vollkommen regungslos liegen. Jetzt beenden Sie die Übung.

Reflexion:

- Lassen Sie die Teilnehmer den ersten Eindruck schildern.
- Erfragen Sie, wie die Teilnehmer ihren Körper bzw. ihr Körperschema empfunden haben.
- Lassen Sie sich schildern, wie die Aufmerksamkeit sich im Laufe der Übung verändert hat.
- Bitten Sie die Teilnehmer, über unangenehme Empfindungen zu sprechen.

Auswertung:

Die Übung simuliert einen Bewohner, der bettlägerig ist und seine eigene Position nicht verändern kann. Hieraus entsteht eine Mangelsituation. Die Übungsteilnehmer werden schildern, wie sich die Körperkonturen auflösen bzw. verschwimmen und man sich quasi selbst verliert. Die Aufmerksamkeit richtet sich auf Gegebenheiten der Zimmerdecke. Das Gehirn sucht sich eine Beschäftigung (z. B. es werden die Lamellen der Deckenlampe gezählt). Manche Teilnehmer berichten auch, dass sie kleine Punkte und Sternchen sehen. Das Gehirn stimuliert sich also selbst über kleinere Halluzinationen.

Übertragen Sie diese Erfahrungen auf Ihre bettlägerigen Bewohner.

6.4.5 Konkrete Maßnahmen der Basalen Stimulation®

Im Folgenden werden beispielhaft verschiedene Maßnahmen einzelner Wahrnehmungsbereiche und -ebenen aufgezeigt, die für einen Menschen mit Wahrnehmungsstörungen sinnvoll sein können. Wichtig ist – wie oben aufgeführt – zuvor abzuklären, was mit der Maßnahme bedingt werden soll bzw. wo der Bewohner einen Mangel hat. Anwender der Basalen Stimulation® müssen sich auch darüber klar sein, dass Betroffene mit Wahrnehmungsstörung eine andere Verteilung von Neugierde und Misstrauen haben als es bei Menschen ohne Wahrnehmungsstörungen der Fall ist. Bei den Betroffenen überwiegen meist Misstrauen, Vorsicht und Unsicherheit. Daher gilt ein besonders behutsames Vorgehen bei den hier aufgeführten Maßnahmen.

6.4.5.1 Optische Stimulation

Vor allem bei Menschen, die ihre Position nicht selbstständig verändern können entsteht schnell der Effekt der Habituation. Das heißt, der Betroffene hat nur einen kleinen Wahrnehmungsausschnitt, der sich nicht oder kaum verändert. Daher tritt nach wenigen Minuten ein Gewöhnungseffekt ein. Hier ist es sinnvoll, dass dem Betroffenen wechselnde Bilder bzw. Objekte angeboten werden, die ein angemessenes Reizangebot darstellen, wie die folgenden drei Beispiele zeigen.

Beispiel 1: Bei bettlägerigen Menschen kann es sinnvoll sein, regelmäßig die Position des Bettes zu verändern. Dazu wird das Bett alle 30 Minuten um wenige Grad im Raum umgestellt. Der Betroffene bekommt auf diese Weise einen sich verändernden Ausschnitt «der Welt» zu sehen.

Beispiel 2: Eine weitere Variante ist das Anbringen eines Mobiles über dem Bett des Betroffenen. Schon der geringste Luftzug verändert die Anordnung der Objekte, so dass ein sich immer wieder neu formierendes Bild entsteht. Gleiche Effekte können auch Prismengläser erzeugen, die im Fenster hängen. Hier werfen Sonnenstrahlen Spektralfarben an die Wand des Zimmers.

Beispiel 3: Digitale Bilderrahmen können ebenfalls eingesetzt werden, wenn sie im Blickfeld des Betroffenen aufgehängt werden. Hier sind es dann biographisch orientierte Bilder, die sich in einer langsamen Frequenz (ca. alle 2 Minuten) abwechseln.

Beachte

Weniger sinnvoll ist es für den Betroffenen, den ganzen Tag den Fernseher laufen zu lassen. Auch tritt schnell der Effekt der Habituation ein.
Gleiches gilt für Fischernetze, die unter der Decke über dem Bewohnerbett angebracht und in die diverse Objekte gelegt werden. Auch hierbei tritt nach kurzer Zeit Habituation ein, da die Gegenstände unbeweglich liegen.

6.4.5.2 Akustische Stimulation

Eine angemessene Stimulation findet nur statt, wenn Geräusche gezielt angeboten werden. Auch hier muss vermieden werden, dass ständig eine Geräuschkulisse (z.B. Radio) auf den Betroffenen einwirkt. Sollte ihm seine Lieblingsmusik angeboten werden, dann höchstens eine halbe Stunde lang. Alternativ können auch vertraute Alltagsgeräusche (z.B. Wellenrauschen, Wind) angeboten werden.

Mag der Betroffene es, wenn man ihm vorliest, können Angehörige eingebunden werden, die Texte auf Tonträger einlesen. So erhält der zu Pflegende zu den bekannten Texten auch vertraute Stimmen.

Die Wirkung von Musik ist dann besonders intensiv, wenn sie «handgemacht» ist. Daher ist es sinnvoll, wenn Mitarbeiter, die ein Instrument spielen können, dies auch bei einem sterbenden Bewohner tun.

6.4.5.3 Somatische Stimulation

Eines der natürlichsten Reizangebote ist körperliche Nähe. Angehörige sollten ermutigt werden, dem Betroffenen körperliche Nähe zu bieten. Viele Angehörige scheuen sich z.B., sich zu dem Betroffenen ins Bett zu legen.

Auch Wasser hat für viele Menschen eine beruhigende Wirkung. Daher haben Fuß- oder Handbäder oft eine beruhigende und wohltuende Wirkung auf den Betroffenen. Zusätzlich können vertraute Waschzusätze eingesetzt werden, um den zu Pflegenden zu entspannen. Soll Beruhigung der Effekt sein, muss warmes Wasser eingesetzt werden. In Haarwuchsrichtung lässt man es über die Haut fließen. Anschließend werden Hände bzw. Füße mit einem weichen Handtuch ebenfalls in Haarwuchsrichtung abgetrocknet.

Eine kurze, aber sehr effektive Maßnahme ist die Handmassage. Dabei werden die Handballen, die einzelnen Finger und der Handrücken vorsichtig mit gleichmäßig ruhigen Bewegungen massiert.

6.4.5.4 Olfaktorische Stimulation

Sinnesanregung kann auch über den Geruchssinn erfolgen. Dazu sollte die Biographie entsprechende Informationen liefern. Zu bedenken ist, dass sich der Geruchssinn im Zuge einer Demenz oder einer Parkinson-Krankheit verändern kann. Hier gilt es besonders gut zu beobachten, bei welchen Düften der Betroffene mit Wohlbefinden reagiert.

Beispiel 1: Küchenkräuter.
Beispiel 2: Vertraute Düfte (Parfüm der Mutter).
Beispiel 3: Aromapflege.

> **Beachte**
>
> Auch bei olfaktorischer Stimulation tritt nach wenigen Minuten Habituation ein, so dass eine entsprechende Maßnahme immer nur kurzfristig angeboten werden sollte.

6.4.5.5 Taktil-haptische Stimulation

Um dem zu Betreuenden taktile Reize anbieten zu können, empfiehlt es sich, kleine Tasttafeln zu fertigen. Dazu benötigt man ein Holzbrett von 30 × 30 cm Größe. Es wird mit Utensilien beklebt, die unterschiedliche Oberflächen haben, z. B. Baumrinde, ein Stück Schwamm oder etwas Fell. Der Betroffene kann sich nun mit den Fingern selber taktile Reize setzen.

> **Beachte**
>
> Bestimmte Materialien lösen in uns eine «taktile Abwehr» aus. Das Resultat wird sein, dass sich der Betroffene zurückzieht. Daher muss genau beobachtet werden, welche Stoffe diese Wirkung auf ihn haben.

6.4.5.6 Orale Stimulation

Auch über den Geschmackssinn kann dem Betroffenen Vertrautes angeboten werden. Vor allem bei der speziellen Mundpflege (alle 30 Minuten) bei Sterbenden ist es wichtig, dass diese Maßnahme lustvoll ist. Einem Menschen mit Wahrnehmungsstörung ist nicht verständlich zu machen, dass Mundpflege für ihn wichtig ist. Daher werden vertraute Geschmacksangebote (z. B. wohlschmeckende Getränke, wie Cola oder Malzbier) in die Mundpflege integriert.

6.4.5.7 Vibratorische Stimulation

Kann ein bettlägeriger Bewohner seine Beine nicht mehr selbstständig bewegen (z. B. bei Querschnittlähmung), sollten ihm immer wieder einmal mit einem Vibrax-Gerät oder einem Rasierapparat Reize oberhalb der Fußknöchel angeboten werden. Die Vibration überträgt sich auf den gesamten Röhrenknochen, so dass der Betroffene sein gesamtes Bein wahrnehmen kann. Gleiches gilt für den Ellenbogen, um den Arm spüren zu können.

Eine andere Methode ist ebenfalls gut in der Sterbebegleitung einzusetzen: Die Begleitperson legt die Hand des Sterbenden auf ihr Sternum. Dann beginnt sie leise zu summen – vielleicht ein Kinderlied. Auf diese Weise überträgt sich die Vibration des Summens auf die Hand des Sterbenden. Diese Maßnahme hat eine sehr beruhigende Wirkung auf den Sterbenden und lässt sich auch gut von Angehörigen anwenden.

6.4.5.8 Vestibuläre Stimulation

Unter vestibulärer Stimulation ist die Bewegung im Raum zu verstehen. Schon leichte Schaukelbewegungen haben eine entspannende und beruhigende Wirkung auf den Betroffenen. Ist der zu Pflegende noch in der Lage, sich aufrecht hinzusetzen, kann sich eine Begleitperson hinter ihn ins Bett setzen. Sie umfasst ihn von hinten und führt leichte Schaukelbewegungen durch. Diese Übung kann gut von ruhiger Musik begleitet werden.

6.4.6 Bedürfniserfassung als Voraussetzung für Basale Stimulation®

Die Wünsche und Bedürfnisse eines Menschen mit Wahrnehmungsstörungen zu erfassen ist ungemein schwer. Im Gegensatz zu orientierten Bewohnern können bewusstseinseingeschränkte Menschen ihre Wünsche und Bedürfnisse nicht verbal benennen. Es erfordert eine sensible Beobachtung und zeitnahen Austausch aller Beteiligten, um den unausgesprochenen Bedürfnissen der Bewohner gerecht zu werden. Daher ist es wichtig, dass auch Angehörige ihre Beobachtungen und Einschätzungen mit dem Team austauschen. Eine Möglichkeit dazu ist die Fallbesprechung, bei der Angehörige und Mitarbeiter ihre Beobachtung gleichberechtigt weitergeben. Zudem können Assessments zur Erfassung von Wohlbefinden zum Einsatz kommen. Für diese Form der Erfassung von Wohlbefinden werden Parameter gezeigt, die für alle Beteiligten vergleichbar werden.

Erfassen von Gewohnheiten und Vorlieben

Damit in der Palliativversorgung auf Gewohnheiten, Wünsche und Vorlieben des Betroffenen zurückgegriffen werden kann, sollten direkt beim Einzug in die Wohnstätte entsprechende Angaben erhoben und immer wieder ergänzt werden. Dazu werden selbstverständlich die Daten primär über den Betroffenen selbst erhoben. Kann er keine Angaben mehr machen, weil er sich verbal nicht äußern kann, sind Sie auf Angaben von Angehörigen und tägliche Beobachtung angewiesen. Da sich z.B. im Verlauf einer fortschreitenden Demenz auch Wahrnehmung und Wesen des Betroffenen verändern können, sollten die Reaktionen des Bewohners genau beobachtet werden, wenn Pflege und Betreuung gemäß den Angaben der Angehörigen ausgerichtet werden.

Immer wieder muss daran gedacht werden, dass sich auch Menschen mit z.B. Demenz verändern und weiterentwickeln können. Daher sind die biographischen Angaben nur eine Quelle für Informationen – die tägliche achtsame Beobachtung in der konkreten Situation ist aber mindestens genauso wichtig.

Um so früh wie möglich zu erfassen, welche Gewohnheiten und Vorlieben des Betroffenen in die Basale Stimulation® integriert werden können, ist es sinnvoll, sie mit einem Fragebogen (**Abb. 6-16**) zu erfassen. Selbstverständlich ist der Betroffene, soweit er sich mitteilen kann, die primäre Quelle für diese Informationen. Kann er sich aber nicht mitteilen, sind seine Angehörigen die nächstliegende Informationsquelle.

6.4.7 Initialberührung

Treffen sich Menschen im Alltag, so geben sie sich die rechte Hand zur Begrüßung. Dabei handelt es sich um eine Initialberührung. Symbolisch reichen wir uns die «waffenführende Hand» und signalisieren auf diese Weise eine friedliche Absicht. Zur Begrüßung von Menschen mit Bewusstsein-

Sehr geehrte Angehörige,

damit wir Bewohner angemessen pflegen und betreuen können, wollen wir erhalten, was ihm bekannt ist und von ihm geschätzt wird. Dazu sind wir auf Ihre Angaben angewiesen. Sie kennen den Bewohner am besten und können somit entsprechende Angaben zu Gewohnheiten, Vorlieben, Wünschen und Abneigungen machen. Wir haben Ihnen dazu einen kleinen Fragebogen erstellt. Bitte lassen Sie sich bei der Beantwortung ruhig einige Tage Zeit. Anschließend wird der Bezugsbetreuer darüber ein Gespräch mit Ihnen führen. Sollten Sie Fragen zu diesem Erhebungsbogen haben, wird der Bezugsbetreuer Ihnen diese gerne beantworten.

Mit freundlichem Gruß

Ihre Wohngruppenleitung

Welche Personen (auch aus der Vergangenheit) sind dem Bewohner besonders wichtig?

____

Welche Berührungen mag der zu Pflegende?

____

Welche Berührungen mag er eher nicht?

____

Welche Lage im Bett bevorzugt der Bewohner und welche Lage empfindet er als unangenehm?

____

Welche Geräusche sind dem Bewohner angenehm, welche unangenehm?

____

Welche Gerüche bevorzugen er, welche lehnt er ab?

____

Welche Geschmacksrichtungen bevorzugt der Bewohner, welche lehnt er ab?

____

Welche Musik und welche Stimmen sind ihm angenehm, welche findet er unangenehm?

____

Welche Materialien und Lebewesen ertastet und spürt der Bewohner gerne, welche nicht?

____

Was schaut sich der Bewohner gerne an, was sieht er nicht gerne?

____

Hinterlegen Sie den ausgefüllten Bogen in der Bewohnerdokumentation. Nutzen Sie die hier gemachten Angaben, wenn Sie Maßnahmen aus dem Ansatz der Basalen Stimulation® entwerfen.

Abbildung 6-16: Musterfragebogen zur Erhebung der Angaben zur Basalen Stimulation®

seinschränkungen sollten wir ebenfalls Initialberührungen festlegen. Sie signalisieren:

- *Ich* bin da.
- Ich bin bei *dir*.
- Ich bin *ganz* für Dich da.
- Es erfolgt nun eine *vertraute* Handlung.

Bestimmten Personen ist dabei eine festgelegte Berührung des Betroffenen vorbehalten. Verbunden mit der Stimme (paraverbale Ebene) entsteht auf diese Weise eine Vertrauen stiftende Begegnung, die Sicherheit vermittelt. Hier einige Beispiele für Initialberührungen:

- Die Bezugsbetreuerin begrüßt den Bewohner, indem sie ihm ihre Hand auf die rechte Schulter legt.
- Die Schwester begrüßt ihren Bruder (Bewohner), indem sie ihm die Hand auf das Brustbein legt.
- Der Vater begrüßt den Sohn (Bewohner), indem er seine Hand auf die linke Wange des Bewohners legt.

Es wird eine Liste angelegt und mit dem Team und den Angehörigen besprochen. Dabei soll erläutert werden, welchen Sinn und Zweck diese Form der Begrüßung hat. Die gleiche Berührung erfolgt zum Abschluss der Situation als «Abschlussberührung».

6.4.8 Der kommunikative Charakter von Berührung

Gibt uns ein Mensch zur Begrüßung flüchtig und ohne Händedruck die Hand, wird dies als oberflächlich und unangenehm empfunden. Vor allem bei unsicheren Menschen erleben wir einen «unsicheren» Händedruck. Daher sagt eine Berührung etwas über den Ausübenden und die vorliegende Beziehung. Schon aus diesem einfachen Alltagsbeispiel wird ersichtlich, dass Berührung immer auch Kommunikation ist. Dies erleben wir auch in Pflege und Betreuung, also in Handlungszusammenhängen, die stark von Berührung geprägt sind. Dabei ist vor allem der Pflege nicht immer bewusst, dass die eingesetzte Berührung kommunikativen Charakter hat (s. Praxisbeispiel).

Praxisbeispiel

In einer Reportage über ein Hospiz in Nordrhein-Westfalen konnte der Zuschauer Alltagssituationen aus diesem Hospiz betrachten. Unter anderem wurde eine Frau von ca. 40 Jahren mit amyotropher Lateralsklerose gezeigt, der eine Mitarbeiterin in ungefähr dem gleichen Alter die Zähne putzte. Die Mitarbeiterin stützte sich leicht an der Schulter der jungen Frau ab, indem sie nicht die ganze Hand großflächig auflegte, sondern sich auf die fünf Fingerspitzen stützte. Die Beziehung zwischen den Akteuren wirkte dadurch sehr distanziert. Der Mitarbeiterin schien es wichtig zu sein, die Bewohnerin «nicht zu nah an sich heranzulassen». Zu fragen bleibt, ob auch Bewohner spüren, wenn Betreuer oder Pflegekräfte sich trotz Berührung distanzieren?

In der folgenden Übung können Mitarbeiter in Teams oder Schüler in der Ausbildung selbst überprüfen, wie Berührung «kommuniziert».

Teamübung zur Qualität von Berührung

Ausgangslage:

Zwei Personen sitzen sich gegenüber. Person A reicht Person B ihren Arm. Person B hält jetzt auf drei verschiedene Art und Weisen je 20 Sekunden das Handgelenk von Person A fest:

a) nur mit Daumen und Zeigefinger (nach 20 Sekunden wechseln).
b) Mit der ganzen Hand umfasst Person B von oben das Handgelenk von Person A (nach 20 Sekunden wechseln).
c) Person B formt mit einer Hand eine Schale, in die Person A ihr Handgelenk hineinlegt (Übung nach 20 Sekunden beenden).

Reflexion:

Person A soll schildern, welche Art des Festhaltens ihre Handgelenks angenehm war und welche nicht. In einem weiteren Schritt soll Person A mitteilen, welche Empfindungen die jeweilige Handlung auslöst.

Auflösung:

Zu a) Die Berührung ist kleinflächig und distanziert. In der Regel drückt sie Ekel, Distanz und Abneigung aus.
Zu b) Die Berührung ist mächtig und bestimmend. Sie lässt Person A keinen Spielraum zum Handeln.
Zu c) Sie wird oft als die angenehmste Berührung beschrieben, da sie ein Angebot darstellt, das Person A Halt gibt, ohne sie zu bestimmen. Zudem kann sich Person A aus dem Angebot entfernen.

Übertragung auf den Pflegealltag:

Überlegen Sie mit Ihrem Team, wie Sie Bewohner in der täglichen Pflege- und Betreuungsarbeit berühren. Diskutieren Sie vor diesem Hintergrund auch den Einsatz von Handschuhen in der Pflege. Reflektieren Sie, wie Sie über Berührung mit Ihrem zu Pflegenden kommunizieren.

6.4.9 Basale Stimulation® als integraler Bestandteil der Sterbebegleitung

Basale Stimulation® in der Sterbesituation hat nicht die Funktion der Revitalisierung und Aktivierung. Der Sterbende soll nicht am Sterben gehindert werden. Es gilt vielmehr, negativen Folgen der Wahrnehmungsstörungen im Sterbeprozess entgegenzuwirken. Daher ist es wichtig, dass eine Berührung …

- … bekannt ist.
- … Vertrauen ausdrückt.
- … Sicherheit vermittelt.
- … in ihrer Intention klar ist.

Zudem geht es darum, dem Sterbenden mithilfe der Basalen Stimulation® eine nonverbale Kommunikationsform anzubieten, auf die er «antworten» kann. Dies geschieht dann nonverbal über:

- Aufmerksamkeit
- Zugewandtheit
- Entspannung (ruhige Atmung, entspannter Muskeltonus).

6.4.10 Die beruhigende Ganzkörperwaschung

Zur Entspannung des Betroffenen kann eine beruhigende Ganzkörperwaschung (**Tab. 6-10**) angeboten werden, die sich in die tägliche Grundpflege integrieren lässt. Sie erfordert nicht mehr Zeit, so dass das Argument: «Wann sollen wir das denn auch noch machen?» hier nicht zählen kann. Das Grundprinzip der beruhigenden Waschung orientiert sich an der Wuchsrichtung der Körperbehaarung. Wird mit der Haarwuchsrich-

Tabelle 6-10: Ablauf einer beruhigenden Ganzkörperwaschung

Geeignet:
• für unruhige Personen • für Menschen mit Wahrnehmungsstörungen • bei Angst und Unsicherheit • bei Schlafstörungen • bei Schmerzen • für Menschen mit Demenz.
Vorbereitung:
• Informieren Sie den Bewohner über die Maßnahme. • Sorgen Sie für eine angemessene Zimmertemperatur. • Vermeiden Sie Durchzug. • Wahren Sie die Intimsphäre des Betroffenen. • Besonders gut geeignet ist die beruhigende Waschung vor dem Zubettgehen.
Benötigte Utensilien:
• einen weichen Waschhandschuh oder. wenn beidhändig gewaschen wird, zwei Waschhandschuhe • ein weiches Handtuch • warmes Waschwasser (max. 42 °C). • Bei den ersten Malen keinen Waschzusatz verwenden, später können entsprechende Essenzen (z. B. Lavendel) oder der dem Bewohner vertraute Waschzusatz zugegeben werden.
Durchführung:
• Nach Möglichkeit sollte die Waschung nur von einer Pflegekraft durchgeführt werden. • Lassen Sie den Betroffenen das Wasser mit den Händen fühlen und achten Sie auf seine Reaktion. • Waschen Sie die Extremitäten in Haarwuchsrichtung mit gleichbleibendem Druck. • Trocknen Sie die jeweilige Extremität ebenfalls in Haarwuchsrichtung ab (kein Abrubbeln). • Waschen Sie auch Gesicht und Rumpf in gleicher Weise. • Achten Sie darauf, dass die eigentliche Waschung nicht länger als 20 Minuten dauert. • Sparen Sie den Intimbereich bei der eigentlichen beruhigenden Waschung aus, da viele Betroffene mit Abwehr darauf reagieren und der beruhigende Effekt aufgehoben wird. Die Intimversorgung kann zirka eine halbe Stunde vorher stattfinden.

tung gewaschen, wirkt diese Maßnahme beruhigend. Eine anregende Wirkung wird erzielt, wenn gegen die Haarwuchsrichtung gearbeitet wird.

6.4.11 Spezielle Mundpflege mithilfe der Basalen Stimulation®

Der Mund ist ein sehr sensibler und intimer Bereich. Daher reagieren bewusstseinseingeschränkte Menschen oft ablehnend auf Basale Stimulation®. Wichtig ist, dass die spezielle Mundpflege für den Betroffenen eine positive Erfahrung bedeutet. Das geht aber nur, wenn sie nicht erzwungen und mit einer lustvollen Erfahrung verbunden ist. Zudem kann dem Betroffenen mit der speziellen Mundpflege ein vielfältiges Sinnesangebot gemacht werden, das anregend, aber auch vertraut beruhigend wirken kann. Geschmacks- und Geruchsangebote lösen obendrein Erinnerungen aus, die ebenfalls zur Beruhigung führen (s.a. Kap. 6.2.8). Mundpflege erfordert daher vom ganzen Team viel Kreativität und unkonventionelles Denken. Vor allem müssen Angehörige gut informiert werden, da sie ansonsten die Maßnahmen nicht weiter durchführen, wenn sie ihre Intention nicht verstehen.

6.4.12 Sicherheit über Nestbau

Viele bettlägerige Menschen mit Bewusstseinsveränderungen unterliegen dem Effekt des Körperwahrnehmungsverlusts, der Angst, Unruhe und Unsicherheit erzeugt. Mit der Maßnahme des Nestbaus (**Tab. 6-11**) kann diesem negativen Effekt entgegenwirkt werden.

Anstelle der Decken können auch Stillkissen oder mehrere Längskissen gewählt werden. Am besten werden die Maßnahmen erst im Team geübt, bevor sie bei Bewohnern angewandt werden. Auch Angehörige können in diese Übungseinheit einbezogen werden.

Tabelle 6-11: Anleitungen für den offenen und geschlossenen Nestbau
(Quelle: Palliativpflege heute, Heft 12, Bonn: PPM Verlag, 2012: 7)

1. Variante: offener Nestbau
• Diese Variante wird angewandt, wenn der Betroffene auf dem Rücken liegt. • Nehmen Sie zwei Decken und rollen Sie sie der Länge nach zusammen. • Legen Sie jeweils eine Decke an die Seite Ihres zu Pflegenden, so dass sie eng bei ihm anliegt. • Das untere Ende der Decke legen Sie dann nach innen, so dass sie in Höhe des unteren Drittels zusammengeführt wird. • Die Füße bleiben frei und werden nicht begrenzt. Dies reduziert die Gefahr einer Tonuserhöhung in den Beinen. • Bieten Sie diese Maßnahme ca. 45 Minuten an.
2. Variante: geschlossene Nestbau
• Gehen Sie wie bei der 1. Variante vor. • Begrenzen Sie aber auch die Füße, ohne allerdings deren Bewegungsfreiheit zu unterbinden, damit auch hier keine Tonuserhöhung ausgelöst wird. • Legen Sie auch zwischen die Beine ein Kissen oder Laken, um auch hier eine Körperbegrenzung deutlich zu machen. • Bieten Sie diese Maßnahme ca. 45 Minuten an.

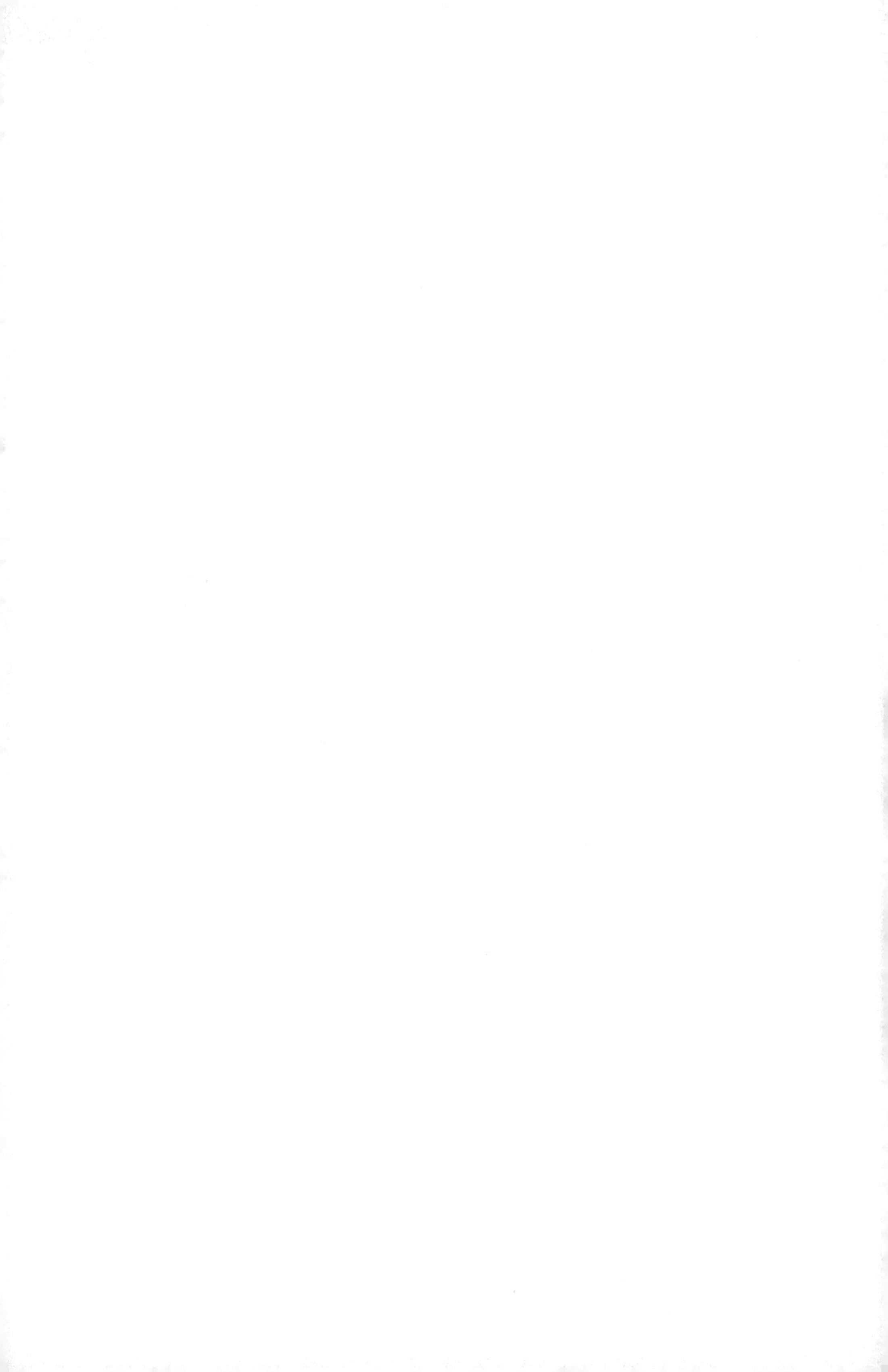

7. Ethik in der palliativen Versorgung von Menschen mit geistiger Behinderung

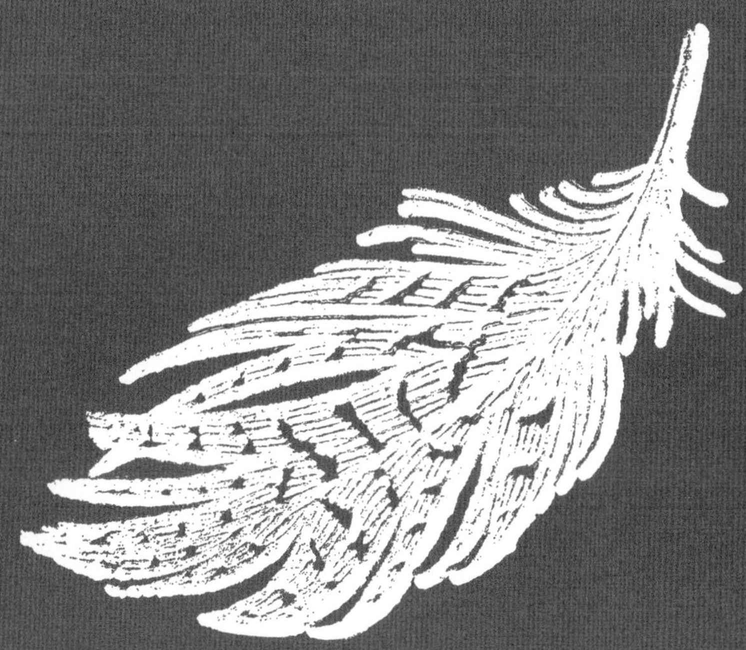

Die vergangenen Jahrzehnte der Behindertenarbeit waren ein Ringen darum, Menschen mit (geistiger) Behinderung eine autonome Lebensgestaltung zu ermöglichen (Empowerment). Die zunehmende Gewinnung von Entscheidungs- und Wahlfreiheit, das Recht, auch gesellschaftlich mitzubestimmen, stand ganz oben auf der sozialpolitischen Agenda.

Der Respekt vor der Autonomie von Menschen mit geistiger Behinderung muss auch gewahrt bleiben, wenn Betroffene über ihren letzten Lebensabschnitt bestimmen wollen. Hier stellen sich dann Fragen wie z. B.:

- Kann ein Mensch mit geistiger Behinderung ermessen, was mit den Begriffen «Sterben», «Lebensende» und «Tod» gemeint ist?
- Sind die Betroffenen fähig, die Tragweite von Entscheidungen, die ihr Leben und ihr Sterben betreffen, ermessen zu können?
- Sind wir fähig, dem Betroffenen medizinische Sachverhalte so zu vermitteln, dass er nachvollziehen kann, wie es um ihn steht?
- Können wir Außenstehende gemäß den Bedürfnissen des Betroffenen stellvertretende Entscheidungen treffen?
- Kann ein Mensch mit geistiger Behinderung seinen Willen bezüglich seines Lebensendes vorverfügen (z. B. in Form einer Patientenverfügung)?
- Können wir Außenstehende (ohne geistige Behinderung) uns am Konstrukt der Lebensqualität orientieren, um für einen Menschen mit geistiger Behinderung die bestmögliche Versorgung im Sterben zu ermöglichen?

All diese Fragen machen deutlich, dass es hierbei um ethische Fragestellungen und ethische Entscheidungsfindungswege geht. Hier gilt es mit allen Betroffenen zusammen, das «gute Handeln» bzw. den «bestmöglichen Weg» aus einer Vielzahl von Optionen herauszuarbeiten.

Kurz und alltagssprachlich auf den Punkt gebracht ist Ethik *die Lehre vom guten Handeln.* Sie hilft uns bei der Auswahl möglicher Handlungswege, den besten herauszufinden. Und hier liegt eine Grundvoraussetzung für ethisches Handeln: Es müssen mindestens zwei Handlungsmöglichkeiten vorliegen. Dann gilt es unter ethischen Gesichtspunkten abzuwägen, welchen der möglichen Wege wir gehen bzw. welche Handlung wir ausführen (s. Praxisbeispiel und Teamübung).

Praxisbeispiel

Erwin ist 57 Jahre alt und lebt seit 24 Jahren in einer Wohngruppe für Menschen mit geistiger Behinderung in Gelsenkirchen. Hier hat er sein individuell gestaltetes Zimmer, in dem er sich immer sehr wohl gefühlt hat. Vor einem halben Jahr begann Erwin, sich zu verändern. In der Werkstatt hat er die ihm übertragenen Aufgaben immer lückenhafter durchgeführt, so dass er mittlerweile selbst einfache Handlungsmuster nicht mehr umsetzen kann. In der Wohngruppe begann er immer häufiger Streit mit den Mitbewohnern. Vor allem nachts lief er häufig durch die Wohngruppe und weckte dabei seine Mitbewohner, weil er immer wieder laut nach seiner Mutter rief. Immer öfter versuchte Erwin auch, sich zu anderen Bewohnern ins Bett zu legen. Aufgaben in der Wohngruppe, die er bisher gerne ausgeführt hatte, lehnte er immer häufiger ab. Stundenlang lief er unruhig durch den Wohnbereich. Dabei wirkte er gehetzt und nervös, nur noch selten hielt er sich in seinem Zimmer auf. Die Konflikte im Wohnbereich nahmen zu.

Nach mehreren Fallbesprechungen im betreuenden Team wird ein Neurologe hinzugezogen. Aufgrund der guten Dokumentationslage der Ereignisse vermutet er dass Erwin eine Demenz entwickelt hat. Weitere Tests werden in einer Spezialklinik in Münster durchgeführt und bestätigen die Verdachtsdiagnose. Das Team überlegt, ob Erwin nicht in einer Wohngruppe für Menschen mit geistiger Behinderung und Demenz besser versorgt werden kann. Ein Großteil des Teams äußert ein ungutes Gefühl bei dem Gedanken, dass Erwin ausziehen sollte. In einer Fallbesprechung werden folgende Fragen diskutiert:

- Wie kann Erwin in seiner rasch verlaufenden Demenz in der Wohngruppe unterstützt werden?
- Wie kann den anderen Mitbewohnern vermittelt werden, warum Erwin sich so stark in seinem Wesen verändert hat?
- Ist die Wohngruppe noch die richtige Wohnform für Erwin und welche Alternativen stehen zur Verfügung?
- Wie kann bei Erwin Wohlbefinden bzw. Unwohlsein beobachtet werden?
- Was ist aus der Perspektive von Erwin Lebensqualität und wie würde sie sich bei einem Umzug verändern?
- Kann Erwin ein Umzug zugemutet werden?

- Was für ein Signal wäre ein Umzug für die anderen Bewohner?
- Wie würden die Mitarbeiter einen Umzug für die eigene Arbeit werten?
- Hat das Team in seiner Arbeit versagt?

Neben den eher organisatorischen Fragen ergeben sich für das vorliegende Fallbeispiel eindeutig auch ethische Fragestellungen:

- Wie kann Erwin in eine Entscheidungsfindung einbezogen werden?
- Wie kann die bestmögliche Handlungsoption für Erwin gefunden werden?
- Wie kann Erwin vor den zunehmenden Konflikten in der Wohngruppe geschützt werden?
- Wie können aber auch die Mitbewohner vor den Übergriffen von Erwin geschützt werden, denn immer mehr Mitbewohner haben Angst vor Erwin?

Teamübung

Diskutieren Sie doch den Fall «Erwin» mit Ihrem Team. Notieren Sie dabei die aufgeführten Argumente. Wie würden Sie als Team mit der vorliegenden Problematik verfahren? Schauen Sie bei der Übung nicht nur auf mögliche Ergebnisse, sondern beobachten Sie auch den Lösungsweg. Wie verläuft er in Ihrem Team?

Die meisten ethischen Diskussionen im Gesundheitswesen beschäftigen sich mit den folgenden vier Mittleren Prinzipien, die von Beauchamp und Childress (2004), zwei amerikanischen Medizinethikern, formuliert wurden:

- Respekt vor der Autonomie
- Gutes tun (Benefizienz)
- Schaden vermeiden (Non-Malefizienz)
- Gerechtigkeit.

In diesen vier Prinzipien findet sich oft der kleinste gemeinsame Nenner in ethischen Diskussionen. Soll also eine «gute Entscheidung» getroffen werden, müssen diese vier Prinzipien für den jeweiligen Fall betrachtet und abgewogen werden.

7.1 Philosophische Ethik beeinflusst unsere Werte und Normen

Um sich auf gemeinsame Normen und Werte für ein menschliches Miteinander zu einigen, benötigen wir ethische Grundpositionen. Sie liefern die «Begründung» für gesellschaftliche Werte. Das heißt, Werte und Normen, an denen wir unser Handeln in der Gesellschaft ausrichten, sind nicht einfach da, sondern wir haben uns auf diese Werte und Normen «geeinigt». Hinter diesem «Einigungsprozess» stehen wiederum verschiedene Richtungen der philosophischen Ethik. Daraus lässt sich erst einmal ableiten, dass es keine absolute Ethik bzw. kein oberstes ethisches Prinzip gibt, das für alle Epochen und Gesellschaften Geltung hat. Jede Gesellschaft leitet für sich eine eigene philosophische Ethik ab. Daher sollen hier kurz die wesentlichen Strömungen vorgestellt werden, die heutzutage wesentlichen Einfluss auf unser Wert- und Normenverständnis haben:

a) Die *utilitaristische Ethik* orientiert sich an der Nützlichkeit für die größtmögliche Menge an Personen einer Gesellschaft. Das bedeutet ganz praktisch, dass eine Handlung dann moralisch gut ist, wenn das Glück von möglichst vielen Menschen vermehrt wird. Hierbei wird geschaut, bei wie vielen Menschen das Glück gesteigert und bei wie vielen das Leid vermehrt wurde. Ist nun bei einer Handlungsoption die Glückssteigerung besonders hoch und Leiderleben bei nur wenigen Menschen gegeben, so ist diese Handlung moralisch gut.

b) Eine weitere wesentliche philosophische Richtung ist die *Vernunftethik*. Sie geht davon aus, dass eine Handlung dann moralisch gut ist, wenn diese Handlung so «rein» ist, dass sie zu einem allgemeinen Gesetz werden könnte (kategorischer Imperativ).

c) In der *Diskursethik* geht es darum, dass Ethik und ethisches Handeln ständig ausgehandelt werden müssen. Dieser Aushandlungsprozess bezieht alle Menschen gleich mit ein, ohne Personengruppen auszuschließen oder zu beherrschen. Bei Menschen, die sich aufgrund von Krankheit oder schwerer geistiger Behinderung nicht daran beteiligen können, führen Interessen- bzw. Stellvertreter diesen Diskurs. Hier kommt es dann zu einer «advokatorischen Ethik».

d) Vor allem für unsere Fragestellung ist eine philosophische Richtung prägend geworden, nämlich das ethische *Prinzip der Verantwortung*. Hier wird gerade für «schwächere» Gesellschaftsmitglieder eine «menschliche Verantwortung» für den Anderen gefordert, wobei kein Mensch aufgrund von Rasse, Geschlecht, Alter, Krankheit oder Behinderung gesellschaftlich ausgeschlossen oder schlechter gestellt wird. Das Leben hat in dieser philosophischen Sichtweise aus seiner Existenz heraus einen Eigenwert, der nicht bestritten wird. Diese philosophische Sichtweise findet sich auch in der Herangehensweise der «Ethik als Schutzbereich» und vor allem als Schutzbereich für alte, schwache und behinderte Gesellschaftsmitglieder wieder.

In der praktischen Anwendung von Ethik werden Sie immer wieder Diskussionsbeiträge erleben, die aus verschiedenen philosophischen Sichtweisen herstammen. Dabei ist keine Sichtweise der anderen überlegen, da es keine absolute Ethik gibt. Es handelt sich dabei immer wieder um gesellschaftliche und politische Aushandlungsprozesse.

7.2 Modelle der ethischen Fallarbeit

Oft wird die Einschätzung vertreten, dass es sich automatisch um eine ethische Fallarbeit handelt, wenn «Sterben und Tod» thematisiert werden. Nicht das Themenfeld macht eine Fallarbeit zu einer «ethischen», sondern es sind die Absicht, der Beweggrund und die hinter der Entscheidung stehenden Werte und Normen. Diese gilt es zu ergründen und herauszuarbeiten. Über ethische Fallarbeit kann folgendes gesagt werden:

- Sie arbeitet die einzelnen ethischen Positionen der Akteure heraus.
- Sie zeigt auf, welche Werte im vorliegenden Fall im Konflikt stehen.
- Sie hilft dabei, die ethische Position der Einrichtung zu formulieren, um ein Leitbild entwerfen zu können.
- Sie ist dabei nicht zwingend lösungsorientiert.

Für die ethische Fallarbeit liegen verschiedene Modelle (z.B. Nijmegener Modell, Thompson & Thompson Modell) vor. Es gibt ziemlich komplizierte, aber auch recht einfache Vorgehensweisen. Zuerst soll ein ganz einfaches Modell vorgestellt werden. Der Medizinethiker Loewy hat die ethische Fallarbeit mit einer Reiseplanung verglichen, denn die Fragen einer Reiseplanung gleichen oft denen einer ethischen Fallbesprechung:

- Wo stehen wir?
- Wo wollen wir hin?
- Wie kommen wir an unser Ziel?

Diese drei Fragen dienen als Orientierung für den ethischen Prozess nach Loewy. Wie die ethische Fallbesprechung abläuft soll am Beispiel einer Bewohnerin einer Wohnstätte für Menschen mit geistiger Behinderung gezeigt werden. Die Mitarbeiter orientieren sich in ihrer Fallbesprechung an dem Modell von Loewy (s. Kasten).

Praxisbeispiel

Sonja, 53 Jahre alt mit Down-Syndrom, lebt seit 32 Jahren in einer Wohnstätte für Menschen mit geistiger Behinderung. Bis vor 2 Jahren ging sie regelmäßig morgens in die Werkstatt arbeiten. In den letzten Monaten ihrer Beschäftigungszeit zeigten sich immer stärkere Konzentrationsstörungen und situative Desorientiertheiten. Die Mitarbeiter der Werkstatt und der Wohnstätten verständigten sich darüber, das Verhalten von Sonja genau zu dokumentieren, um mit dem Hausarzt zu überlegen, was die Ursache sein könnte. Auch in der Wohngruppe zeigten sich immer mehr Defizite in den Alltagskompetenzen. Nach mehreren Tests in einer Spezialklinik in Münster war klar, dass Sonja an der Alzheimer-Krankheit erkrankt war. Der Verlauf in den nächsten 2 Jahren war so rapide, dass sich Sonja nun im Vollstadium der Demenz befindet, völlig auf fremde Hilfe angewiesen ist und die komplette Pflege von den Mitarbeitern übernommen werden muss. Selbst die Nahrung muss ihr angereicht werden.
Da Sonja zunehmend Schluckstörungen entwickelt, die dann immer wieder zu einer Lungenentzündung führen, überlegen ihre Eltern, der Hausarzt und die Mitarbeiter, ob es nicht sinnvoll wäre, ihr eine PEG legen zu lassen. Da die Eltern unsicher sind, ob das im Sinne von Sonja wäre, bitten sie den Wohngruppenleiter, sie dahingehend zu beraten. Der Wohngruppenleiter bietet den Eltern eine ethische Fallbesprechung an, da nicht klar ist, nach welchen Prinzipien und Werten hier eine Entscheidung gefällt werden soll. Zu der Fallbesprechung wird zusätzlich der Hausarzt eingeladen.

Die ethische Fallbesprechung als Reiseplanung (n. Loewy, 1995)

Punkt 1: Wo stehen wir? Standortbestimmung

Es wird geklärt:

- Wer ist betroffen?
- Wer hat etwas zu entscheiden?
- Wer hat die Verantwortung?
- Wie lautet die ethische Fragestellung?

- *Die Bewohnerin Sonja hat zunehmend Schluckstörungen, die immer wieder zu Lungenentzündungen führen. Sie ist schwach und kann sich aufgrund der fortgeschrittenen Demenz nicht mehr verbal äußern. Sie wirkt abwesend und teilnahmslos.*
- *Es wird überlegt, sie künstlich mithilfe einer PEG zu ernähren.*
- *Die Eltern (beide 75 Jahre alt) haben die gesetzliche Betreuung für ihre Tochter.*
- *Die ethische Fragestellung lautet, nach welchen Prinzipien eine Entscheidung zu fällen ist, da die Eltern mit dieser Fragestellung überfordert sind.*

Punkt 2: Wo wollen wir hin? Zielfindung

- Was sind unsere Prinzipien und Werte?
- Wie soll die geklärte Situation aussehen?

- *Überlegt wird, wie die Autonomie von Sonja berücksichtigt werden kann und ob sie sich bezüglich einer künstlichen Ernährung schon einmal geäußert hat. Zum anderen brauchen die Eltern Informationen, ob die Gesamtsituation von Sonja über eine PEG-Anlage wesentlich verbessert werden kann. Ihr Wunsch ist es, Schaden von ihrer Tochter abzuwenden.*
- *Allen Beteiligten ist wichtig, dass die Autonomie der Bewohnerin gewahrt bleibt. Sonja hat in einer «Zukunftsplanung zum Lebensende: Was ich will!» klar angekreuzt, dass sie in solch einer Situation «kein Essen oder Trinken über einen Schlauch» bekommen möchte. Da sie eine PEG-Anlage bei einer Mitbewohnerin schon einmal gesehen hat, weiß sie, was das ist. Wenn sie sah, wie ihre Mitbewohnerin hierüber ernährt wurde, hat sie immer wieder gesagt: «Das finde ich doof – ich möchte so etwas nie haben.»*
- *Der Hausarzt berichtet von verschiedenen Studien, in denen der «Erfolg» einer PEG-Anlage bei fortgeschrittener Demenz angezweifelt wird.*
- *Die Pflegeeinrichtung bekennt sich klar zu ihrem palliativen Auftrag.*

Punkt 3: Wie kommen wir an unser Ziel? Methodenwahl und Verantwortung

- Mit welcher Methode wollen wir arbeiten (z. B. Kollegiale Beratung, Supervision, Helferkonferenz)?
- Wer bietet die Methode an und führt sie dann auch durch?
- Wer fällt dann die Entscheidung?

- *Die Beteiligten einigen sich auf eine Fallbesprechung mithilfe der Kollegialen Beratung. Dazu bitten sie einen geschulten Moderator hinzu. Die Verantwortung für die Entscheidung liegt bei den Eltern von Sonja und dem Hausarzt.*
- ***Ergebnisse** der Kollegialen Beratung: Man einigt sich darauf, eine Empfehlung an die Eltern auszusprechen, keine PEG legen zu lassen. Die Mitarbeiter versichern, eine gute Palliativversorgung anbieten zu können. Zudem wird zusammen mit der Hauswirtschaft überlegt, wie durch veränderte Konsistenz der Nahrung (z. B. Smoothfood) ein Verschlucken verhindert werden kann. Es wird aber von allen Seiten akzeptiert, dass Sonja das Speise- und Getränkeangebot ablehnen darf.*

Bei der ethischen Fallarbeit ist nicht primär wichtig, welche Entscheidung für Sonja gefunden wird. Die ethische Aufgabe bestand darin, herauszuarbeiten, nach welchen ethischen Prinzipien die einzelnen Akteure handeln. Sind diese Prinzipien klar herausgearbeitet, können sie miteinander verglichen und abgewogen werden. So fließen Ergebnisse der ethischen Fallarbeit in die palliative Fallarbeit ein.

Das Modell von Thompson und Thompson

Es gibt Mischformen, die ethische und palliative Fragestellungen gemeinsam behandeln und bearbeiten. Das hier aufgeführte Modell von Thompson und Thompson (1985; **Tab. 7-1**) ermöglicht, ethische und palliative Fragen gemeinsam anzugehen.

Tabelle 7-1: Modell der bioethischen Entschlussfassung nach Thompson und Thompson (1985)

- Schritt 1: Bereiten Sie die ethische Fallarbeit vor.
- Schritt 2: Beschreiben Sie die Situation.
- Schritt 3: Sammeln Sie ergänzende Informationen, um die Situation zu verdeutlichen.
- Schritt 4: Bestimmen Sie die wichtigsten *ethischen Aspekte* der Situation.
- Schritt 5: Beschreiben Sie die vorhandenen Wertekonflikte.
- Schritt 6: Stellen Sie fest, wer die Entscheidung treffen muss.
- Schritt 7: Bestimmen Sie die Handlungs- und Entscheidungsmöglichkeiten.
- Schritt 8: Beschließen Sie eine bestimmte (palliative) Handlung oder Entscheidung, und führen Sie sie durch.

7.3 Zukunftsplanung als Möglichkeit einer Patientenverfügung?

Der Förderverein für Menschen mit geistiger Behinderung e.V. in Bonn-Beuel hat eine «Zukunftsplanung zum Lebensende: Was ich will!» (2009) erstellt. Darin wird Menschen mit geistiger Behinderung in einfacher Sprache und reich bebildert die Möglichkeit geboten, sich mit dem eigenen Sterben zu beschäftigen. Zur Intention schreibt Heinz-Peter Vogel im Vorwort:

> *In meinem Berufsalltag zeigt sich immer dringlicher, dass Selbstbestimmung nicht in der letzten Lebensphase aufhören darf, sondern in der Zeit von Sterben und Tod besonders wichtig ist, weil sich sonst andere berufen fühlen zu entscheiden, was gut ist.*

In Teil 3 kann der Ausfüllende folgende «Hoffnungen und Befürchtungen» darstellen:

- Was ich noch erleben will:
- Was mir gut getan hat:
- Was ich überhaupt nicht möchte:
- Wie ich mir meine letzten Stunden vorstelle:
- Was bedeutet es für mich «tot zu sein»?

Schon aus diesen Informationen lassen sich viele inhaltliche Aspekte für eine Sterbebegleitung und Palliativversorgung im Sinne des Betroffenen ableiten. Konkret aufgeführte Informationen lassen sich für Pflege und Betreuung nutzen.

In Teil 4 werden wichtige «medizinische Erklärungen» aufgeführt, die im Rahmen einer Versorgung am Lebensende anstehen könnten. Hier wird in einfachen Worten erläutert, was getan werden kann, wenn z. B. die Nieren oder Herz nicht mehr arbeiten. Die künstliche Ernährung wird vorgestellt, wenn der Betroffene nicht mehr genug isst oder trinkt. Und das Thema «Schmerz» wird behandelt:

> ***Wenn ich Schmerzen habe:***
> *Schmerzen haben eine wichtige Funktion. Sie zeigen uns, dass wir krank sind und helfen dem Arzt, die Krankheit zu bestimmen.*
> *Wenn wir immer unter Schmerzen leiden, wird der Schmerz zu einer eigenen Krankheit. Durch Medikamente können meine Schmerzen weg gehen und die Krankheit gelindert werden. Durch starke Schmerzmedikamente kann sich*

mein Sehen, Hören, Riechen, Schmecken und Fühlen verändern. Medikamente können auch unangenehme Wirkungen haben. (ebd.: o.S.)

Da die «Zukunftsplanung zum Lebensende» schon vielfach in der Praxis angewandt wird, zeigt sich, dass Menschen mit geistiger Behinderung mit den hier aufgeführten Themen umgehen können und eine Meinung haben, die darin zum Ausdruck kommt.

Teil 5 ist besonders innovativ, denn hier wird aufgeführt, was für den Betroffenen «getan werden soll, wenn ein Arzt festgestellt hat, dass ich (Name des Betreffenden) unheilbar krank bin und sterben werde» (**Abb. 7-1**). Die

Was für mich getan werden soll!

Wenn ein Arzt festgestellt hat, dass ich ______________, geboren ________
unheilbar krank bin und sterben werde, möchte ich:

____

(Aktualisierung: jährlich und bei verändertem Gesundheitszustand)

	☺	☹
Dass alles getan wird, damit ich weiterleben kann		
Dass alles getan wird, was in meiner gewohnten Umgebung möglich ist		
Ich möchte, dass nur bestimmte Dinge getan werden:		
Ich bekomme ein fremdes Organ.		
Ich bekomme Blut.		
Mein Blut wird durch eine Maschine gereinigt.		
Ich bekomme Luft über einen Schlauch durch eine Maschine.		
Wenn mein Herz stillsteht, soll es zum Schlagen gebracht werden.		
Ich bekomme Flüssigkeit über eine Nadel.		
Ich bekomme Essen und Trinken über einen Schlauch.		
Ich bekomme Medikamente gegen die Schmerzen.		

Wo ich sterben möchte: ☐ zu Hause, ☐ im Krankenhaus, ☐ im Hospiz
Meine Wünsche sind anhand der Vorlagen besprochen worden. Ich habe alles verstanden. Ich kann meine Meinung immer ändern.

________ ____________ ______________________ ______________
Datum Unterschrift Unterschrift gesetzl. Betreuer/in Unterschrift weitere

Abbildung 7-1: Was für mich getan werden soll! Erläuterung der Smileys:
☺ trifft zu, ☹ trifft nicht zu.
(Quelle: Förderverein für Menschen mit geistiger Behinderung e.V., 2009, o.S.)

hier aufgeführten Informationen sollen durch den Ausfüllenden jährlich und bei Veränderungen des Gesundheitszustands aktualisiert werden.

Durch die Unterschriften wird ein Konsens dokumentiert. Nicht nur der Betroffene, sondern auch sein gesetzlicher Betreuer und der Hausarzt sind über die Wünsche des Betroffenen in Kenntnis gesetzt worden. Somit liegt jetzt eine wesentliche Willensäußerung des Betroffenen vor, die in entsprechenden Situationen berücksichtigt werden muss.

Es ist müßig, juristisch zu diskutieren, ob diese Erklärung einer Patientenverfügung im Sinne des BGB entspricht. Wichtig ist doch, dass eine Stellungnahme des Menschen mit geistiger Behinderung vorliegt und er sich mit der Möglichkeit eines zukünftigen Eingriffs oder mit dessen Unterlassung auseinandergesetzt hat.

Das ausgefüllte Formular «Was für mich getan werden soll!» kann eine palliative oder ethische Fallbesprechung sehr bereichern, wie obiges Praxisbeispiel zeigt.

7.4 Patienten-Anweisung für lebenserhaltende Maßnahmen (PALMA)

Die Erfahrung zeigt, dass Palliative Care von vielen Kommunikationsprozessen bestimmt wird. Unter Berücksichtigung der vier Mittleren Prinzipien (s. o.) geht es darum, den bestmöglichen Weg für den Betroffenen zu finden. Gerade bei Menschen mit schweren geistigen Behinderungen sind so genannte «stellvertretende Entscheidungen» zu fällen.

Eine Option dabei ist das «Vorlaufen» in mögliche Situationen. Dazu muss mit allen Entscheidungsträgern besprochen werden, was in bestimmten Situationen getan werden soll. Vor allem sind Absprachen über Entscheidungen mit dem Hausarzt und dem gesetzlichen Betreuer gemeint, wenn eine «palliative Krise» eintritt. Im Palliativbereich spricht man nämlich nicht von Notfällen, da bei einem Notfall in der Regel immer eine Maximaltherapie eingesetzt wird. Ob eine Maximaltherapie bzw. eine Krankenhauseinweisung in bestimmten Situationen erfolgen soll, muss daher im Vorfeld besprochen werden. Dazu kann das nachfolgende PALMA-Formular (**Abb. 7-2**) dienen.

Wichtig ist, dass PALMA mit allen Beteiligten vorbesprochen wird – vor allem mit dem gesetzlichen Betreuer und dem Hausarzt bzw. Palliativmediziner. Auch die Nachtwachen müssen in die Besprechung einbezogen werden, wenn dem Team entsprechende Inhalte zur Verfügung stehen.

Patienten-Anweisung für lebenserhaltende Maßnahmen (PALMA)

Für Patienten in einer palliativen Situation ergänzend zur ausführlichen Patientenverfügung

Für: ____
Name, Vorname, Geburtsdatum, Adresse

Dieser Bogen ist speziell für die «Notfallsituation» von Patienten in einer palliativen Situation konzipiert (dies meint auch eine terminale Pflegesituation am Lebensende) und fasst die ausführliche Patientenverfügung zusammen. Bitte vollständig und nur mit Hilfe eines beratenden Arztes ausfüllen. Pro Rubrik ist nur eine Antwort möglich, bei widersprüchlichen Angaben wird maximal behandelt. Ein vorhandener Bevollmächtigter sollte genannt werden.

Ⓐ **Gewünschte Behandlung im Falle eines Herz-Kreislauf-Stillstandes:**

☐ Herz-Lungen-Wiederbelebung ☐ keine Wiederbelebung beginnen

Ⓑ **Gewünschte Behandlung in einer lebensbedrohlichen Situation bei vorhandener Herz-Kreislauf-Funktion:**

☐ maximale Therapie:
Volle medizinisch gebotene und mögliche Behandlung inkl. künstlicher Beatmung, Intensivbehandlung etc.

☐ begrenzte Therapie (Basistherapie)
Notfalltherapie vor Ort und ggf. Krankenhauseinweisung falls nötig, jedoch keine künstliche Beatmung oder Intensivtherapie.

☐ nur lindernde (palliative) Maßnahmen
Keine lebenserhaltende Therapie, ausschließlich Beschwerdelinderung und Schmerztherapie, beruhigende Therapie bei Atemnot etc.

Ⓒ **Hintergrundinformationen** (schwere Vorerkrankungen, persönl. Erfahrungen etc.):

____

Ⓓ **Bevollmächtigung in Gesundheitsangelegenheiten:**

Es besteht eine ☐ Vorsorgevollmacht gem. § 1896/2 BGB
☐ gerichtlich bestellte Betreuung gem. §§ 1896 bis 1904 BGB

____
(Name, Vorname, Geburtsdatum, Adresse, Telefon des Bevollmächtigten/Betreuers)

Ⓔ **Unterschriften:** Arztunterschrift und -stempel bestätigen die erfolgte Beratung. Der Bevollmächtigte/Betreuer erklärt, die Patientenwünsche und den Inhalt der Verfügung zu kennen.

Datum	Patient	Beratender Arzt (+ Stempel)	Bevollmächtigter/gesetzl. Betreuer

Name, Adresse, Telefon des beratenden Arztes:

____

Ggf. erneute Bestätigung (Datum, Unterschrift Patient):

____

Abbildung 7-2: Muster einer Patienten-Anweisung für lebenserhaltende Maßnahmen (PALMA) (Quelle: Gerth M. A. et al., 2012: 93)

7.5 Eine palliative Haltung

Wenn die Autonomie des Betroffenen gestärkt, seine Bedürfnisse geachtet werden und sein Wohlbefinden das Ziel aller Maßnahmen und Interventionen in der Palliativversorgung sein soll, bedarf es einer «palliativen Haltung» im gesamten Team. Dies kann aber nicht von «oben» verordnet, sondern muss hart erarbeitet werden. Wichtig ist daher, dass Mitglieder eines Teams bereit sind, mit jeder Begleitung und jeder «Fallarbeit» zu wachsen. Dazu ist es notwendig, dass die Kollegen im Team ein Klima vorfinden, das offen, respektvoll und sensibel auch mit den Belangen der Mitarbeiter umgeht. Hier hat vor allem die Leitung die Verantwortung, ein solches Klima zu fördern.

Eine palliative Haltung ist:

- *achtsam:* Mitarbeiter in der Palliativversorgung bemühen sich mit allen «Antennen», die uns zur Verfügung stehen, die Bedarfe und Wünsche des zu Pflegenden und seiner Angehörigen zu erfassen. Dabei lassen sie sich nicht von Parametern, Standards, Handlungsanweisungen und Checklisten leiten. Allein der zu Pflegende ist Regisseur seines Lebens- und Sterbeprozesses. Sein Wohlbefinden und seine Lebensqualität definiert er selbst – wir versuchen ihm hierbei zur Seite zu stehen.
- *suchend:* Palliativversorgung kann auf vielen Ebenen angeboten werden. Vor allem wenn wir von dem Konzept der «Total Symptoms» ausgehen, wird geschaut, auf welchen Ebenen die Symptomlinderung erfolgen kann. Oft geschieht dies auf mehreren Ebenen gleichzeitig.
- *ergebnisoffen:* Da der Betroffene selber die Regie behält, kann nicht gesagt werden, in welche Richtung sich ein Begleitungsprozess entwickeln wird. Es kann sein, dass Ziele und Wege mitten im Prozess abgebrochen werden, weil der Betroffene es so wünscht.
- *individuell:* Lebens- und Sterbebegleitung nach Standard gehen nicht! Denn das Sterben ist ebenso individuell wie das Leben. Als Begleiter stehen wir quasi mit einem großen «Bauchladen» von Angeboten, Möglichkeiten und Maßnahmen neben dem Betroffenen. Er entscheidet, welche Variante er zurzeit benötigt und welche nicht.

- *abwartend und aushaltend:* Vor allem Mitarbeiter der Pflege sind es gewohnt, zu «machen». Wichtig ist aber, zu erkennen, dass ein Aushalten und Abwarten ebenfalls ein «Machen» sein können. Hier gilt es, die schwere der Situation auszuhalten. Beachten Sie, dass oft keine Intervention gewünscht und notwendig ist. Vielleicht ist der bessere Sterbebegleiter derjenige, welcher mit den Händen in der Tasche daneben sitzen kann (frei nach Erwin Böhm).
- *kreativ:* In der Palliativversorgung müssen wir kreative Wege gehen. Nicht immer gibt es für jedes Problem eine passende Lösung. Die muss oft passend gemacht werden. Die Lösung bietet uns dann meist der Betroffene an – oder haben Sie schon einmal Mundpflege mit Heringsstipp gemacht? Hier geht die suchende und achtsame Haltung Hand in Hand mit Kreativität.
- *ganzheitlich:* Jeder Mensch hat eine Geschichte, die ihn zu dem gemacht hat, was er heute ist. Neben der Geschichte prägen aber auch aktuelle Umwelten diesen Menschen. Für eine richtige Palliativversorgung müssen wir diese Einflussgrößen kennen, denn nur so verstehen wir diesen Menschen.
- *sich selbst einbeziehend:* Begegnen wir einem anderen Menschen, so bringt er in uns etwas zum Klingen. Vielleicht erinnert er uns an jemanden oder es gefällt uns, wie er spricht. Das Bild, das wir von einem anderen Menschen haben, haben wir uns ein Stück weit selbst gemacht. Das heißt, in unserem Kopf verändern wir unser Gegenüber. Dies hat sehr viel mit unserer eigenen Gemütslage und Geschichte zu tun. Für eine gute Palliativversorgung ist es daher unumgänglich, auf die eigene Befindlichkeit zu schauen. Sind wir selber belastet, können wir den Anderen nur unzureichend stützen. Hier ist erst einmal die Selbstpflege angesagt, bevor wir in die Begleitung eines anderen Menschen gehen.

8. Projekt «Alsbachtal» Palliativversorgung in einer Wohnstätte für Menschen mit geistiger Behinderung

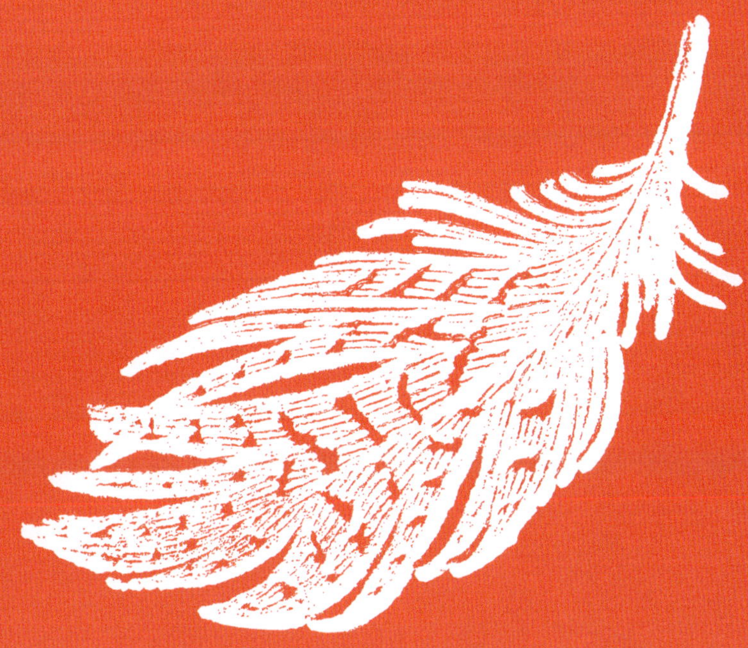

Die Grunddevise des hier präsentierten Projekts in einer Wohnstätte für Menschen mit geistiger Behinderung war die Annahme: *Palliative Care kann überall dort gelebt werden, wo gestorben wird.* Das bedeutet, dass nicht der Betroffene zum Sterben in ein Hospiz gehen muss, sondern die Hospizidee geht dahin, wo der Sterbende zuvor schon lebte, nämlich in sein Zuhause. Dazu muss sich die Einrichtung aber auch als «Sterbeort» begreifen. Das heißt, das Sterben muss integraler Bestandteil des gesamten Einrichtungskonzepts sein. Leider erfüllen nur wenige Einrichtungen der Behindertenarbeit diese Voraussetzung.

8.1 Die Ausgangssituation

Der Kontakt zur Wohnstätte Alsbachtal gGmbH in Oberhausen/Rheinland (im Weiteren nur noch Wohnstätte Alsbachtal) kam über einen Palliativmediziner im Sommer 2010 zustande. Er ist gleichzeitig der Hausarzt der in der Wohnstätte lebenden Bewohner. Schon vor Beginn des Projekts gab es in der Einrichtung das Problem, dass eine Bewohnerin der Einrichtung unter einem Hirntumor litt. Das Team zeigte bezogen auf diese neue Situation Unsicherheiten, Befürchtungen und teilweise Ängste. Fragen kamen auf:

- Können wir die Pflege eines Bewohners mit Hirntumor in der Einrichtung leisten?
- Welche Aufgaben werden sich uns stellen, wenn besagte Bewohnerin im Sterben liegen wird?
- Wie sieht es rechtlich aus, wenn wir die Bewohnerin nicht mehr ins Krankenhaus bringen lassen?
- Wie verhalten wir uns vor allem in der Nacht, wenn die Symptome sich verschlechtern sollten?
- Wie geht überhaupt Sterbebegleitung?
- Wie integrieren wir Angehörige in die Sterbebegleitung?
- Welchen Bedarf haben Angehörige und können wir ihn bedienen?
- Wie werden die anderen Bewohner auf diese Situation reagieren?

- Können wir mit der Bewohnerin im Vorfeld über das Sterben sprechen?
- Wie reagieren wir, wenn die Bewohnerin uns gezielt anspricht?

Aus diesen offenen Fragen entstand über den Hausarzt ein Kontakt zu einem externen Fach- und Organisationsberater, der sich mit der Erarbeitung und Implementierung von Palliativkonzepten in stationären Altenpflegeeinrichtungen auseinandersetzt. Es wurde überlegt, ob die Wohnstätte Alsbachtal ein eigenes Palliativkonzept erarbeiten sollte und ob die Mitarbeiter diesen Weg mitgehen würden. Zudem bestand die Frage, ob die Wohnstätte Alsbachtal sich auch als Ort des Sterbens versteht, das heißt: Darf in der Einrichtung gestorben werden? Hierzu waren im Vorfeld verschiedene Absprachen notwendig.

8.2 Vorabsprachen

Kann die stationäre Altenpflege in Deutschland mittlerweile auf viele verschiedene Projekte verweisen, in denen Palliativversorgung in einem Pflegeheim verwirklicht wurde, gibt es im Bereich der Behindertenarbeit erst sehr wenige gleichartige Modelle und Projekte. Auch werden in der Fachliteratur eher Kasuistiken (z.B. Zabel, 1996) oder Abschiedsrituale bzw. Beispiele für eine gelebte Abschiedskultur beschrieben. Eine im eigentlichen Sinn palliative Versorgung, ausgerichtet an einem Gesamtkonzept zur Palliative Care in der Behindertenarbeit, findet sich kaum.

Hier war nun im Vorfeld wichtig, für ein zu planendes Gesamtkonzept zur Palliativversorgung Absprachen mit dem Träger, der Einrichtungsleitung und den Teams zu treffen. Schon im Vorfeld hatte der externe Fachberater, da er eine Modelleinrichtung suchte, Kontakt zu verschiedenen Einrichtungen der Behindertenarbeit in der Region gesucht. Hier war er aber auf große Vorbehalte getroffen, da die Notwendigkeit, ein eigenes Konzept zur Palliativversorgung und Sterbebegleitung zu erarbeiten, nicht überall gesehen wurde. Zurzeit beschäftigen sich Einrichtungen der Behindertenarbeit zunehmend mit gerontologischen Fragestellungen und dem Sachverhalt, dass immer mehr alte Menschen mit geistiger Behinderung zusätzlich von einer Demenz betroffen sind. Das Thema «Sterben» wird «noch» aufgeschoben.

Anders verhielt es sich in der Wohnstätte Alsbachtal. Träger wie Einrichtungsleitung erkannten die Notwendigkeit der Auseinandersetzung mit dem Thema und die strukturelle Verortung des Themas im Gesamtkonzept der Einrichtung. Jetzt musste geschaut werden, wie sich ein Projekt zur Palliative Care, dessen Dauer auf ca. 2 Jahre angelegt war, während des «laufenden Betriebs» organisieren lässt. Auch standen der Einrichtung nur kurze Termine für Schulungen der Mitarbeiter zur Verfügung. Vorteilhaft wäre gewesen, Ganztagsveranstaltung anzubieten, was aber wegen anfallender Überstunden, nicht möglich war. Praktisch bedeutete das also, dass nur Schulungseinheiten von 1,5–3 Stunden zur Verfügung standen, um einzelne Palliativbausteine zu vermitteln.

Ein Projekt zur Palliative Care durchzuführen kann nur gelingen, wenn auch die Mitarbeiter der Teams die Notwendigkeit solch eines Projekts sehen. Dazu wurde das Vorhaben in einer großen Teamsitzung vorgestellt. Alle Mitarbeiter hatten so die Möglichkeit, eigene Überlegungen einzubringen, Verständnisfragen zu stellen und eigene Ängste anzusprechen. Im Anschluss haben alle Mitarbeiter dem geplanten Projekt zugestimmt.

Selbstverständlich wurden auch Bewohner und deren Angehörige von dem geplanten Projekt unterrichtet. Dies übernahmen die Bezugsmitarbeiter bzw. der Einrichtungsleiter (Herr Sayim). Angehörige wurden beim regelmäßig angebotenen «Elternbrunch» informiert. Zusätzlich hat sich zu einem späteren Termin auch der Projektleiter (externer Berater) den Eltern vorgestellt. Bei diesem Treffen konnten alle offenen Fragen geklärt werden. Erstaunlich war die Offenheit, mit der das Sterben der Bewohner besprochen wurde. Grundsätzlich kann gesagt werden, dass das geplante Projekt von den Eltern mit großem Interesse aufgenommen wurde.

Die Bewohner der Einrichtung reagierten sehr unterschiedlich auf die Themen «Sterben», «Sterbebegleitung» und «Umgang mit dem Tod». Sicherlich war das auch dem Umstand geschuldet, dass diese Themen bis dahin nie explizit angesprochen bzw. eher verdrängt worden waren.

Da die Einrichtung nur 21 Bewohner hat, sind die Teams entsprechend klein. Hier zeigte sich die Schwierigkeit, alle Mitarbeiter mit den zu schulenden Inhalten zu erreichen. Mitunter wurden dazu Teamgespräche auch für Fortbildungsinhalte genutzt, um anfallende Überstunden durch Fortbildungen so niedrig wie möglich zu halten. Auch waren teilnehmende Mitarbeiter genötigt, die geschulten Inhalte an ihre Kollegen weiterzugeben, was aber gut gelang. Eine ausgeprägte Kommunikationskultur erleichterte diese Form des Wissenstransfers.

8.3 Ist-Standerhebung

Mithilfe des Palliative Care Mappings (PCM, s. Kap. 12) wurde zu Beginn des Projekts eine Ist-Standerhebung durchgeführt. Wichtig war, zu schauen, wo die Einrichtung zurzeit steht. Das PCM kann dabei behilflich sein, weil es mithilfe einer anonymen Befragung der Mitarbeiter zeigen kann, wo die Einrichtungen und die einzelnen Teams Stärken in der Palliativversorgung haben, aber auch, wo es noch «Baustellen» gibt. Diese gilt es dann durch Inhouse-Schulungen zu festigen bzw. zu bearbeiten.

Folgende Ergebnisse zeigten sich aufgrund der ersten Ist-Standerhebung:

a) In den Teams gab es zuvor kaum eine strukturierte Kommunikation über die Themen «Sterben» und «Tod». Weder im Team noch mit den Bewohnern und Angehörigen wurde darüber gesprochen.

b) Auch gab es keine Erfassung der Wünsche der Bewohner zu Sterben und Tod. Viele Mitarbeiter waren der Meinung, ihre Bewohner könnten bzw. wollten hierüber nicht sprechen.

c) Es gab auch keine regelmäßige Erfassung des Schmerzes bei Bewohnern mit starker geistiger Behinderung, die sich verbal nicht dazu äußern können.

d) Auch bei weiteren Symptomen, wie z.B. Atemnot, Durst oder Mundtrockenheit, gab es keine Handreichungen (Ausnahmen: Übelkeit/Erbrechen und Obstipation).

e) Da Sterben und Sterbebegleitung in der Wohnstätte bisher sehr selten Thema waren, gab es bisher auch keine ausgeprägte Abschiedskultur. Sollte ein Bewohner versterben, müsste notwendigerweise improvisiert werden.

f) Den Mitarbeitern war auch nicht bekannt, dass der behandelnde Hausarzt zugleich auch Palliativmediziner ist, was sich später als sehr vorteilhaft erwies.

g) Zu Beginn des Projekts gab es keine Vernetzung mit der örtlichen Hospizbewegung, dem Palliativnetz oder einem SAPV-Team.

h) Kaum ein Mitarbeiter hat in seiner Ausbildung den Umgang mit Sterben, Tod und Trauer kennengelernt. Als Ausbildungsthema kamen diese Bereiche schlicht und einfach nicht vor.

Anhand dieser Ergebnisse wurde deutlich, dass sich für das geplante Projekt verschiedene Schwächen und Stärken zeigten. Zum einen wurde deutlich, dass die Mitarbeiter sich auf das Projekt einlassen konnten. Sie waren bereit, das teilweise für sie selbst unangenehme Thema zu bearbeiten und regten frühzeitig an, erst einmal über das eigene Sterben und den eigenen Tod zu sprechen. Können Mitarbeiter über ihr eigenes Sterben sprechen – so die Logik – können sie es auch mit den Bewohnern.

Wichtig war für die meisten Mitarbeiter aber auch, das Konzept der Palliative Care erst einmal zu klären. Die meisten Mitarbeiter hatten Palliativversorgung mit Sterbebegleitung gleichgesetzt, dass damit ein viel weiter reichendes Betreuungs- und Versorgungskonzept zu verstehen ist, wussten nur wenige.

Eine zusätzliche «Baustelle» zeigte sich in der Einschätzung der eigenen Bewohner. Viele Mitarbeiter dachten, Menschen mit geistiger Behinderung verfügten über kein Todeskonzept. Dazu war es notwendig, dass Mitarbeiter gegenteilige Erfahrungen machen, indem sie bei den eigenen Bezugsbewohnern erheben, was diese über Sterben und Tod denken und wie sie diese Begriffe auf sich selbst beziehen.

8.4 Schulungen und Begleitungen

Da viele der Mitarbeiter das breite Themenfeld «Sterben, Tod und Sterbebegleitung» nicht im Rahmen der eigenen Ausbildungen kennengelernt hatten, mussten zum einen Grundlagen über den Umgang mit Sterben und Tod in der modernen Gesellschaft, aber auch dezidierte Inhalte zu Maßnahmen in der Palliativversorgung vermittelt werden. Folgende Schulungsmodule wurden mit den Teams bearbeitet:

- Umgang mit der eigenen Sterblichkeit, eigene Erfahrungen, eigene Wünsche
- Sterbeorte der modernen Gesellschaft
- Studien zu Bedürfnissen Sterbender und ihrer Angehörigen
- das reife Todeskonzept und sein Übertrag auf Menschen mit geistiger Behinderung
- Symptome im Sterben

- Schmerzmanagement und Schmerztherapie
- Umgang mit Atemnot und Todesrasseln
- Linderung von Durst und Mundtrockenheit
- Basale Stimulation® im Rahmen der Sterbebegleitung
- Sterbebegleitung
- Basale Kommunikation und körpernaher Dialogaufbau
- Vernetzung mit externen Anbietern wie Hospizbewegung und SAPV-Teams.

Parallel zu den einzelnen Schulungsmodulen wurden immer wieder direkte Ableitungen und Übungen für das Team formuliert, um über das eigene Sterben sprechen bzw. das Todeskonzept der eigenen Bezugsbewohner erheben zu können.

8.5 Befragungen zum Todeskonzept

Wie in Kapitel 3 beschrieben, haben die Mitarbeiter der Wohnstätte ihre eigenen Bezugsbewohner zu deren Todeskonzept befragt. Zuvor wurde eine entsprechende Fortbildungseinheit bearbeitet. Ausgehend von den Arbeiten von Evelyn Franke wurde dazu ein eigener Erhebungsbogen erarbeitet (s. Anhang 1), der aber eher als Gesprächsleitfaden dienen sollte, als primär ein Werkzeug zur Datenerhebung zu sein. Den Teams war es wichtiger, dass Mitarbeiter mit ihren Bewohnern über das sensible Thema «Sterben» sprechen können, als um jeden Preis verwertbare Daten zu sammeln. Im optimalen Fall kann beides erreicht werden, was dann ja auch eintrat.

Das wohl wichtigste Ergebnis dieser Gespräche war, dass Mitarbeiter eine andere Sicht auf ihre Bewohner bekamen. Deutlich war, dass viele Bewohner der Wohnstätte Alsbachtal über ein Todeskonzept verfügen und offen über Themen wie «Sterben» und «Tod» kommunizieren können.

8.6 Fallbezogene praktische Anwendung

Nach Absolvieren eines Großteils der Schulungsmodule verschlechterte sich der Gesundheitszustand einer Bewohnerin, bei der es niemand vermutet hatte. Die Bewohnerin mit Hirntumor, die der eigentliche Anlass des Projekts gewesen war, hatte sich insofern stabilisiert, als der Tumor nicht weiter gewachsen war.

Im Fokus der palliativen Bemühungen der Teams stand nun die Bewohnerin, deren Gesundheitszustand sich so rapide verschlechterte, dass mit ihrem Versterben zu rechnen war. Allen Beteiligten war klar, dass die neue Ausrichtung der Wohnstätte sich nun in diesem «Fall» bewähren musste. Der Gedanke, Frau R. dürfe in der Einrichtung sterben und unnötige Krankenhausaufenthalte sollten vermieden werden, waren Leitmotive der Teamabsprachen. Zudem bewährte sich die erstmalige Vernetzung mit der örtlichen Hospizbewegung und einem SAPV-Team. Beides wurde als große Entlastung durch das Team erlebt. Auch die Zusammenarbeit mit dem Hausarzt, der jetzt zusätzlich als Palliativmediziner konkret angesprochen wurde, hat das Team obendrein gestärkt.

Die praktische Anwendung der gelernten Inhalte aus den Palliativschulungen wurde von den meisten Mitarbeitern umgesetzt. Darüber hinaus zeigte sich bei der sterbenden Bewohnerin, dass sie vor allem nachts erhöhten Betreuungsbedarf hatte. Hier organisierte die Einrichtung einen doppelten Einsatz von Mitarbeitern in der Nacht, was üblicherweise nicht der Fall war. Allen Beteiligten war klar, dass ein Palliativkonzept 24 Stunden an 7 Tagen in der Woche gelebt werden muss, um den eigenen Ansprüchen zu genügen.

Die gesamte Zeit der Betreuung der sterbenden Bewohnerin wurde durch alle Mitarbeiter, einschließlich der Leitung als sehr intensiv und stellenweise auch als Belastung erlebt. Allen war klar, dass hier eine Ausnahmesituation vorlag, die alle Mitarbeiter aufs Äußerste forderte. Viele der Mitarbeiter wuchsen in der Begleitungssituation über sich hinaus. Frau R. starb dann im Oktober 2011 im Beisein von Angehörigen und einiger Mitarbeiter in der Wohnstätte.

8.7 Verstetigung von Palliative Care

Um nun das jeweils Erreichte verstetigen zu können, muss in einem festen Intervall mithilfe des PCM überprüft werden, wo die Einrichtung in ihrer Palliativversorgung aktuell steht. Daher wurde im Februar 2012 erneut eine Ist-Standerhebung mithilfe des PCM in der Wohnstätte Alsbachtal durchgeführt. Zusätzlich wurde nach einem erneuten Sterbefall mithilfe des RÜS-Bogens (s. Anhang 5) betrachtet, wie das Team die geleistete Sterbebegleitung einschätzt. Dabei fiel auf, dass Pflegemitarbeiter und pädagogische Mitarbeiter die Güte von Teilbereichen der Palliativversorgung unterschiedlich einschätzen. Erstmals wurden jetzt inhaltliche Aspekte der Begleitung breit und intensiv diskutiert, um sich für die nächste Sterbebegleitung noch besser aufstellen zu können.

Die erneute anonyme Ist-Standerhebung mithilfe des PCM hatte folgende Ergebnisse:

a) Es wird mittlerweile häufiger über Themen wie «Sterben», «Tod» und «Trauer» kommuniziert.

b) Bei allen neuen Bewohnern wird das Todeskonzept erhoben.

c) Die Scheu vor den Themen ist deutlich geringer geworden.

d) Die Einsicht bei den Mitarbeitern hat zugenommen, dass sich auch Bewohner mit den Themen beschäftigen können.

e) Die Erkenntnis ist etabliert, dass auch Bewohner mit geistiger Behinderung mehrheitlich ein «Todeskonzept» haben.

f) Zum Selbstverständnis der Wohnstätte Alsbachtal gehört, dass sie eine Einrichtung ist, in der Bewohner leben und sterben können.

g) Es wurde deutlich, dass mehr Austausch in der Einschätzung zwischen Mitarbeitern der Pflege und Pädagogik notwendig ist.

h) Das erarbeitete Palliativkonzept ist ein gelebtes Konzept in der Wohnstätte.

i) Die Mitarbeiter der Wohnstätte Alsbachtal werden in der Palliativversorgung zunehmend sicherer.

Im Nachgang ist allen Beteiligten deutlich geworden, dass ein solches Projekt ohne die bedingungslose Rückendeckung durch die Einrichtungsleitung nicht möglich geworden wäre. Eine Grundbedingung ist aber auch, dass die Belange der Mitarbeiter gesehen werden müssen, denn diese setzen das Palliativkonzept ganz praktisch um.

8.8 Palliativkonzept im Rahmen eines Gesamtkonzepts

Da ein gelebtes Palliativkonzept die gesamte Einrichtung beeinflusst und verändert, sollte dieser Ansatz in das Gesamtkonzept der Einrichtung einbezogen werden. Schon im Einrichtungskonzept, im Leitbild und im Pflege- und Betreuungskonzept sollte auf diese inhaltliche Ausrichtung verwiesen werden. Die Wohnstätte Alsbachtal hat einen Konzeptentwurf vorgelegt, in dem die Palliativversorgung als integraler Bestandteil des Gesamtkonzepts betrachtet wird (s. Anhang 2).

Nach erfolgreicher Durchführung eines Palliativprojekts kann es lohnenswert sein, dass eine Einrichtung, die sich palliativ aufgestellt hat, dies auch werbend einsetzt, indem z. B. der Schwerpunkt Palliativversorgung in der Hausbroschüre und/oder auf der Homepage der Einrichtung dezidiert aufgeführt wird. Ein vorbildliches Beispiel für die Präsentation einer palliativen Ausrichtung findet der interessierte Leser auf der Homepage einer Pflegeeinrichtung aus Mönchengladbach, dem Haus am Buchenhain (www.haus-am-buchenhain.de). Hier steht die Palliativversorgung allerdings unter dem Begriff «Hospizliche Altenpflege». Die Erfahrung zeigt, dass das klare Bekenntnis zu einem offenen Umgang mit den Thema «Sterben» und «Tod» potenzielle Kunden nicht abgeschreckt, eher das Gegenteil ist der Fall.

9. Trauerarbeit und Abschiedskultur

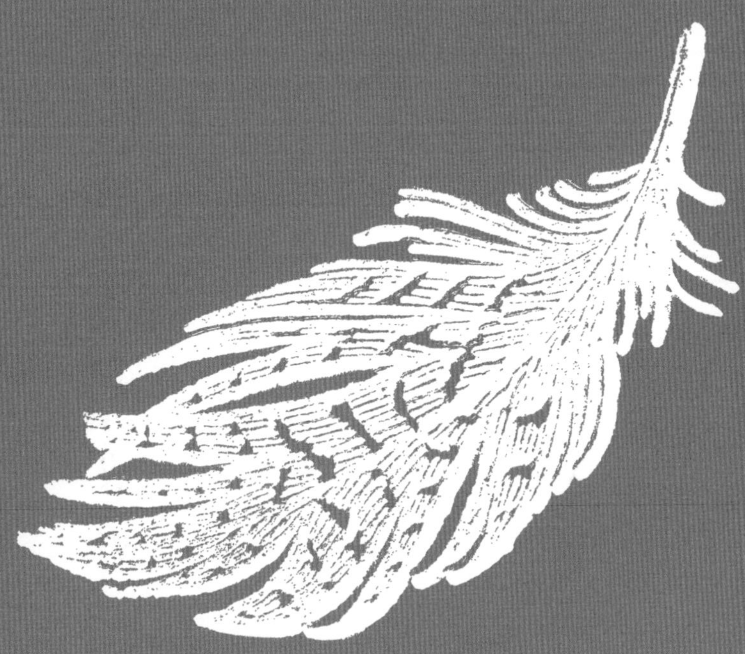

Für Mitarbeiter, Mitbewohner und Angehörige ist es gleichermaßen wichtig, den Tod eines Bewohners zu betrauern. Dabei wird sicherlich auffallen, wie unterschiedlich Trauer bei Menschen mit und ohne geistige Behinderung ausgedrückt wird. Wichtig ist, dass Trauer zugelassen statt verdrängt wird, indem man versucht, rasch wieder zur Tagesordnung zurückzukehren.

9.1 Trauerarbeit mit Menschen mit geistiger Behinderung

Die Autorinnen Luchterhand und Murphy gehen davon aus, «dass erwachsene Menschen mit geistiger Behinderung mit ihren Gefühlen und Reaktionen, die sie in Trauer und bei der Verarbeitung eines Verlustes durchleben, ganz ähnlich wie Nichtbehinderte sind und sich wenig von ihnen unterscheiden» (Luchterhand/Murphy, 2007: 13). Auch für Menschen mit geistiger Behinderung stellen sich folgende Traueraufgaben:

1. die Tatsache des Verlustes akzeptieren
2. den Schmerz der Trauer erleiden
3. sich auf ein Leben einstellen, in dem die oder der Verstorbene fehlt
4. emotionale Energie zurücknehmen und in Neues investieren.

Bei dieser Aufgabenbewältigung fällt auf, dass die «Werkzeuge» zur Bearbeitung eng mit dem Grad der geistigen Behinderung verbunden sind. Einige Bewohner gehen immer mal wieder ins Zimmer des Verstorbenen, während andere eher das Gespräch suchen. Wieder andere gehen rasch zur Tagesordnung über – aber auch das kennen wir von Menschen ohne geistige Behinderung. Auch die gezeigten Trauerreaktionen variieren, wie bei nichtbehinderten Menschen, z. B.:

- Wut
- Schuldgefühle
- ruhelose Überaktivität
- körperliche Symptome (z. B. Schwäche, Kopfschmerz, Schlaf- und Appetitstörungen)
- Rückzug
- Verlust der täglichen Routine.

Können Begleiter die hier aufgeführten Reaktionen bei Bewohnern mit geistiger Behinderung beobachten, sollte das Gespräch einfühlsam auf den Verstorbenen gelenkt werden. Vor allem bei Schuldgefühlen muss nachgeforscht werden, da sie die eigentliche Trauerarbeit behindern können.

Eigene Beobachtungen

Bei meiner eigenen Arbeit in Wohnstätten für Menschen mit geistiger Behinderung bemerke ich immer wieder, dass die dort lebenden Bewohner ihr Trauerverhalten wesentlich an den Mitarbeitern bzw. an der Trauerkultur der Einrichtung ausrichten. Immer wieder fällt mir auf, dass die Bewohner schnell versuchen, Alltag zu leben, wenn es keine ausgeprägte Trauerkultur gibt. Es macht den Eindruck, als bräuchten manche Bewohner die «Genehmigung» zum Trauern.

Den eher «pietätvollen Betrachter» kann irritieren, dass einzelne Bewohner nach einer recht kurzen Zeit intensiven Trauerns ganz nützlich denken. Es wird dann zeitnah geschaut, ob die eine oder andere Hinterlassenschaft des Verstorbenen nicht ganz praktisch in den eigenen Besitz wechseln kann. Auf die Bitte, ob man damit nicht bis nach der Beerdigung warten könne, wird dann deutlich angemerkt, der Verstorbene würde das Utensil schon jetzt nicht mehr benötigen, denn: «*Im Sarg ist gar kein Platz dafür*» (Originalzitat: Oliver, 54 Jahre, Down-Syndrom).

Verschiedene Formen, das Sterben eines Bewohners bekannt zu geben
Wenn ein Bewohner verstorben ist, sollte es den Mitbewohnern mitgeteilt werden. Zu glauben, sie würden es nicht wissen wollen, widerspräche den täglichen Erfahrungen in Wohnstätten. Zu bemerken ist, dass direkter nach Ursachen und Verlauf gefragt wird. Kommt das Thema von Seiten der Mitbewohner nicht zur Sprache, kann es auch daran liegen, dass das unangenehme Thema bei Mitarbeitern zu Sprachlosigkeit führt und diese dann meinen, auch Mitbewohner würden nicht darüber sprechen wollen.

In verschiedenen Wohnstätten für Menschen mit geistiger Behinderung haben sich unterschiedliche Formen der Bekanntmachung und Mitteilung eines Sterbefalls etabliert, von denen einige im Folgenden vorgestellt werden.

Bekanntgabe beim gemeinsamen Essen. Ein Mitarbeiter der Wohngruppe teilt den Mitbewohnern beim Essen mit, dass ein Bewohner verstorben ist.

Auf den Platz des Bewohners wird eine Kerze gestellt. Nach der Bekanntgabe kann ein Gebet gesprochen oder ein entsprechender Text gelesen werden. In manchen Einrichtungen ist es auch üblich, ein Lied zu singen.

Aushang im Wohnbereich. Für die Bekanntgabe des Todes sollte es in jeder Wohngruppe eine zentrale Stelle geben, an der das Ereignis ausgehängt wird. Diese Stelle kann durch ein entsprechend gestaltetes Brett mit eindeutigen Symbolen, wie Baum, Kerze oder Kreuz geschmückt sein. Möglich wäre auch eine Kennzeichnung durch: «Wir nehmen Abschied von …». So muss dann nur ein Bild des verstorbenen Bewohners angeheftet werden.

Kennzeichnung der Zimmertür. In manchen Einrichtungen hat sich als Ritual die Kennzeichnung der Zimmertür des Verstorbenen eingespielt, vor der dann ein Blumengesteck steht. Alle Mitbewohner wissen dann, dass dieser Bewohner verstorben ist. Auch das Gesteck kann individuell gestaltet werden.

Bei der Morgenandacht. Vor allem in konfessionellen Einrichtungen ist es üblich, eine kurze Morgenandacht durchzuführen. Dabei gibt es dann Raum, des Verstorbenen zu gedenken. Vielleicht hat er sich zuvor ein Lied, Gedicht oder Gebet für diesen Anlass gewünscht. Entsprechende Informationen können im Laufe der Biographiearbeit erhoben werden.

Durch einen Bekanntmachungstisch. Auch diese Möglichkeit ist in einigen Wohnstätten verbreitet und lässt sich leicht praktizieren. Dazu wird an einem zentralen Ort im Wohnbereich ein Tischchen platziert, auf dem eine Kerze, ein kleiner Sinnspruch und ein Bild des verstorbenen Bewohners stehen. Zusätzlich lässt sich ein Kondolenzbuch (**Abb. 9-1**) auslegen, in das jeder Bewohner, aber auch Mitarbeiter Gedanken zu diesem Bewohner eintragen kann. Bewohner können kleine Verzierungen vornehmen.

Schaukasten für Bekanntmachungen**.** In Wohnbereichen mit Bewohnern, die aufgrund einer Bewusstseinseinschränkung entsprechende Gegenstände womöglich wegtragen würden, kann ein abschließbarer Schaukasten zur Bekanntmachung dienen und mit entsprechenden individuellen Requisiten gestaltet werden.

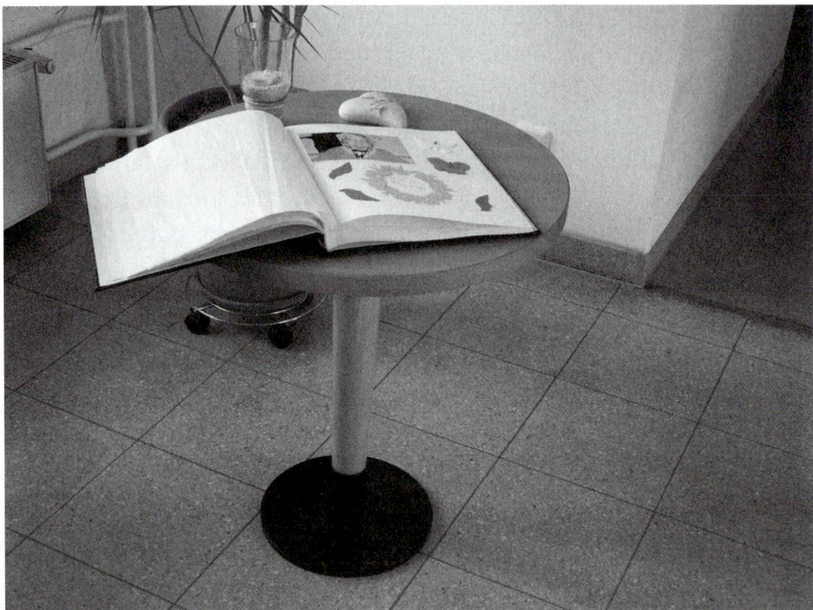

Abbildung 9-1: Kondolenzbuch in einer Einrichtung für Menschen mit geistiger Behinderung – Erläuterung im Text (Foto: Stephan Kostrzewa)

Die hier aufgeführten Bekanntmachungsformen sind nur der Auftakt für ein Gespräch. Sie leiten das Thema ein. Jetzt ist es wichtig, den Mitbewohnern Rede und Antwort zu stehen. Dabei sollten einfache und gut verständliche Formulierungen gewählt werden.

9.2 Gemeinsame Trauer hilft Mitarbeitern und Mitbewohnern

Aus einer Wohnstätte für Menschen mit geistiger Behinderung aus Oberhausen (Rheinland) ist mir folgende Praxis bekannt. Ist ein Bewohner verstorben, nehmen alle Bewohner an der Beerdigungsfeier teil. Auf dem Friedhof lässt man dann gemäß dem Alter des Bewohners weiße Luftballone steigen, wenn der Sarg abgesenkt wird. Dieser Moment wird von Mitarbeitern und Mitbewohnern als sehr bewegend erlebt, vor allem, weil das Trauerritual behinderte und nichtbehinderte Menschen verbindet.

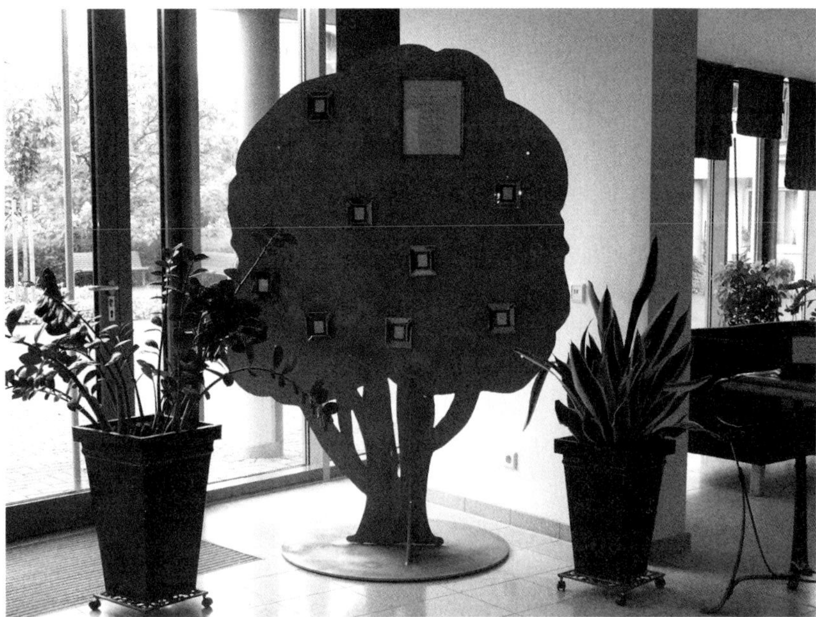

Abbildung 9-2: «Gedenkbaum» in einer stationären Altenpflegeeinrichtung (Foto: Stephan Kostrzewa)

In der Wohngruppe selbst ist eine Gedenkecke eingerichtet, wo die Fotos und einige Utensilien der verstorbenen Bewohner aufbewahrt werden.

Aus einer stationären Altenpflegeeinrichtung am Niederrhein ist bekannt, dass dort im Eingangsbereich ein großer, geschmiedeter Baum (**Abb. 9-2**) steht, an den Wechselrahmen mit den Fotos der Verstorbenen gehängt werden. So wird noch lange an den Verstorbenen erinnert. Diese Praxis lässt sich auch gut auf Einrichtungen für Menschen mit geistiger Behinderung übertragen.

Auch die Gestaltung einer Beerdigungsfeier in einer Wohngruppe unterliegt keiner schematischen Vorgehensweise. Hier können Einrichtungen eigene Rituale frei gestalten. Die Befragungen aus dem Projekt in Oberhausen (s. Kap. 8) zeigen, dass Bewohner auch direkt befragt werden könnten, wie sie sich ihre eigene Beerdigung vorstellen. Diese Wünsche können dann bei der eigentlichen Gestaltung Berücksichtigung finden.

Aus einer Wohngruppe für Menschen mit geistiger Behinderung in Mülheim an der Ruhr schildert der Erzieher und Diakon Oliver Eisenkopf folgende Anekdote (s. Anekdote). Mit seiner Genehmigung darf dieser Bericht hier abgedruckt werden.

Anekdote

Ich arbeite seit fast 15 Jahren in einem Wohnheim der Theodor Fliedner Stiftung, dieses Wohnheim ist für geistig behinderte Erwachsene konzipiert. Vor einigen Jahren habe ich noch eine Ausbildung zum evangelischen Diakon abgeschlossen. Ich arbeite aber weiterhin als Erzieher in einer Wohngruppe. Ich werde aber als Diakon aktiv, wenn in unserer Einrichtung eine Bewohnerin oder ein Bewohner verstirbt.

Unser Haus besteht nun seit 25 Jahren und in den ersten 20 Jahren verstarben nur 2 Bewohner.

Da viele Bewohner seit der Gründung bei uns leben, sind viele schon älter und in den letzten 5 Jahren versterben nun häufiger Bewohner. Im Durchschnitt sind es 3–4 Bewohner pro Jahr.

Das Haus, die Bewohner und die Mitarbeiter mussten lernen, mit Tod und Trauer umzugehen.

Und so hat sich in den Jahren eine Art Trauerkultur entwickelt.

Wenn bei uns ein Bewohner verstirbt, haben wir vor oder in seinem Zimmer eine Art Trauertisch aufgestellt.

Zu Anfang haben die Gruppenmitarbeiter und ich den Tisch dann gestaltet.

Auf diesem Tisch stehen dann in der Regel Blumen und ein Foto des Verstorbenen. Aber was noch viel wichtiger ist, es werden dort Gegenstände abgelegt, die man mit dem Verstorbenen in Verbindung bringt. Das mag der Hut gewesen sein, den der Bewohner immer getragen hat, oder eine Heino-CD, Reiseandenken usw.

In den Jahren habe ich dann festgestellt, dass die Bewohner immer wieder auch noch ihre eigenen Ideen mit eingebracht haben und meistens selbstständig ebenfalls Dinge dort abgelegt haben, die sie für wichtig hielten.

Nach einigen Tagen wird dann in der Cafeteria von mir eine Trauerfeier abgehalten und der gerade angesprochene Trauertisch findet sich dort als Mittelpunkt wieder.

Als vor einiger Zeit ein Bewohner verstarb, habe ich folgendes bei der Trauer um Herrn G. erlebt. Herr G. war ein Kriegskind und hatte die Zeit von Mangel und Entbehrungen in der Kriegs- und Nachkriegszeit erlebt. Herr G. hatte vielleicht bedingt durch diese Erfahrungen immer eine ganz besondere Freude an einer herzhaften und reichhaltigen Küche. Wenn Herr G. einen Metzgerladen betrat, leuchteten seine Augen, wie man sie bei Kindern in der Spielzeugabteilung eines Kaufhauses beobachten kann. Eine gute Fleisch- oder Mettwurst hat der Verstorbene geliebt und konnte auch nicht von dieser lassen, bis er sie verspeist hatte.

Als Herr G. nun verstarb, wurde natürlich auch ein Trauertisch aufgestellt. In den ersten Stunden und Tagen wurde von den Bewohnern und Mitarbeitern dieser Ort sehr häufig aufgesucht. Ich hielt mich dann meistens in der Nähe auf, um im Bedarfsfall Menschen in ihrer Trauer beizustehen. Und so konnte ich beobachten, dass eine Bewohnerin an den Tisch trat, das Bild des Verstorbenen ansah und dann begann, mit dem Verstorbenen zu sprechen: «Eigentlich, mein Lieber, müsste ja auch noch eine Wurst für dich hier liegen», und zeigte auf den Trauertisch.

Einen Tag später war dann die Trauerfeier bei uns im Haus. Wenige Minuten vor Beginn der Trauerfeier trat dann eine weitere Bewohnerin vor den Trauertisch und sprach auch zu dem Verstorbenen: «Ja, dir müsste man morgen bei der Beerdigung anstelle von Blumen lieber eine Wurst mit ins Grab werfen.» Diese zwei Bewohnerinnen ließen mich mit dem, was sie gesagt hatten, nicht mehr los. Kann man wirklich eine Mettwurst dem Bewohner mit ins Grab legen? Wie kommt das bei den anderen Trauernden an? Verstößt man da vielleicht gegen irgendeine Friedhofsordnung?

Diese und noch mehr Fragen gingen mir nun durch den Kopf. Ich wollte auf keinem Fall, dass die Beisetzung an Würde und Bedeutung einbüßt. So habe ich hin und her überlegt, ob ich den Trauergästen nun die Möglichkeit geben sollte, dem Bewohner noch eine Mettwurst mit ins Grab zu werfen oder nicht. Nachdem ich mich auch noch erkundigt hatte, dass dies gegen keine Ordnung verstößt, habe ich mich dann entschlossen, bei der Beisetzung einen Korb mit Mettwürsten neben den klassischen kleinen Blumensträußen bereitzustellen.

Was ich dann bei der Beisetzung beobachten konnte, hat mir Recht gegeben. Die Bewohner hatten am Grab die Wahl zwischen Mettwurst und Blumensträußen und viele entschieden sich für die Mettwurst. Den Grund dafür kann ich mir nur so erklären, dass die Bewohner diese Wurst als letzten persönlichen Gruß an den Verstorbenen ansahen. Die Trauernden wussten, welche Bedeutung eine Wurst im Leben des Verstorbenen spielte, und einige sagten später auch zu mir Herr G. hätte wohl selber die Wurst den Blumen vorgezogen. Nach all dem war ich froh, dass ich mich dafür entschieden hatte, denn die Trauernden hatten verstanden, worum es mir mit dieser «Aktion» ging. Auch wenn unsere Bewohner, bedingt durch ihre Behinderung, in vielen Dingen eingeschränkt sind, haben sie den persönlichen Bezug wahrgenommen. Alle haben dieses Zeichen als das wahrgenommen, was es war: ein letzter Gruß. Keine der Teilnehmer ist z.B. auf die Idee gekommen, die Wurst am Grab zu verspeisen (dies war auch eine meiner Befürchtungen).

Nachtrag: Die Trauer und das Gedenken an einen Menschen hören ja nicht mit der Beisetzung auf. In den ersten Jahren haben wir in der Cafeteria immer ein Bild des Verstorbenen aufgehängt. Mit den Jahren wurde aber die Anzahl der Bilder immer größer, so dass es schon sehr bedrückend für unsere Leute war.

Einige Bewohner haben dann mit unserer Hilfe eine Gedenkstele aus Holz gebaut. Diese steht nun etwas versteckt im Garten. An dieser Stele stehen auf kleinen Schildern die Namen der Verstorbenen. Sie wird von vielen Bewohnern genutzt, um zu gedenken. Vor wenigen Wochen standen z.B. ca. 8 Bewohner davor und haben einem Verstorbenen «Happy Birthday» gesungen.

9.3 Versorgung und Aufbahrung des Verstorbenen

Früher war es üblich, dass ein Verstorbener durch die Familie und so genannte Notnachbarn versorgt wurde. Der Leichnam wurde gewaschen, schön angezogen und dann 3 Tage zuhause aufgebahrt – meist in der guten Stube. Die gesamte Prozedur war streng reguliert und religiös geprägt. Die Gesamtregie oblag dem Pfarrer. Jeder aus der Familie und Gemeinde wusste, was er zu tun hatte.

Heute fehlen uns ähnliche Rituale. Im Angesicht des Todes und des Toten werden wir hilflos und sprachlos. Immer mehr Einrichtungen, die Menschen pflegen und betreuen, überlegen, ob nicht einige der alten Rituale «wiederbelebt» werden sollten. Vor allem konfessionslose Einrichtungen tun sich schwer, passende Rituale zu finden. Dass aber solche Rituale notwendig sind, wird von Seiten der Mitarbeiter bestätigt. Ihnen fehlt eine würdige Form, einen verstorbenen Bewohner zu verabschieden.

Zu überlegen ist, ob nicht das alte Ritual der Leichenwäsche und der Aufbahrung passend sein könnte. Vor allem die Versorgung des Leichnams kann ein Ritual sein, mit dem Angehörige des Verstorbenen und Mitarbeiter gemeinsam Abschied nehmen können. Dies wäre auch eine würdige Form, über die Mitarbeiter ihre Trauer ausdrücken könnten.

Die Aufbahrung wiederum kann ein wichtiges Ritual für Mitbewohner sein. Sie können den Verstorbenen dann noch einmal sehen, wie er ruhig und friedlich in seinem Bett liegt. Das wiederum nimmt dem Tod den Schrecken. Der Verstorbene kann auch noch einmal berührt werden, was für das Begreifen und Verstehen wichtig sein kann. Sollten Mitbewohner das Bedürfnis verspüren, den Verstorbenen noch einmal sehen zu wollen, sollten sie dabei begleitet werden und im Nachhinein muss Gesprächsbereitschaft signalisiert werden.

Äußern auch Angehörige den Wunsch, den verstorbenen Bewohner versorgen zu wollen, muss dies auf pietätvolle Art und Weise geschehen (**Tab. 9-1**). Dabei muss bedacht werden, dass diese Situation für die meisten Angehörigen eine Ausnahmesituation darstellt und sie daher jede Kleinigkeit beachten und «abspeichern» werden.

9.3.1 Das Ritual der Aufbahrung

Die eigentliche Aufbahrung wird nur noch sehr selten durchgeführt. Meist drängen auch Bestatter darauf, den Leichnam rasch abholen zu dürfen. Die meisten Bestatter bieten dazu sogar einen «24-Stunden-Notdienst» an und glauben, dem Bedürfnis der Angehörigen zu begegnen, denn viele fühlen sich in Gegenwart einer Leiche unwohl, so dass sie den Verstorbenen sogar mitten in der Nacht abholen lassen.

Selten wird Angehörigen angeboten, den Verstorbenen aus dem Krankenhaus nachhause bzw. in die Wohnstätte überführen zu lassen. Denn auch dies ist möglich. Ungekühlt kann der Leichnam 36 Stunden, mit Kühlung 48 Stunden aufgebahrt werden. Kühlaggregate vermietet der Bestatter. In manchen Regionen und Ländern ist es üblich, den Verstorbenen für die Aufbahrung «schick» anzuziehen. Sollte, wie im Oberhausener Projekt (s. Kap. 8) dargestellt, mit den Bewohnern im Vorfeld das Thema «Sterben

Tabelle 9-1: Schritt für Schritt – Handreichung zur Versorgung der Leiche mit Hilfe der Angehörigen (Quelle: in Anlehnung an Kostrzewa, 2013: 171 f.)

Schritt 1: Erläutern Sie Angehörigen, warum die Versorgung des Toten wichtig ist.

- Erläutern Sie, dass die Versorgung nicht nur hygienischen, sondern vor allem rituellen Aspekten dient.
- Zeigen Sie auf, dass das Ritual bei der Verarbeitung der Trauer hilfreich sein kann.
- Bereiten Sie Angehörige auf bestimmte körperliche Phänomene (z. B. Lautbildung beim Drehen der Leiche, Entweichen von Blähungen) vor, damit sie nicht erschrecken.

Schritt 2: Lassen Sie zu Beginn den Angehörigen assistieren.

- Bereiten Sie alle notwendigen Utensilien zur Versorgung des Verstorbenen vor.
- Vermeiden Sie es, das Zimmer zu verlassen, wenn der Angehörige sehr unsicher sein sollte.
- Bitten Sie den Angehörigen, wenn er sich dazu in der Lage sieht, Ihnen erst einmal zu assistieren.
- Lassen Sie ihn kleinere Handreichungen (z. B. Anreichen eines Handtuchs) durchführen, bis er sich traut, mehr Initiative zu übernehmen.
- Gehen Sie besonders pietätvoll mit dem Verstorbenen um, indem Sie z. B. mit ihm sprechen.
- Verzichten Sie, soweit es Ihnen möglich ist, auf den Einsatz von Handschuhen – so sieht der Angehörige, dass Sie die Berührung der Leiche nicht schreckt.

Schritt 3: Bitte Sie den Angehörigen über den Verstorbenen zu erzählen.

- Lassen Sie den Angehörigen schildern, welche pflegerischen Vorlieben der Verstorbene hatte und führen Sie sie so durch, als würde er noch leben.
- Ermutigen Sie den Angehörigen, seine Anekdoten zu erzählen, die er mit dem Kleidungsstück oder dem Schmuckstück verbindet.

Schritt 4: Richten Sie den Verstorbenen her und geben Sie ihm ein natürliches Aussehen.

- Legen Sie den Verstorbenen in eine natürliche Position (er soll wie ein Schlafender aussehen).
- Schließen Sie dem Verstorbenen Augen und Mund. Sollten die Augenlieder sich nicht schließen lassen, können Sie sie ca. 15 Minuten belegen mit feuchten Wattepads. Den Mund schließen Sie, in dem Sie ein Handtuch zusammenrollen, unter das Kinn legen und jetzt das Kopfteil etwas erhöhen.
- Wenn möglich, setzen Sie ihm vorher das Gebiss ein.
- Entfernen Sie alle Zugänge (z. B. Braunülen, Trachealkanülen und Katheter).
- Formen Sie aus der PEG-Anlage eine Schnecke und kleben Sie sie mit Fixomull ab. Sie können die PEG auch über der Haut abschneiden, jedoch besteht dann Gefahr, dass beim Umlagern Mageninhalt aus der Einstichstelle austritt.
- Vermeiden Sie Hektik und Eile.

Tabelle 9-1: Schritt für Schritt – Handreichung zur Versorgung der Leiche mit Hilfe der Angehörigen (Quelle: in Anlehnung an Kostrzewa, 2013: 171 f.) *(Fortsetzung)*

• Richten Sie das Zimmer her und gestalten Sie die Situation würdevoll, z. B. mit Blumen oder ggf. mit einem Kreuz und/oder einem Rosenkranz in den übereinander gelegten Händen. • Überlegen Sie gemeinsam mit den Angehörigen, ob eine bestimmte Musik gespielt werden soll.
Schritt 5: Versammeln Sie sich mit den übrigen Angehörigen bei dem Toten.
• Bitten Sie nun alle weiteren Angehörigen hinzu. • Lesen Sie einen Text vor oder sprechen Sie ein Gebet, das der Verstorbene oder seine Angehörigen sich gewünscht haben. • Fragen Sie die Anwesenden, ob jemand dem Verstorbenen noch etwas mit auf den Weg geben möchte.
Schritt 6: Stehen Sie den Angehörigen als Gesprächspartner zur Verfügung.
• Fragen Sie die Angehörigen, ob sie abschließend über die Versorgung des Verstorbenen sprechen möchten. • Hinterlegen Sie eine Telefonnummer, unter der ein kompetenter Gesprächspartner (z. B. von der Hospizbewegung) zur Verfügung steht.
Schritt 7: Bieten Sie Mitbewohnern an, sich vom Verstorbenen zu verabschieden.
• Möchten Angehörige mit dem Verstorbenen allein sein, ist das unbedingt zu respektieren. Hier müssen Mitbewohner dann warten, bis die Angehörigen die Zeit für sich genutzt haben. • Haben die Angehörigen Abschied genommen, können sich nun auch Mitbewohner vom Verstorbenen verabschieden. • Bedenken Sie, dass Mitbewohner Bezugspersonen benötigen, die auch im Nachhinein Fragen beantworten. • Unbedingt ist den nachfolgenden Schichten mitzuteilen, welche Mitbewohner bei dem Verstorbenen waren, weil Trauerreaktionen verspätet auftreten können.

und Sterbebegleitung» besprochen werden, kann schon hier auf den «Kleidungswunsch» verwiesen werden. Oft können Bewohner zu diesem Punkt klare Angaben machen.

9.3.2 Das «Leben» der Leiche

Gerade für Ungeübte ist die Versorgung eines Verstorbenen eine sehr «besondere» Situation, in die viele neue Mitarbeiter mit einem «mulmigen» Gefühl hineingehen. Hier empfiehlt es sich, dass ein geübter Mitarbeiter die Versorgung übernimmt, der dem Neuling vorab erläutert, dass die Leiche Phänomene zeigt, die zunächst erschrecken können. Zum einen kann es geschehen, dass durch das Umdrehen Luft aus der Lunge gepresst wird, was zu einer Lautbildung führen kann. Dieser Laut kann wie ein Seufzer klingen. Da alle Schließmuskeln erschlafft sind, können noch Urin, Stuhl und Darmwinde aus dem Verstorbenen austreten. Noch nach Stunden ist zu bemerken, dass der Leichnam Wärme in sich hat. Sicher wird es auch erstaunen, wie schwer ein Arm oder Bein ist, wenn es keinen Muskeltonus mehr gibt.

Angehörige schildern bei der Versorgung häufig das Gefühl, der Verstorbene weile noch unter ihnen. Sie spüren seine Anwesenheit. Solche Empfindungen müssen unbedingt ernst genommen werden.

In manchen Einrichtungen wird das Fenster im Zimmer des Verstorbenen geöffnet. Auch dies ist ein altes Ritual, denn so kann die Seele aus dem Zimmer entweichen. Dem Angehörigen kann angeboten werden, das Fenster zu öffnen.

10. Netzwerkarbeit und Angehörigenintegration

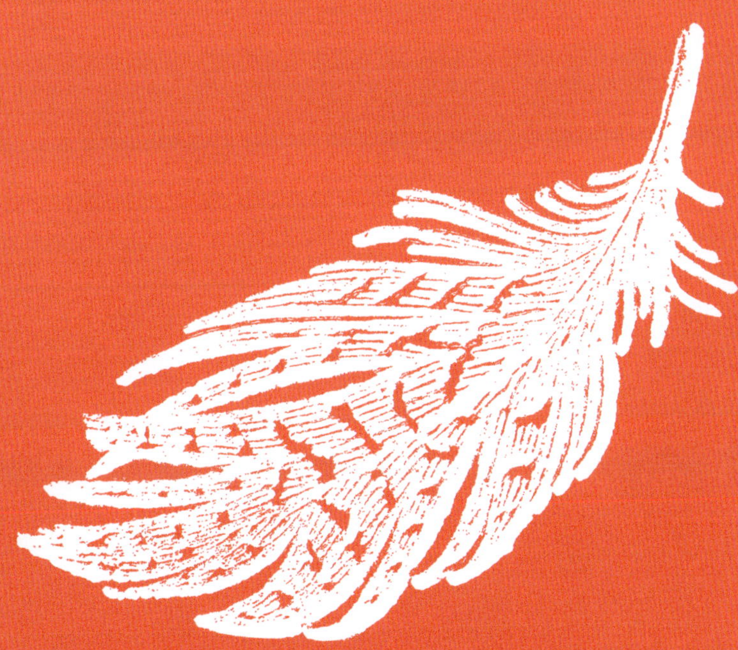

Netzwerkarbeit ist ein wesentlicher Baustein im Hospiz- und Palliativkonzept. Klar ist, dass nicht alle Leistungen von einer Einrichtung zur Betreuung von Menschen mit geistiger Behinderung allein bewältigt werden können. Goldmann schreibt dazu:

> *Einrichtungen dieser Art werden es alleine schwer haben, interne stabile Strukturen aufzubauen, die eine Sterbebegleitung nach hospizlichem Leitbild gewährleisten. Dies wird vermutlich schon auf Grund der hohen Kosten (z.B. Einstellung von Palliative-Care-geschultem Personal) kaum möglich sein. Netzwerkarbeit wird in diesem Bereich ein wichtiger Faktor bleiben.*
> (Goldmann, 2009: 18)

Dazu muss man jedoch wissen, welche zusätzlichen externen Angebote zur Verfügung stehen. Um sich einen ersten Überblick zu verschaffen, sollte daher Kontakt zum örtlichen Palliativnetzwerk oder zur örtlichen Hospizbewegung aufgenommen werden, etwa indem man den Koordinator der Hospizinitiative in die Wohnstätte einlädt.

10.1 Palliative Überleitung

Verschiedene Situationen können dazu führen, dass eine Palliativversorgung in einer Wohnstätte unterbrochen und der Betroffene, z.B. aufgrund einer Platzwunde oder einer Fraktur, kurzfristig in ein Krankenhaus verlegt werden muss. Damit aber nur diese Komplikation behandelt wird und der eigentliche Palliativstatus erhalten bleibt, sollte den Bewohner ein palliativer Überleitungsbogen begleiten. Er enthält die wesentlichen Palliativmaßnahmen sowie die wichtigsten für eine kontinuierliche Palliativversorgung notwendigen Informationen und regelt die rasche Rückverlegung in die Wohnstätte. Der in **Abbildung 10-1** wiedergegebene Überleitungsbogen ist aus einem Palliativprojekt in Oberhausen (Rheinland) entstanden. Die Einrichtung stellt diesen Bogen dankenswerterweise dieser Publikation zur Verfügung.

Wenn die Wohnstätte mit einem bestimmten Krankenhaus enger kooperiert, ist es sinnvoll, dass sich die Wohngruppenleitung mit der Pflegedienstleitung abstimmt, wie mit dem Palliativen Überleitungsbogen zu verfahren ist. So können unnötige Behandlungen und Krankenhausaufenthalte bei Bewohnern mit Palliativbedarf vermieden werden.

Palliativer Überleitungsbogen

Name des/der Bewohners/Bewohnerin bzw. Patienten/Patientin:

____

Adresse: ______________________________________

Wohnstätte: ___________________________________

Wohnbereich: ________________ Bezugsbetreuer/in: ________________

Telefonische Rücksprache unter: ________________________

Hausarzt: ________________________ Tel.: ________________

Palliativmediziner: ____________________ Tel.: ________________

Patientenverfügung: Ja ☐ (siehe Anlage)
Vorsorgevollmacht: Ja ☐ (siehe Anlage)
Betreuung: Ja ☐ (siehe Anlage)

Vertrauensperson/Freunde/«Familiensprecher»
(gegenüber denen die Ärzte/Pflegenden von der Schweigepflicht entbunden sind)

1. ______________________________ Tel.: ________________

2. ______________________________ Tel.: ________________

Sind der Betroffene und seine Angehörige aufgeklärt: Ja ☐ Nein ☐

Diagnosen (siehe Anlage mit ICD):

________________________ ________________________
________________________ ________________________
________________________ ________________________
________________________ ________________________

Medikamente (vor allem Schmerzmedikamente, symptombehandelnde Medikamente und Bedarfsmedikation):

________________________ ________________________
________________________ ________________________
________________________ ________________________
________________________ ________________________

Mit welchem Schmerzerfassungsinstrument wurde der Schmerzzustand erhoben?

NRS ☐ Schmerztagebuch ☐ BESD ☐ ECPA/BISAD ☐ ZOPA© ☐ EDAAP ☐

Palliativmedizinische Leitsymptome: ____________________

____

____

Ist eine rasche Rückführung in die Wohnstätte erwünscht? Ja ☐ Nein ☐

Akut zu behandelnde Symptome: ____________________

Gängige palliative Interventionen bei:

Atemnot: ____________________

Übelkeit/Erbrechen: ____________________

Sonstigem: ____________________

Interventionen oder Unterlassen bei:

Person verweigert Nahrung: ____________________

____

Person verweigert Flüssigkeit: ____________________

____

Biographische Angaben zu:

Religion: ____________________

Seelsorge erwünscht: Ja ☐ Nein ☐
Krankensalbung erwünscht: Ja ☐ Nein ☐
Aussegnung erwünscht: Ja ☐ Nein ☐

Lieblingsgetränke: ____________________

Lieblingsspeisen: ____________________

Vorlieben: Musik/Bücher/Hörbücher/TV: ____________________

____

Bevorzugtes Pflegemittel: ____________________

Lagerungswünsche: ____________________

Abneigungen/Ängste: ____________________

____

Sonstiges: ____________________

____

Ort, Datum: ____________________

Abbildung 10-1: Palliativer Überleitungsbogen (Quelle: Haus Abendfrieden, Oberhausen/Rheinland, mit freundlicher Genehmigung)

Der palliative Überleitungsbogen kann auch für den Einzug in ein Hospiz bzw. Pflegeheim genutzt werden. Auf diese Weise erhält der Betroffene eine kontinuierliche Palliativversorgung.

10.2 Zusammenarbeit mit der Hospizinitiative

In immer mehr Gemeinden entstehen Hospizinitiativen, in denen sich ehrenamtliche Helfer engagieren und, entsprechend geschult, die Begleitung Sterbender übernehmen. Bisher waren Wohnstätten für Menschen mit geistiger Behinderung eher nicht die bevorzugten Einsatzgebiete. Auch bereitet die Befähigung zum Hospizhelfer die Teilnehmer nicht originär auf die Begleitung von Menschen mit geistiger Behinderung vor. Dennoch können ehrenamtliche Hospizhelfer eine wichtige Ergänzung sein, da sie sich auch mit den Belangen der Angehörigen befassen. Hier können sie stützend wirken, damit Angehörige die schwierige Aufgabe der Begleitung durchstehen können. Auch sind sie befähigt, Trauernde zu unterstützen. Bevor Mitarbeiter der Teams eine Kooperation anstreben, sollte in einer Arbeitsgruppe festgelegt werden, welche Aufgaben die Hospizinitiative übernehmen soll, z. B.:

- Schulung und Beratung im Team
- Begleitung des Sterbenden
- Unterstützung der Angehörigen
- Schulung von Ehrenamtlichen für den Einsatz in Wohnstätten
- Gestaltung von Informationsveranstaltungen
- Trauerarbeit mit dem Team.

Schulung und Beratung im Team
Koordinatoren der Hospizinitiative können das Team beraten und einzelne Schulungsbausteine übernehmen. Dabei können Themen wie «Schmerztherapie» und «Maßnahmen bei weiteren belastenden Symptomen» übernommen werden. Auch kann der Koordinator moderierende Funktionen in Fallbesprechungen übernehmen.

Da die Hospizinitiativen oft gut über die örtliche palliative «Infrastruktur» orientiert sind, können sie aktiv an der Vernetzung der Wohnstätte mit weiteren palliativen Angeboten mitwirken.

Begleitung des Sterbenden

Die eigentliche Aufgabe der ehrenamtlichen Hospizhelfer ist die Begleitung eines Sterbenden. Dieser Aufgabe kommen Ehrenamtliche im häuslichen Umfeld und in Einrichtungen wie dem Krankenhaus, dem Pflegeheim oder auch einer Wohnstätte für Menschen mit geistiger Behinderung nach. Allerdings muss von Seiten der Einrichtung darauf geachtet werden, ob die Konstellation «Bewohner – Ehrenamtlicher» passt. Auch sollte die Kontaktaufnahme zur Hospizinitiative nicht zu spät erfolgen, so dass der Betroffene noch eine Beziehung zum Ehrenamtlichen aufbauen kann.

Unterstützung der Angehörigen

Angehörige von Sterbenden sind oft hilflos und stark überfordert mit der Gesamtsituation. Vor allem bei Eltern, die ihr Kind im Sterben begleiten müssen, merken wir, dass hier sehr viel Unterstützung angeboten werden muss. Auch für diese Aufgabe stehen die ehrenamtlichen Helfer der Hospizinitiative zur Verfügung. Oft haben Mitarbeiter nicht so viel Zeit für die Angehörigenbegleitung, wie es eigentlich erforderlich wäre, dann sind Ehrenamtliche eine wertvolle Hilfe.

Schulung Ehrenamtlicher für den Einsatz in Wohnstätten

Leider stellen viele Hospizinitiativen erst auf dem letzten Lebensweg ehrenamtliche Helfer zur Verfügung So kann es geschehen, dass ein fremder Mensch in der intimen Situation des Sterbens auftaucht. Um dies zu vermeiden, können Wohnstätten eigene Ehrenamtliche rekrutieren. Die Befähigung zur Sterbebegleitung übernimmt dann allerdings die Hospizinitiative, es muss dann nur darauf geachtet werden, die Schulung entsprechend zu vergüten (s. u.).

Gestaltung von Informationsveranstaltungen

Da über das Sterben in vielen Bereichen noch immer nur verschämt gesprochen wird, sollte breit darüber informiert werden. Für eine Wohnstätte kann es daher sinnvoll sein, zusammen mit der Hospizinitiative Informationsabende zu veranstalten, um dem Thema «Sterben und Sterbebegleitung» mehr Raum zu bieten.

Trauerarbeit mit dem Team

In vielen Sterbebegleitungskonzepten werden die Mitarbeiter des Teams zu wenig berücksichtigt. Aber auch sie haben das Bedürfnis, ihre Trauer auszudrücken, wenn ein Bewohner verstorben ist, vor allem, weil Bewohner oft viele Jahre in Wohnstätten für Menschen mit geistiger Behinderung leben und enge Beziehungen zwischen Bewohnern und Mitarbeitern entstanden sind. Diese Trauer jedoch auszusprechen und auszudrücken, fällt vielen Mitarbeitern schwer. Hier kann nun ein ehrenamtlicher Helfer, der zusätzlich eine Schulung in Trauerbegleitung bekommen hat, das Team unterstützen.

Bevor erste Ehrenamtliche in der Wohnstätte in die Begleitung gehen, muss die Einrichtung ihren Bedarf an Begleitung und Unterstützung deutlich aufzeigen. Eine Arbeitsgruppe sollte im Vorfeld deutlich machen:

- Das ist unser Unterstützungsbedarf.
- Diese Aufgaben möchten wir gerne ehrenamtlichen Helfern übertragen.
- So stellen wir uns die Zusammenarbeit vor.
- Das ist unsere Ansprechstelle.
- So möchten wir den Einsatz Ehrenamtlicher in der Einrichtung koordiniert haben.
- So gehen wir bei möglichen Konflikten vor.
- Diese Stellung hat der Ehrenamtliche im Gesamtteam.

Nachdem dies durch die Einrichtung festgelegt wurde, kann konkret Kontakt zur Hospizinitiative aufgenommen und der Koordinator der Hospizinitiative in die Arbeitsgruppe geladen werden. Sinnvoll wäre es, wenn auch die Einrichtungs- und die Wohngruppenleitung an diesem Treffen teilnehmen könnten. So können schneller Entscheidungen gefällt werden. Bei diesem Treffen sollte erfragt werden, welche Aufgaben die Hospizinitiative in einer Wohnstätte übernehmen könnte. In einem zweiten Schritt wird dann vorgestellt, welche Aufgaben die Einrichtung übernommen haben möchte. Dann kann eine Kooperation zunächst einmal für eine Wohngruppe geplant werden, um die Zusammenarbeit zu testen. Und zum Abschluss werden die Mitarbeiter des Teams auf diese Zusammenarbeit vorbereitet.

10.3 Unterstützung durch SAPV

Seit dem 1. April 2007 haben gesetzlich Versicherte einen Anspruch auf Leistungen der Allgemeinen ambulanten Palliativversorgung (AAPV) und der Spezialisierten ambulanten Palliativversorgung (SAPV). Beide Leistungen können in die hauseigene Palliativversorgung integriert werden.

In den meisten Fällen (ca. 90 %) reichen die Leistungen der AAPV für sterbende Bewohner aus. Sie umfassen die Primärversorgung, nämlich:

- Hilfen durch Haus- und Fachärzte
- Beratung durch Mitarbeiter ambulanter Pflegedienste, die eine Basisqualifikation in Palliative Care vorweisen können
- Unterstützung durch haupt- und ehrenamtliche Helfer der Hospiz-initiative
- Begleitung durch Seelsorger der Kirchengemeinden.

Kommt es allerdings während des Sterbeprozesses zu speziellen Symptomen und Komplikationen, die im Rahmen der AAPV nicht ausreichend gelindert werden können, so können Leistungen über die SAPV einbezogen werden. Jedem gesetzlich Versicherten, also auch den Bewohnern von Wohnstätten, stehen diese in § 37b SGB V aufgeführten Leistungen zu. Folgende Kriterien müssen für eine SAPV-Leistung erfüllt sein:

- Der Bewohner leidet an einer Krankheit, die nicht geheilt werden kann.
- Die Krankheit ist fortschreitend.
- Die Krankheit ist schon weit fortgeschritten.
- Der Bewohner hat infolge der fortgeschrittenen Krankheit eine begrenzte Lebenserwartung von Tagen, Wochen oder wenigen Monaten.

Eine der folgenden komplexen palliativen Symptombelastungen muss dabei bestehen:

- eine ausgeprägte Schmerzsymptomatik

- eine ausgeprägte neurologische, psychiatrische oder psychische Symptomatik
- eine ausgeprägte respiratorische oder kardiologische Symptomatik
- eine ausgeprägte gastrointestinale Symptomatik
- eine ausgeprägte ulzerierende oder exulzerierende Wunde oder Tumore
- eine ausgeprägte urogenitale Symptomatik.

Wie Sie SAPV-Leistungen für Ihren Bewohner erhalten, zeigt **Tabelle 10-1**.

Tabelle 10-1: Schritt für Schritt – So erhalten Sie SAPV-Leistungen für Ihren Bewohner

Schritt 1: Finden Sie das nächste SAPV-Team.
Nehmen Sie Kontakt zu den örtlichen Krankenkassen oder zur Hospizinitiative auf und fragen Sie, wo das nächste SAPV-Team ist. Sollte es mehrere SAPV-Teams geben, müssen Sie erfragen, welches dieser Teams für Ihre Einrichtung zuständig ist.
Schritt 2: Nehmen Sie Kontakt zum Koordinator auf.
Kontaktieren Sie den Koordinator des SAPV-Teams. Bitten Sie ihn, sich in Ihrem Team vorzustellen, damit allen Mitarbeitern die Leistungen deutlich sind. Erfragen Sie auch, ob das SAPV-Team entsprechendes Informationsmaterial hat, das den Hausärzten und Angehörigen mitgegeben werden kann.
Schritt 3: Informieren Sie die Hausärzte über die SAPV-Leistungen.
Erstellen Sie ein Rundschreiben an Ihre Hausärzte und informieren Sie sie über die SAPV-Leistungen. Geben Sie den Hausärzten, wenn sie zum Hausbesuch kommen, zusätzlich das entsprechende Informationsmaterial des SAPV-Teams. Machen Sie deutlich, dass dem Hausarzt durch einen zusätzlichen Palliativarzt des SAPV-Teams keine Patienten weggenommen werden. In manchen Regionen erhält der Hausarzt, wenn er SAPV-Leistungen verordnet, ebenfalls ein Honorar.
Schritt 4: Erbitten Sie bei Bedarf eine Verordnung des Hausarztes.
Wenn Sie für einen Ihrer Bewohner die Unterstützung des SAPV-Teams benötigen, brauchen Sie dazu die Verordnung durch den Hausarzt. Bedenken Sie, dass diese Unterstützung auch in der Beratung Ihres Teams bestehen kann. Auf diese Weise lassen sich viele Krankenhausaufenthalte vermeiden.

24-stündige Rufbereitschaft

Ist eine SAPV-Leistung durch den Hausarzt verordnet worden (Verordnung 63), steht eine 24-stündige Rufbereitschaft zur Verfügung. Damit kann das Team rund um die Uhr Informationen, praktische Tipps und ggf. auch Präsenz durch Palliativpflegekräfte und Palliativmediziner erhalten. Zusätzlich schulen die Mitarbeiter des SAPV-Teams die Mitarbeiter z.B. auch in Portversorgung sowie im Umgang mit Schmerzpumpen und Bedarfs- und Schmerzmedikamenten.

Die Erfahrung zeigt, dass Teams von Wohnstätten durch die 24-stündige Rufbereitschaft sehr entlastet werden. Dadurch ist es dann auch möglich, dass der Sterbende in der Wohnstätte bis zum Versterben verbleiben kann.

Lesetipp

Müller, M. (2011). Umsetzung der spezialisierten ambulanten Palliativversorgung (SAPV) in der Praxis. Bonn: PPM Verlag.

10.4 Standard für die Zusammenarbeit mit den Bestattern

Zu einer guten Palliativversorgung gehört auch ein würdevoller Umgang mit dem Verstorbenen. Daher ist es wichtig, wie der Leichnam eingesargt und abgeholt wird. In der Regel tun das die meisten Bestatter sehr würdevoll. Jedoch kommt es immer wieder vor, dass Bestatter einen Verstorbenen unsanft in den Sarg befördern und dazu eine unwürdige Transportform nutzen (s. Praxisbeispiel).

Praxisbeispiel

Am Vortag war Jürgen verstorben. Er hatte insgesamt 24 Jahre in der Wohnstätte für Menschen mit geistiger Behinderung gelebt. Nach seinem Tod wurde er von den Bezugsbetreuern schön zurechtgemacht und in seinem Zimmer aufgebahrt. Alle Bewohner und Mitarbeiter haben sich dann noch einmal in Jürgens Zimmer versammelt, um sich von ihm zu verabschieden.

Am Nachmittag des Folgetages kam der Bestatter mit einem Transportsack auf zwei Rädern. Jürgen wurde auf eine Art Trage gelegt, die an vier Seiten Plastiklappen hatte. Als er dann «verpackt» war, wurde noch mittig ein Gurt um den Leichnam geschnürt.

Als der Bestatter den Leichnam zur Wohnstätte hinausfuhr, passierte er mehrere Bewohner, die ganz verstört auf diesen Plastiksack mit Rädern reagierten. Einer der Bewohner fragte seinen Betreuer hinterher ganz leise: «Kommt Jürgen jetzt zum Müll?»

Solange ein Leichnam in der Wohnstätte ist, kann die Einrichtung vorgeben, wie mit dem Verstorbenen dort zu verfahren ist. Hier liegt die Verfügungsgewalt bei der Einrichtung. Es muss unbedingt bedacht werden, dass auch Mitbewohner registrieren, wie mit einem Verstorbenen in der Einrichtung umgegangen wird. Die einfachste und beste Methode, dies klar zu regeln, ist ein einrichtungsinterner Standard für den Umgang mit einem Verstorbenen und mit dem Bestatter.

Standard für den Umgang mit dem Bestattern

Im Rahmen einer Arbeitsgruppe in der Wohnstätte sollte ein Standard für den Umgang mit dem Bestatter erarbeitet werden. Damit ist gewährleistet, dass mit dem Verstorbenen auch über das Versterben hinaus würdevoll umgegangen wird. Juristisch ist die Leiche eine Sache, jedoch kann die Einrichtung selber bestimmen, ob ein Verstorbener auch wie eine Sache behandelt werden soll.

Die Arbeitsgruppe sollte durch Mitarbeiter unterschiedlicher Funktionsbereiche besetzt sein, um möglichst viele Perspektiven zu integrieren. Der zu erarbeitende Standard muss folgendes enthalten:

- Was soll der Standard regeln?
- Was ist unsere Erwartung an einen würdevollen Umgang mit einem Verstorbenen?
- Wer ist der Adressat unseres Standards?
- Was sind die Ziele des Standards?
- Welchen Leitlinien soll der Standard folgen?
- Wer ist für die Umsetzung des Standards zuständig und verantwortlich?
- Welche klaren praktischen Erwartungen regelt der Standard?
- Wie wird der Standard in das Qualitätsmanagement integriert?

Für die Erstellung eines eigenen Standards kann der in **Abbildung 10-2** gezeigte Muster-Standard als Orientierung dienen.

Muster-Standard für den Umgang mit dem Bestatter

Erläuterung:
Der vorliegende Standard beschreibt die Erwartungshaltung unserer Wohnstätte, wie der Bestatter mit dem Verstorbenen in unserer Einrichtung zu verfahren hat. Die zugrundeliegende Erwartung ist dabei ein würdevoller Umgang mit dem Verstorbenen.

Adressat:
Alle Bestatter, die einen verstorbenen Bewohner abholen.

Ziel:
Das Ziel des Standards ist ein würdevoller Umgang mit dem Verstorbenen durch die Mitarbeiter des Bestattungsinstituts.

Leitlinien:
Der Standard orientiert sich an folgenden Leitlinien:

- Dem Verstorbenen wird würdig begegnet.
- Ein würdevoller Umgang zeigt sich beim Einsargen und beim Transport durch und aus der Einrichtung.
- Es wird offen mit dem Tod und dem Toten in der Einrichtung umgegangen.
- Mitbewohner und Angehörige können beim Einsargen anwesend sein.
- Der Verstorbene verlässt dort die Einrichtung, wo er sie lebend betreten hat.

Zuständigkeiten:
Alle Mitarbeiter, die den Leichnam an den Bestatter übergeben.

Handreichung:
- Der Leichnam wird nur übergeben, wenn ein Totenschein vorliegt.
- Der Bewohner bzw. sein gesetzlicher Betreuer oder seine Angehörigen bestimmen, welches Bestattungsunternehmen den Leichnam abholt.
- Beim Einsargen bleibt ein Mitarbeiter zugegen und achtet auf einen würdevollen Umgang mit dem Verstorbenen.
- Bei unwürdigem Umgang mit dem Verstorbenen macht der Mitarbeiter den Bestatter auf diesen Sachverhalt aufmerksam. Er lässt sich den Namen des Bestattungsmitarbeiters nennen und verständigt unverzüglich das Bestattungsinstitut.
- Es wird darauf geachtet, dass der Leichnam mit einem Transportsarg oder mit der Bahre mit Haube abgeholt wird. Kommt der Bestatter mit dem Transportsack, wird der Leichnam nicht herausgegeben.
- Der Leichnam verlässt die Einrichtung durch die Pforte.

Qualitätskontrolle:
Der zuständige Mitarbeiter dokumentiert im Berichtsblatt den Abtransport des Leichnams und ggf. die Beschwerde an das Bestattungsunternehmen. Der Sachverhalt wird zusätzlich mit der Wohngruppenleitung oder der Einrichtungsleitung besprochen.

Datum: **Handzeichen:**

Abbildung 10-2: Muster-Standard für den Umgang mit dem Bestatter
(Quelle: in Anlehnung an Kostrzewa, 2011b: 197)

Ist der Standard fertig, sollten alle Bestatter der Gemeinde mit einem Rundschreiben über die wesentlichen Inhalte des Standards informiert werden. Es sollte unmissverständlich klargemacht werden, dass im Standard Rahmenbedingungen für einen würdevollen Umgang mit dem Verstorbenen aufgeführt sind, die für die Einrichtung nicht verhandelbar sind.

10.5 Angehörigenintegration

Angehörigenarbeit bei Menschen mit geistiger Behinderung ist mehrheitlich Familienarbeit. Hier sind es Eltern und Geschwister der Betroffenen, die als Angehörige in die Palliativversorgung einbezogen werden können. Wenn sich Teams schon längere Zeit mit dem Thema «Sterben und Tod» befasst haben, muss das nicht bedeuten, dass auch Angehörige diesen Wissensfundus und diese Entwicklung erfahren haben. Das muss bedacht werden und Mitarbeiter müssen angehalten werden, behutsam mit diesem Thema auf Angehörige zuzugehen.

Andererseits ist aber auch zu beobachten, dass Angehörige sich schon vorher mit dem Sterben des Betroffenen beschäftigt haben. Sie haben allerdings nur selten mit einem anderen Menschen darüber gesprochen. Bei Angehörigengesprächen über das Thema «Sterben und Sterbebegleitung» sollten daher die folgenden Regeln beachtet werden.

Regel 1: Sorgen Sie für eine angemessene Gesprächsatmosphäre
Gespräche über Sterben und Tod sind meist sehr persönliche Gespräche und erfordern ein entsprechendes Gesprächsambiente. Sorgen Sie daher für eine ungestörte Gesprächsatmosphäre:

- Schalten Sie Telefon und Handy aus.
- Hängen Sie ein Schild an die Tür: «Bitte nicht stören».
- Sorgen Sie ggf. für Kaffee und/oder Kaltgetränke.
- Machen Sie sich Notizen, was Sie mit dem Angehörigen besprechen wollen.
- Legen Sie sich einen Gesprächsleitfaden zurecht.
- Legen Sie Papiertaschentücher zurecht.

- Organisieren Sie im Vorfeld Informationsmaterial (z.B. von dem örtlichen Hospizdienst).
- Organisieren Sie sich einen festen Zeitrahmen, der auch im Dienstplan berücksichtigt wird.
- Führen Sie das Gespräch außerhalb der Kernarbeitszeit.

Regel 2: Beachten Sie den Wissensstand der Angehörigen
Erfragen Sie beim Angehörigen, ob er sich über das Themenfeld «Sterben und Sterbebegleitung» schon einmal Gedanken gemacht hat. Bringen Sie den Begriff «Palliative Care» ein und erfragen Sie, was der Angehörige damit verbindet. Bei unklarer Begriffslage sollten Sie Ihr Verständnis von Palliative Care erläutern.

Zeigen Sie, welche Aufgaben Angehörige in der Palliativversorgung übernehmen können:

- Sitzwachen beim Sterbenden
- spezielle Mundpflege (erst nach Anleitung)
- Hand- und Fußbäder
- Anwendungen aus der Basalen Stimulation® (erst nach Anleitung)
- Vorlesen
- gemeinsames Anschauen alter Fotos
- gemeinsames Hören von Musik
- Anreichen von Speisen (erst nach Anleitung).

Regel 3: Erarbeiten Sie mit dem Angehörigen ein Unterstützungsangebot
Möchten Angehörige in die Sterbebegleitung integriert werden, müssen Sie zeitnah erfragen, welche Unterstützung der Angehörige benötigt. Erfragen Sie gezielt, ob Ehrenamtliche der Hospizbewegung oder ein Seelsorger organisiert werden soll.

Regel 4: Teilen Sie Ihr Fachwissen mit Angehörigen
Wenn Angehörige konkrete Palliativmaßnahmen übernehmen wollen, ist es zuvor notwendig, sie gut anzuleiten. Es sollte sich aber nicht um eine rezeptartige Anleitung handeln, sondern durch Erläuterungen begründet werden. Die Erfahrung zeigt, dass Angehörige sehr wohl inhaltliche Aspekte der Palliativversorgung verstehen können.

Regel 5: Sprechen Sie auch Schuldgefühle an

Haben Sie im Gespräch den Eindruck, dass der Angehörige von Schuldgefühlen geplagt wird, sprechen Sie dies direkt an. Rechnen Sie allerdings damit, dass er entsprechend emotional reagiert. Lernen Sie, solche Emotionen auszuhalten. Nutzen Sie für solche Gespräche die Therapeutenvariablen nach Carl Rogers:

- wertschätzender Umgang
- emotionale Wärme
- Echtheit im Umgang.

Arbeiten Sie mit der Methode des Paraphrasierens, indem Sie das Gesagte des Angehörigen mit Ihren eigenen Worten wiedergeben. Spiegeln Sie das Verhalten des Angehörigen, weil Sie dadurch Verstehen signalisieren. Wichtig ist, dass Sie das Verhalten und die Äußerungen des Angehörigen weder bewerten noch beschwichtigen.

Regel 6: Bieten Sie Angehörigen feste Bezugsgesprächspartner an

Hat ein Angehöriger eine besondere Vertrauensperson im Team, sollte diese dann entsprechende Gespräche mit dem Angehörigen führen. Auch in Konfliktfällen – so die Erfahrung – suchen Angehörige erst diese Vertrauensperson auf, bevor sie sich bei der Leitung beschweren.

Regel 7: Bieten Sie Themenabende und Telefonsprechzeiten für Angehörige an

Es zeigt sich, dass Angehörige oft ein Informationsdefizit haben. Daher bietet es sich an, regelmäßig Themenabende durchzuführen. Dies hat einen doppelten Effekt:

a) Es werden Informationen weitergegeben.
b) Angehörige in ähnlicher Situation werden zusammengebracht und können sich untereinander austauschen.

Unabhängig von Gesprächsterminen können auch Telefonsprechstunden angeboten werden, vor allem, wenn weiterer Klärungsbedarf zu vorher gegebenen Informationen besteht.

10.5.1 Informationsschriften für Angehörige

Für Angehörige ist das Themenfeld «Palliativversorgung» neu und unbekannt. Hier ist es sinnvoll, wenn Mitarbeiter Informationsschriften zu einzelnen Maßnahmen der Palliative Care vorhalten. Wichtig ist, dass diese schriftlichen Informationen niemals ein Gespräch ersetzen dürfen, daher sollten diese Informationsblätter begleitend zu einem Gespräch ausgehändigt werden.

Zu überlegen ist, zu welchen Themenfeldern der Palliativversorgung Angehörige häufig Informationsbedarf formulieren. Oft sind es Fragen zum Ablehnen von Trinken und Essen, zu Atemnot, zum Todesrasseln, zum Einsatz von Opioiden und zum Austrocknen (palliative Dehydratation). Eine Arbeitsgruppe kann entsprechende Informationsblätter entwerfen.

Werden zu verschiedenen Themen und Symptomen Flyer erstellt, kann es sinnvoll sein, einen Basis-Flyer zu entwerfen, der erst einmal erläutert, welches Verständnis von Palliative Care in der jeweiligen Einrichtung vorliegt. Die weiteren Flyer beziehen sich dann auf dieses Verständnis.

Muster: Informationsschreiben für Angehörige zur Palliative Care

Liebe Angehörige,

sicherlich haben Sie auch schon in den Medien vom Ansatz der Palliative Care gehört und gelesen. Hierbei wird dieses Angebot oftmals mit Sterbebegleitung und Versorgung am Lebensende gleichgesetzt. Unsere Einrichtung vertritt allerdings ein erweitertes Verständnis der Palliativversorgung, was wir Ihnen mit diesem Informationsschreiben näherbringen möchten.

Der Begriff «palliativ» stammt vom Lateinischen «pallium» ab und kann mit «ummanteln» übersetzt werden. Gemeint ist hierbei, dass der pflegende und betreuende Mitarbeiter eine «schützende und umsorgende Haltung» einnimmt. Dieses symbolisiert eine umfangreiche Sorgekultur unserer Einrichtung. Denn diese kümmert sich um die körperlichen, psychischen und seelischen Belastungen des Betroffenen und umfasst ebenfalls seine sozialen Probleme.

In der täglichen praktischen Arbeit bedeutet dies für uns, dass Palliative Care schon sehr frühzeitig einsetzt und eben nicht auf das eigentliche Lebensende beschränkt werden darf.

Die Aufgaben, die sich für uns hieraus ergeben, sind z. B.:

- Schmerztherapie organisieren: Schon frühzeitig besprechen wir uns mit dem behandelnden Hausarzt bezüglich einer guten Schmerzlinderung für Ihren Angehörigen. Gegebenenfalls beziehen wir auch Palliativärzte mit in die Behandlung mit ein.
- Symptomlinderung bei weiteren körperlichen Belastungen ermöglichen: Neben dem Schmerz gibt es noch weitere körperliche Belastungen, denen wir lindernd begegnen werden, z. B. Juckreiz, Übelkeit, Durst, starkes Schwitzen oder Unruhe.
- Psychische Belastungen lindern: Immer wieder können bei zu Pflegenden Ängste auftreten, denen wir ebenfalls professionell begegnen werden. Hierzu versuchen wir die Ursachen zu ergründen, um dann angemessen reagieren zu können, z. B. mit Gesprächsangeboten.
- Seelische Belastungen erkennen und professionelle Hilfen anbieten: Die Gesamtsituation des zu Pflegenden führt oftmals dazu, dass er sich fragt, wieso ihm diese Belastungen widerfahren sind und er diese aushalten muss. Wenn es der Wunsch des Betroffenen ist, vermitteln wir ihm geistlichen Beistand. Zudem stehen aber auch die Mitarbeiter der Teams für diese Fragestellungen zur Verfügung.
- Integration der Angehörigen ermöglichen: Im Rahmen der Palliative Care betrachten wir den zu Pflegenden und seine Angehörigen als eine Einheit. Daher ist es unser Bestreben, Sie von Anfang an mit in die Begleitungsarbeit zu integrieren. Hierbei kümmern wir uns selbstverständlich auch um Ihre Fragen und Sorgen.

Aus diesen hier aufgeführten Aufgabenfeldern können Sie gut erkennen, dass unser Palliativverständnis nicht auf das Lebensende des zu Pflegenden reduziert ist, sondern schon mit Beginn unseres Auftrags startet. Die Haltung, die hinter diesem Verständnis steht, kann wie folgt umschrieben werden:

- Wir sehen das Alter, das Sterben und die Trauer als natürliche Bestandteile des Menschseins an.
- Maßstab all unseres Handelns ist das Wohlbefinden des zu Pflegenden und seine Lebensqualität.
- Die «Regie» für die Pflege- und Begleitungsarbeit liegt bei dem zu Pflegenden.
- Angehörige sehen wir als Kooperationspartner.
- Wenn es für den Betroffenen und für Sie wichtig ist, vernetzen wir uns auch mit externen Angeboten, z. B. Hospizbewegung, um ein möglichst vollständiges Angebot zur Linderung anbieten zu können.

In der Hoffnung, dass Ihnen dieses Informationsschreiben geholfen hat, unser erweitertes Palliativverständnis nachvollziehen zu können, stehen Ihnen aber auch zusätzlich noch die Mitarbeiter der Teams zu Verfügung. Gerne erläutern Ihnen unsere Mitarbeiter einzelne Punkte und Maßnahmen aus dem großen Feld der Palliative Care.

Mit freundlichem Gruß

Leander Brombusch

(Palliativbeauftragte)

(Quelle: Palliativpflege heute, PPM Verlag, Heft 12/2019, S. 5)

Bei der Gestaltung muss beachtet werden, dass Angehörige medizinische Laien sind, sodass die Informationen entsprechend einfach formuliert sein müssen. Auch sollten die eigentlichen Texte kurz und knapp abgefasst sein. Zuviel medizinisches Hintergrundwissen wirkt eher abschreckend.

Beim Abfassen der Informationsblätter kann sich die Arbeitsgruppe an folgenden Fragen orientieren:

Wie lautet das Thema?

- Benennen Sie das Thema klar und deutlich
- Verwenden Sie keine Fremdworte bzw. setzen Sie diese in Klammern hinter die deutsche Bezeichnung.

Wie erklärt sich der Sachverhalt?

- Beschreiben und erläutern Sie, wie es zu dem bezeichneten Symptom kommen kann.
- Zeigen Sie, dass es eventuell vollkommen normal ist, dass dies so geschieht.

Wie erlebt der Betroffene das Symptom?

- Beschreiben Sie den vorhandenen bzw. nicht vorhandenen Leidensdruck des Betroffenen.

Was kann man tun?

- Führen Sie auf, welche medikamentösen und nichtmedikamentösen Maßnahmen es gibt.
- Erörtern Sie auch ein Unterlassen.

Welche Aufgaben kann eventuell auch der Angehörige übernehmen?

- Benennen Sie Maßnahmen, die auch vom Angehörigen (erst unter Ihrer Anleitung und dann selbstständig) durchgeführt werden können.

Wo kann man noch mehr Informationen bekommen?

- Beschließen Sie Ihr Informationsblatt mit weiterführender Literatur oder Internetseiten.

Eine Muster-Informationsschrift für Angehörige zum Einsatz von Opioiden zeigt **Abbildung 10-3**. Hieran können sich Arbeitsgruppen orientieren, wenn zu weiteren Palliativmaßnahmen gleichartiges Material erarbeitet werden soll.

Das sollten Sie über den Einsatz von Opioiden wissen

Sehr geehrte Angehörige,

unserer Wohnstätte für Menschen mit geistiger Behinderung ist es wichtig, dass die Bewohner, wenn sie es benötigen, eine gute Palliativversorgung erhalten. Wie wir Ihnen ja schon in einem persönlichen Gespräch mitgeteilt haben, setzt die Palliativversorgung dann ein, wenn ein Mensch an einer fortgeschrittenen Krankheit erkrankt ist, die sich weiter verschlechtert und zu einer begrenzten Lebenserwartung führt. Hier ist es uns als Einrichtung wichtig, dass mögliche Symptome, die den Betroffenen belasten können, frühzeitig gelindert werden.
Ein Symptom ist der Schmerz. Keiner unserer Bewohner soll unnötig unter Schmerzen leiden müssen. Hierzu arbeiten wir eng mit den Hausärzten und Palliativmedizinern zusammen. Im Rahmen einer guten Schmerztherapie kann nun der Einsatz von Opioiden (z. B. Morphin) angezeigt sein. Wie wir aus zahlreichen Gesprächen mit Angehörigen erfahren haben, gibt es hier viele Vorurteile gegen diese Medikamentengruppe. Wir haben daher diese Informationsschrift erstellt, um über diese Vorurteile aufzuklären und sie auszuräumen. Wir haben Ihnen hier die häufig genannten Vorurteile aufgezählt, um sie dann inhaltlich zu entkräften.

Häufig geäußerte Aussagen zum Einsatz von Opioiden:

Opioide machen süchtig!

Falsch: Wenn Opioide nach einem festen Zeitschema gegeben werden, entwickeln sich keine Suchtsymptome. Hier ist es wichtig, dass diese Medikamente eben nicht nach Bedarf gegeben werden, was zu einer Sucht führen könnte. Die Zeitabstände zwischen den einzelnen Medikamentengaben richten sich nach der Wirkdauer des Medikaments. Eine erneute Dosis wird dann gegeben, wenn das Medikament seine Wirkung zu verlieren beginnt.

Opioide führen zur Toleranzentwicklung!

Falsch: Unter einer Toleranzentwicklung versteht man eine Dosiserhöhung ohne ersichtlichen Grund. Das sehen wir in unserer Arbeit nicht, wenn nach festem Zeitschema das Medikament gegeben wird. Wir beobachten eine Dosiserhöhung (Anpassung) erst dann, wenn z. B. ein Tumor weiter wächst oder eine Verschleißerkrankung, z. B. Osteoporose, sich weiter verschlimmert.

Opioide sind lebensverkürzend!

Falsch: Im Gegensatz zu anderen Schmerzmitteln, wie z. B. Paracetamol oder Ibuprofen, machen Opioide keine Organschäden. Aus diesem Grund wird das Leben nicht verkürzt. Wir beobachten sogar das Gegenteil. Denn nach der Eingewöhnungsphase (7–10 Tage) entwickeln Betroffene wieder Energie, da nun die «Schmerzbremse» fehlt. Diese Beobachtungen werden durch einschlägige Studien deutlich bestätigt.

Unter Opioiden dämmern die Betroffenen nur noch vor sich hin!

Falsch: Zu Beginn reagieren Patienten häufig mit Übelkeit und Benommenheit auf die erstmalige Einnahme von Opioiden. Das ist fast bei allen Menschen der Fall. Diese

Nebenwirkungen lassen aber in der Regel nach einer Woche nach. Jetzt wirken die Betroffenen agiler und ausgeruhter als vorher.

Opioide sind Medikamente für die letzte Lebensphase!
Falsch: Da diese Medikamentengruppe keine Organschäden verursacht, ist eine Risikoabwägung nicht notwendig. Opioide können bedenkenlos über einen sehr langen Zeitraum eingenommen werden, ohne dass der Betroffene Gesundheitsschäden befürchten muss. Daher sind Opioide keine Medikamente, die nur zum Lebensende eingesetzt werden können.

Sicherlich möchten Sie die hier aufgeführten Argumente auch noch mit Ihrem Hausarzt besprechen. Nehmen Sie dazu dieses Informationsblatt mit in das Gespräch. Haben Sie noch weitere Fragen bezogen auf den Einsatz von Opioiden, stehen wir Ihnen gerne zur Verfügung.

Ihre Wohngruppenleitung

Gerda Groß

Abbildung 10-3: Muster-Informationsschrift für Angehörige zum Einsatz von Opioiden

10.5.2 Sterbebegleitung durch Angehörige

Angehörige, die an der Sterbebegleitung teilnehmen, sind schnell mit dieser Aufgabe überfordert. Hier ist es wichtig, den Unterstützungsbedarf der Angehörigen zeitnah zu erfragen, um sie behutsam in die Sterbebegleitung einzuführen. Auch wenn es für Mitarbeiter zum regelmäßigen Aufgabenfeld gehört, muss immer davon ausgegangen werden, dass die jeweilige Situation für den Angehörigen eine Ausnahmesituation bedeutet.

Werden Angehörige behutsam und achtsam in Sterbebegleitung eingeführt, sind sie eine wichtige Unterstützung für das Team. Im Folgenden werden einige Tipps genannt, die bei der Anleitung von Angehörigen hilfreich sein können (s. Kasten).

Tipps zur Anleitung von Angehörigen

1. **Gehen Sie mit dem Angehörigen zusammen in die Sterbebegleitungssituation.** Bei sehr unsicheren und überforderten Angehörigen ist es wichtig, mit ihnen in die Sterbebegleitungssituation zu gehen. Vermitteln Sie auf diese Weise Unterstützung und Halt. Machen Sie dem Angehörigen vor, wie eine würdevolle Pflege und Betreuung aussieht, die sich am Wohlbefinden des Betroffenen orientiert.

2. **Geben Sie dem Angehörigen die Möglichkeit, die Situation zu verlassen.** Sie besprechen vor dem Bewohnerzimmer mit dem Angehörigen, dass dieser die Begleitungssituation verlassen kann, wenn sie ihn überfordert. Erläutern Sie dem Angehörigen, dass es keine Schwäche ist, wenn ihn die Sterbebegleitungssituation überfordern sollte.
3. **Vergewissern Sie sich, dass die Situation den Angehörigen nicht überfordert.** In der Begleitungssituation müssen Sie den Angehörigen genau beobachten. Auch wenn Ihr sterbender Bewohner selbstverständlich im Mittelpunkt Ihres Bemühens steht, dürfen Sie den Angehörigen nicht außer Acht lassen. Zeigen sich Reaktionen wie Furcht und Angst oder sollte der Angehörige blass werden, kann es ratsam sein, ihn behutsam aus dem Zimmer zu bitten.
4. **Lernen Sie den Angehörigen kleinschrittig an.** Hat der Angehörige Ihnen mehrmals bei einzelnen palliativen Maßnahmen (z.B. bei der speziellen Mundpflege) zugeschaut, sollten Sie ihm die Möglichkeit geben, diese Maßnahme selber durchzuführen. Lassen Sie ihn dabei erst die einfachen Maßnahmen unter Ihrer Obacht verrichten. Erläutern Sie dabei den Sinn und Zweck der einzelnen Intervention. Zeigen Sie aber auch, woran Angehörige erkennen können, dass die jeweilige Maßnahme Wohlbefinden erzeugt (z.B. entspannter Gesichtsausdruck, ruhige Atmung, niedriger Muskeltonus).
5. **Bieten Sie ein Nachgespräch an.** Vermeiden Sie es, in Gegenwart des Bewohners über ihn mit dem Angehörigen zu sprechen. Organisieren Sie daher die Möglichkeit für Nachgespräche mit dem Angehörigen. In diesen Gesprächen können Sie dann auch auf Beobachtungen des Angehörigen (z.B. bei veränderter Atmung) näher eingehen.
6. **Bleiben Sie erreichbar.** Ermutigen Sie Angehörige, bei Überforderung den Schwesternruf zu benutzen. Reagieren Sie zeitnah auf dieses Signal. So erfährt ein Angehöriger zusätzliche Sicherheit. Besprechen Sie diese Notwendigkeit mit Ihrem Team, damit auch andere Mitarbeiter zur Unterstützung zur Verfügung stehen.
7. **Ermutigen Sie Angehörige, ihre Beobachtungen mitzuteilen.** Angehörige haben oft einen guten intuitiven Zugang zu dem Betroffenen. Über die Gefühlsebene erkennen sie die Nöte des zu Pflegenden. Es ist wichtig, diese Erfahrungsebene nicht auszublenden. Ermutigen Sie daher Angehörige, ihre Erfahrungen und Informationen mitzuteilen. So erfahren sie zusätzliche Wertschätzung und fühlen sich gebraucht. Wichtig ist auch, Ihre Kollegen zu ermutigen, die Erfahrungsquellen der Angehörigen zu nutzen. Diskussionen um Fachwissen und Examina versus Intuition sind wenig dienlich.

10.5.3 Gedenktreffen für Angehörige

Nicht nur Bewohner von Wohnstätten verleben in ihrer Einrichtung Jahre bis Jahrzehnte, auch Angehörige haben über diese lange Zeit eine Beziehung zu der Einrichtung und zu den Teams aufgebaut. Mitunter gibt es enge Freundschaften. Wenn nun ein Bewohner in der Wohnstätte verstorben ist, bedeutet das in der Regel auch, dass die Angehörigenarbeit an diesem Punkt zu Ende geht.

Die Erfahrung zeigt, dass private Hilfeangebote (z.B. über Nachbarn, Familie und Freunde) oft nach ca. 6 Wochen eingestellt werden. Dem Trauernden wird auf diese Weise signalisiert, dass er langsam damit beginnen soll, wieder «ins Leben zurückzukommen». Angehörige schildern dann das subjektive Empfinden, dann in ein tiefes Loch zu fallen.

In der Hospizarbeit geht die Angehörigenarbeit über den Tod des Bewohners bzw. Patienten hinaus. Hierin liegt eine wesentliche Säule des Hospizkonzepts. Dem Angehörigen wird mitgeteilt, dass er auch über den Tod des Bewohners hinaus willkommen ist. Auch Wohnstätten für Menschen mit geistiger Behinderung können diese Praxis der Trauerbegleitung anbieten. Hier kann eine Kontaktaufnahme nach ca. 6 Wochen eine wichtige Funktion für den Trauernden darstellen.

Je nach Größe der Einrichtung können auch so genannte Gedenktreffen angeboten werden. Angehörige von verstorbenen Bewohnern eines Jahres werden gemeinsam eingeladen, um noch einmal an die Verstorbenen zu denken. Mittlerweile ist diese Praxis in immer mehr Einrichtungen der Altenarbeit üblich. Auch Wohnstätten für Menschen mit geistiger Behinderung können diese Praxis übernehmen. Dabei haben Mitarbeiter, Mitbewohner und Angehörige die Möglichkeit, gemeinsam ihre Trauer auszudrücken und zu bearbeiten. Wie ein Gedenktreffen organisiert und durchgeführt wird, ist der Anleitung in **Tabelle 10-2** zu entnehmen.

10.6 Einsatz von ehrenamtlichen Helfern

Der Einsatz ehrenamtlicher Helfer in der Sterbebegleitung ist ebenfalls ein wichtiger Baustein im Rahmen einer «hospizlichen Arbeit». Hier wird deutlich, dass Hospizarbeit durch ein bürgerschaftliches Engagement getragen wird. Wurden Ehrenamtliche bis vor einigen Jahren eher im häuslichen Umfeld des Betroffenen, im Hospiz oder im Krankenhaus eingesetzt,

Tabelle 10-2: Schritt für Schritt – So gestalten Sie ein Gedenktreffen (Quelle: Kostrzewa, 2011c: 12)

Schritt 1: Vorbereitung – Planen Sie das Gedenktreffen.

- Ermitteln Sie, wer für die Durchführung des Gedenktreffens zuständig ist.
- Schätzen Sie ab, wie viele Angehörige an dem Treffen teilnehmen werden.
- Wählen Sie einen entsprechenden Raum aus.
- Sollten Sie Ihr Gedenktreffen mit einem Kaffeetrinken verbinden, sind frühzeitig Vorabsprachen mit der Küche angezeigt.
- Standardisieren Sie auch, dass die Kontaktdaten der Angehörigen zentral erfasst werden, damit die Einladungen als Serienbrief verschickt werden können.
- Entscheiden Sie sich für einen passenden Termin (über die Woche an einem Nachmittag oder an einem Wochenende). In einigen Einrichtungen wird bewusst der November als Veranstaltungsmonat gewählt.

Schritt 2: Schicken Sie die Einladungen raus.

- Verschicken Sie die Einladungen als Serienbrief.
- Gestalten Sie die Einladung stimmungsvoll. Dies gelingt Ihnen durch ein passendes Bild und/oder einen kurzen, einfühlsamen Text aus Ihrer Textsammlung, der dieser Einladung beigelegt wird (siehe Muster).
- Verschicken Sie die Einladungen ca. 4–6 Wochen vor dem eigentlichen Treffen.

Schritt 3: Begrüßen Sie die Angehörigen.

- Zeigen Sie Freude darüber, dass entsprechend viele Angehörige das Gedenktreffen nutzen.
- Berichten Sie, welche Funktion das Treffen für Ihre Einrichtung hat.
- Verweisen Sie dabei auf die gelebte Trauerkultur in Ihrer Einrichtung.
- Geben Sie anschließend einen kurzen Überblick über den Verlauf des Gedenktreffens.

Schritt 4: Beginnen Sie mit einem Gebet bzw. einem spirituellen Text.

- An dieser Stelle kann nun ein passender Text gelesen werden. Wählen Sie dafür einen Mitarbeiter aus, der eine klare Aussprache hat, deutlich artikulieren und mit entsprechender Betonung vortragen kann.
- An dieser Stelle kann auch kurz erwähnt werden, warum gerade dieser Text ausgewählt worden ist.

Schritt 5: Lesen Sie die Namen der verstorbenen Bewohner vor.

- Hier ist nun Raum, um die Namen der in diesem Jahr Verstorbenen zu nennen. Zwischen den einzelnen Namen sollten Sie kurze Pausen von 2–3 Sekunden einbauen.
- Ergänzend könnte ein Mitarbeiter Fotos der Verstorbenen an eine Pinnwand heften.

Schritt 6: Lesen Sie wiederum einen Text aus einer Textsammlung.

- Nachdem alle Namen vorgelesen wurden, kann wiederum ein Text vorgetragen, ein gemeinsames Lied gesungen oder ein Gebet gesprochen werden.

Schritt 7: Lassen Sie das Gedenktreffen mit einem Kaffeetrinken ausklingen.

- Bedanken Sie sich noch einmal für das Erscheinen der Angehörigen und sprechen Sie nun die Einladung für das gemeinsame Beisammensitzen bei Kaffee und Kaltgetränken aus.

erweitert sich ihr Einsatzfeld in den vergangenen Jahren. Ehrenamtliche Helfer werden zunehmend auch in der stationären Altenarbeit eingesetzt. Wohnstätten für Menschen mit geistiger Behinderung gehören noch nicht zu den typischen Einsatzfeldern. Mitunter liegt das auch daran, dass Vorbereitungskurse für Ehrenamtliche diese Klientel noch nicht in den Blick genommen haben und Wohnstätten noch zu selten die Begleitung durch Ehrenamtliche einfordern.

Um trotzdem Ehrenamtliche in die Begleitungsarbeit zu integrieren, kann es sinnvoll sein, eigene ehrenamtliche Helfer zu rekrutieren, und zwar über die örtliche Kirchengemeinde oder durch eine nachgehende Kontaktaufnahme ehemaliger Angehöriger oder Mitarbeiter. Auch dazu kann das oben beschriebene Gedenktreffen dienen. Mitarbeiter der Wohnstätten können auf diese Art und Weise abschätzen, bei welchen Angehörigen sich eine Anfrage lohnen könnte.

Bevor eigene ehrenamtliche Helfer eingesetzt werden, müssen sie umfangreich geschult und zur (Sterbe-)Begleitung befähigt werden. Dazu müssen selbstverständlich auch die persönliche Eignung, die Belastungsfähigkeit und die Teameignung geprüft werden. Wichtig ist daher, dass die Befähigungskurse folgende Einheiten mit bearbeiten:

- Umgang mit der eigenen Sterblichkeit
- Umgang mit eigenen Erfahrungen mit Sterbenden und Verstorbenen
- Erkennen und Ansprechen eigener Belastungsgrenzen
- Erkennen der eigenen Rolle im Gesamtteam
- Möglichkeiten und Formen der Kontaktaufnahme zu Menschen, die wissen, dass sie bald sterben werden
- Bedürfnisse Sterbender und ihrer Angehörigen
- Erkennen von Bedürfnissen bei Menschen, die diese nicht verbal ausdrücken können
- Formen der Begleitung sterbender Menschen mit geistiger Behinderung
- Ausdruck von Trauer bei Menschen mit geistiger Behinderung
- Begleitung trauernder Mitbewohner
- Begleitung trauernder Angehöriger

- Formen des körpernahen Dialogaufbaus
- leichtere Maßnahmen der Palliativversorgung (z.B. spezielle Mundpflege Sterbender)
- Einsatz von Medien in der Arbeit mit geistig behinderten Menschen (z.B. Kinderbücher zum Thema «Tod»).

Die eigentliche Schulung Ehrenamtlicher kann eine Wohnstätte für Menschen mit geistiger Behinderung nicht selber leisten, es kann aber eine enge Kooperation mit der Hospizinitiative geben, in der Ehrenamtliche aus den Wohnstätten mitgeschult werden. Die Kosten hierfür übernimmt die Wohnstätte.

In kaum einer Lebenssituation ist ein Mensch so hilflos und schutzlos wie im Sterbeprozess. Wenn jetzt Ehrenamtliche in der Sterbebegleitung eingesetzt werden sollen, ist das auf der einen Seite für Mitarbeiter sehr entlastend, darf aber nicht der alleinige Beweggrund sein, denn dann wird rasch einseitig bewertet. Wichtig ist, herauszustellen, dass an die freiwilligen Helfer hohe Anforderungen gestellt werden. Neben bestimmten persönlichen Eigenschaften wird in repräsentativen Erhebungen klar geäußert, dass Sterbende nicht von «irgendjemandem» begleitet werden wollen. Gewünscht sind durch den Betroffenen klar benannte Personen, das heißt, der Bewohner muss den Ehrenamtlichen schon vor der eigentlichen Sterbebegleitung kennengelernt haben. Daher sollte ein Ehrenamtlicher schon vorher als Besuchsdienst bekannt sein, bevor er auch die Sterbebegleitung übernimmt. Nur so kann zwischen einem Bewohner mit geistiger Behinderung und einem ehrenamtlichen Helfer Vertrauen entstehen.

Folgende Ansprüche ergeben sich für Ihre Auswahl ehrenamtlicher Helfer:

- Sie müssen Personen finden, die vorher schon mit dem Bewohner Kontakt aufnehmen können, z.B. in Form eines Besuchsdienstes.
- Es bedarf einer Person, die nicht selber in einer akuten Trauersituation steckt.
- Optimal wäre es, wenn der freiwillige Helfer eine Schulung in Hospizarbeit bekommen hat.
- Der freiwillige Helfer muss klar benennen können, aus welchen Motiven er sich ehrenamtlich in der Sterbebegleitung engagiert.

- Er muss entsprechende persönliche Eigenschaften, wie Kritikfähigkeit, Teamfähigkeit, Empathie und hohe psychische Stabilität, mitbringen.
- Zudem muss er fähig sein, seine eigenen Grenzen zu erkennen.

Die Zusammenarbeit zwischen Haupt- und Ehrenamtlichen ist nicht immer ohne Probleme. Wichtig ist, dass sich ein Mitarbeiter der Einrichtung zuständig fühlt, den Einsatz der Ehrenamtlichen zu koordinieren. Auch muss er die erste Ansprechstelle sein, wenn es Konflikte gibt.

Folgende Tipps können für den Aufbau einer eigenen Gruppe ehrenamtlicher Helfer dienen.

Tipp 1: Legen Sie Aufgaben für ehrenamtliche Helfer fest:

- Überlegen Sie mit Ihrem Team, welche Aufgaben ein Besuchsdienst in Ihrer Wohnstätte übernehmen könnte.
- Listen Sie diese Aufgaben auf.
- Machen Sie einen Übersichtsplan für die Woche, wann die eigentlichen Aufgaben angeboten werden können
- Überlegen Sie mit Ihrem Team, welche Kompetenzen für diese Aufgabe notwendig sind

Tipp 2: Sprechen Sie gezielt ehemalige Mitarbeiter und Angehörige an:

- Überlegen Sie, welche ehemaligen Mitarbeiter sich ehrenamtlich bei Ihnen in der Wohnstätte engagieren könnten
- Kontaktieren Sie diese Mitarbeiter und stellen Sie Ihr Anliegen vor
- Sprechen Sie auch ehemalige Angehörige an, wenn Sie sie für ein ehrenamtliches Engagement für geeignet halten
- Wichtig ist, dass diese Angehörigen nicht mehr im Trauerprozess sind.
- Stellen Sie dar, wie potenzielle Ehrenamtliche geschult werden.

Tipp 3: Lassen Sie Ihre freiwilligen Helfer durch die Hospizbewegung schulen:

- Nehmen Sie Kontakt zur örtlichen Hospizbewegung auf.
- Sprechen Sie mit dem Koordinator ab, wie Ihre zukünftigen Ehrenamtlichen bei der Hospizinitiative geschult werden könnten.
- Zeigen Sie, welche Erwartungen Sie an die Schulung richten.

Tipp 4: Lassen Sie Ehrenamtliche an Inhouse-Schulungen und Fallbesprechungen teilnehmen:

- Haben Sie für Ihre Mitarbeiter Inhouse-Schulungen zu Themen der Palliativversorgung organisiert, sollten Sie auch ehrenamtliche Helfer in diese Schulungen einbeziehen.
- Gleiches gilt für palliative und ethische Fallbesprechungen.

Tipp 5: Suchen Sie Finanzierungsquellen für die Ehrenamtlichenschulung:

- Sprechen Sie wohltätige Vereine und Organisatoren an (z.B. Rotary Club, Lions-Club), ob sie Ihre Schulungen der Ehrenamtlichen finanzieren.
- Sie können auch finanzkräftige Angehörige Ihrer Bewohner ansprechen.
- Zudem kann dieses Anliegen auch über die Kirchengemeinde an potenzielle Mäzene herangetragen werden.

Tipp 6: Festigen Sie die Zusammenarbeit zwischen ehren- und hauptamtlichen Mitarbeitern:

- Lassen Sie ehrenamtliche Helfer an Dienstbesprechungen und Übergaben teilnehmen. So zeigen Sie Wertschätzung und Zugehörigkeit.
- Auch bei Betriebsfeiern bzw. Ausflügen sollten ehrenamtliche Helfer nicht vergessen werden.

10.6.1 Einsatzplanung von Ehrenamtlichen

Steht der Einrichtung ein Pool von Ehrenamtlichen zur Verfügung, muss deren Einsatz gut bedacht und geplant werden. Hierzu sollte für jeden Ehrenamtlichen eine Karteikarte mit besonderen Wünschen für den Einsatz angelegt werden. Zu bedenken ist, dass diese Helfer ihre Zeit freiwillig der Einrichtung zur Verfügung stellen. Daher ist es wichtig, die Zufriedenheit der Ehrenamtlichen zu unterstützen.

Der Musterwochenplan in **Abbildung 10-4** zeigt, wie die einzelnen Besonderheiten und Wünsche in die Einsatzplanung einfließen können.

10.6.2 Nichteignung eines Ehrenamtlichen

Gelegentlich kann sich während des Einsatzes eines Ehrenamtlichen herausstellen, dass er für die beschriebene Aufgabe nicht geeignet ist. Wenn er es selbst erkennt, sollte für ihn eine andere passende Aufgabe gefunden werden. Sollte allerdings seine Selbsteinschätzung anders ausfallen als der Eindruck des hausinternen Koordinators, muss entschieden interveniert werden. Zeitnah ist das Gespräch mit dem freiwilligen Helfer zu suchen und der Eindruck muss ihm klar geschildert werden. Die wesentlichen Gesprächsinhalte werden in einem Protokoll festgehalten. Im Extremfall kann es geschehen, dass der Betreffende den ehrenamtlichen Einsatz abbrechen muss. Dabei gilt es immer zu bedenken, dass es bei allem Engagement von

Name	Std./ Woche	vor-mittags	nach-mittags	abends	nachts	Besonderheiten
April, Erna	8	x	x			
Eller, Yvonne	10			x		Keine männlichen Bewohner
Franke, Fritz	6		x	x	x	Keine Bewohner mit Demenz
Koslaw, Jens	8			x	x	
Maniok, Walter	10	x				Nicht an Wochenenden

Abbildung 10-4: Musterwochenplan für den Einsatz ehrenamtlicher Mitarbeiter (Quelle: Kostrzewa, 2011b: 151)

Seiten des Ehrenamtlichen immer nur um das Wohl des sterbenden Bewohners geht.

10.7 Gesetzliche Betreuer in der Palliativversorgung

Werden Bewohner mit geistiger Behinderung durch einen gesetzlichen Betreuer betreut, so sind auch diese in das Gesamtkonzept zu integrieren. Dabei ist es wichtig, von Anfang an deutlich zu machen, für was die Einrichtung in Bezug auf Palliativversorgung inhaltlich steht. Es gilt, den gesetzlichen Betreuer frühzeitig über das Palliativkonzept aufzuklären und zu zeigen, an welcher Stelle seine Mitarbeit gefordert ist. Es darf nicht gewartet werden, bis für den Bewohner Entscheidungen getroffen werden müssen, was dann meist «Drucksituationen» sind, in denen rasch entschieden werden muss. Oft reagieren Akteure in Drucksituationen so, dass sie auf «Nummer sicher» gehen. Dabei kommen nicht immer Entscheidungen heraus, die aus der Perspektive des Betreuten sinnvoll wären, wie das folgende Beispiel von Goldmann zeigt:

> *Das beste Netz ist brüchig und sinnlos, wenn entscheidende Personen es nicht mittragen. So gab es in einem Begleitungsfall schwierige Diskussionen mit der gesetzlichen Betreuerin. Obwohl der behandelnde Hausarzt einen großen Teil der begleitenden Personen und Dienste an einen Tisch holte und alle Beteiligten den mutmaßlichen Willen des Patienten in Richtung «keinen weiteren Krankenhausaufenthalt» bestätigten und außerdem eine solide ambulante medizinisch-pflegerische Versorgung gewährleistet war, konnte die Betreuerin aufgrund befürchteter Haftungsaspekte das vom Hausarzt gut ausgearbeitete Begleitungskonzept nicht mittragen. Die Betreuerin verwies immer wieder auf die aus ihrer Sicht nur begrenzte Fähigkeit des Patienten, seinen Willen klar und bewusst zu äußern. So entstanden erhebliche Spannungen zwischen dem Hausteam und dem Hausarzt einerseits sowie der Betreuerin andererseits, die für die weitere Zusammenarbeit nicht förderlich waren. Das Konzept fand schließlich keinen Konsens. Da jedoch keine größeren Komplikationen mehr auftraten, konnte der Patient gemäß seinem Wunsch bis zu seinem Versterben in der Einrichtung verbleiben.*
>
> (Goldmann, 2009: 19)

In Anlehnung an eine Checkliste führt Kostrzewa (2011b: 195) wichtige Punkte auf, die mit dem gesetzlichen Betreuer geklärt werden sollten (**Abb. 10-5**).

Checkliste: Das sollten Sie mit dem gesetzlichen Betreuer abklären	✓
Schon kurz nach Einzug des Bewohners in die Wohnstätte erläutern Sie mit dessen gesetzlichem Betreuer das Palliativkonzept Ihrer Einrichtung.	❑
Mit dem Betreuer besprechen Sie, inwieweit er dieses Konzept unterstützt.	❑
Sie formulieren gegenüber dem Betreuer Ihre Erwartungshaltung an seine Unterstützung.	❑
In welchem Fall eine Krankenhauseinweisung stattfinden soll, klären Sie zuvor ab.	❑
Sie erfragen beim rechtlichen Betreuer, in welches Krankenhaus der Betreute eingewiesen werden soll.	❑
Mit dem Betreuer und dem Hausarzt klären Sie im Vorfeld die Therapiebegrenzung ab.	❑
Sie erläutern mit dem Betreuer bei allen wesentlichen Entscheidungen auch die Therapieziele «Wohlbefinden» und «Lebensqualität».	❑
Den Einsatz bestimmter Medikamente (z. B. Antibiotika, Opioide) besprechen Sie mit dem Betreuer.	❑
Sie klären im Vorfeld mit dem Betreuer das Für und Wider einer parenteralen Ernährung über PEG.	❑
Etwaige operative Eingriffe besprechen Sie mit dem Betreuer.	❑
Sie besprechen mit dem Betreuer den Einsatz palliativer Chemo- und Strahlentherapie.	❑
Die Möglichkeiten der subkutanen bzw. rektalen Infusionen zur palliativen Dehydratation besprechen Sie mit dem Hausarzt und dem Betreuer.	❑
Sie thematisieren mit dem Hausarzt und dem Betreuer lebenserhaltende Maßnahmen.	❑

Abbildung 10-5: Checkliste zur Abklärung mit dem Betreuer einer Person mit geistiger Behinderung. *Auswertung:* Konnten Sie alle Kriterien abhaken, haben Sie den gesetzlichen Betreuer gut in Ihr Konzept der Palliativversorgung eingebunden. Offene Punkte müssen Sie in einem vertrauensvollen Gespräch mit ihm klären. (Quelle: in Anlehnung an Kostrzewa, 2011b: 195)

Tipp: Organisieren Sie mit den gesetzlichen Betreuern einen Workshop

Sie können in der Einrichtung einen Workshop planen und organisieren, in dem Einrichtungsleitung, Hausärzte und gesetzliche Betreuer gemeinsam klären, wie die palliative Versorgung von Bewohnern mit geistiger Behinderung am besten zu gestalten ist. Alle Beteiligten haben die Möglichkeit, das hauseigene Palliativkonzept kennenzulernen und eigene Vorzustellungen einzubringen. Optimal wäre, wenn auch ein Palliativmediziner und die Heimaufsicht in diesen Workshop einbezogen würden. Dadurch sitzen Fach- und Entscheidungskompetenz an einem Tisch. Die Erfahrung zeigt, dass nicht gewartet werden sollte, bis externe Prüfinstanzen mit entsprechenden Vorgaben auf die Einrichtung zukommen: *Stellen Sie sich mit Ihrer Einrichtung an die Spitze der Palliativbewegung in Ihrer Gemeinde, so* können Sie tatkräftig mitgestalten.

10.8 Das Hospiz- und Palliativgesetz (HPG)

In den letzten Jahrzehnten ist das Thema «Sterben» öffentlicher geworden. Das Sterben hinter den Kulissen der Gesellschaft (Norbert Elias) wurde ab den 1960er Jahren zunehmend problematisiert. Im Zuge dessen formulieren sich in der öffentlichen Meinung zunehmend Ansprüche an ein würdevolles Sterben. Diese Entwicklung ist dahingehend gut zu beobachten, dass es z.B. in Krankenhäusern verfemt ist, einen Patienten im Badezimmer oder in einer Abstellkammer sterben zu lassen.

Für die Meinungsbildung im öffentlichen Raum wurden immer häufiger die Prinzipien der Hospizbewegung angeführt. «Hospizliches Sterben» wurde zunehmend zu einem Gütesiegel, an dem sich Einrichtungen und Organisationen, in denen gestorben wird (Krankenhaus, Pflegeheim, Wohnstätten für Menschen mit Behinderung und der häusliche Pflegebereich), messen lassen müssen.

Der Gesetzgeber hat auf diese Entwicklung mit dem Hospiz- und Palliativgesetz (HPG) reagiert. Mit diesem Gesetz (2015) sind grundlegende Verbesserungen für die allgemeine Palliativversorgung eingeleitet worden. Palliativversorgung gehört nun zum Leistungskatalog der Gesetzlichen Krankenkassen (§ 27 Abs. 1 Satz 3 SGB V) sowie zur ambulanten Versorgung im Rahmen der häuslichen Alten- und Krankenpflege (§ 37 Abs. 2a

SGB V). Selbst das Pflegeversicherungsgesetz (SGB XI) schließt mit dem § 28 Abs. 4 SGB XI die Sterbebegleitung in die Pflege mit ein. Das ist ein Novum.

Im Rahmen des HPG wurde ein individueller Rechtsanspruch auf Hospiz- und Palliativberatung (§ 39b SGB V) festgelegt. Die Möglichkeit des Angebots einer gesundheitlichen Versorgungsplanung für die letzte Lebensphase in stationären Einrichtungen und Einrichtungen der Eingliederungshilfe für behinderte Menschen wird in § 132 g SGB V geregelt.

Ganz praktisch wird seit dem 01.01.2017 von stationären Einrichtungen erwartet, dass sie Kooperationsverträge mit örtlichen Hospizdiensten eingehen und Kooperationen mit dem örtlichen SAPV-Team oder einem niedergelassenen Palliativarzt nachweisen.

Damit der Übergang zwischen einer kurativen Behandlung und der palliativmedizinischen Versorgung gelingt, ist eine besonders qualifizierte und koordinierte palliativmedizinische Versorgung als Bindeglied zwischen der ambulanten palliativmedizinischen Palliativversorgung und der spezialisierten Palliativversorgung eingeführt worden (§ 87 Abs. 1b SGB V).

Diese Angebote und Herausforderungen gelten selbstverständlich auch für Einrichtungen der Eingliederungshilfe. Auch hier bestehen durch die zunehmende Alterung der Menschen mit geistiger und Mehrfachbehinderung große Herausforderungen bei der Umsetzung der Palliativversorgung. Aktuell beschränkt sich das Angebot vor Ort zumeist in Kooperationen mit ambulanten Hospizdiensten.

Versorgungsplanung für die letzte Lebensphase (§ 132 g SGB V)

Einrichtungen der Eingliederungshilfe für Menschen mit geistiger Behinderung können eine gesundheitliche Versorgungsplanung für die letzte Lebensphase anbieten (§ 132 g SGB V). Hierbei soll über geeignete Maßnahmen der palliativmedizinischen, palliativpflegerischen und psychosozialen Versorgung beraten werden. Zudem sollen Hilfen und Angebote der Sterbebegleitung aufgezeigt und festgelegt werden. Hierin sind die Einrichtungen der Eingliederungshilfe jedoch noch ungeübt und oftmals nicht qualifiziert. Hier müsste das Personal über die pädagogischen Kompetenzen hinausgehend auch für die Begleitung und Unterstützung von Menschen mit Behinderung in der letzten Lebensphase qualifiziert werden, z. B. mithilfe von Kenntnissen zur Hospiz- und Palliativversorgung.

Für die Beratung zur gesundheitlichen Versorgungsplanung für die letzte Lebensphase schlägt der Gesetzgeber Fallbesprechungen vor.

Im Sinne der Inklusion sind jedoch primär Verfahren und Methoden notwendig, die den Betroffenen aktiv einbeziehen. Menschen mit Behinderungen brauchen daher primär einen barrierefreien Zugang zu Informationen und Beratung über Angebote zur Hospiz- und Palliativversorgung. Dieses kann mithilfe von Patientenverfügung in leichter bzw. einfacher Sprache (siehe hierzu Kapitel 7.3) und gegebenenfalls vermittelt durch Gebärdensprache erfolgen. Rechtlich gesehen hätten diese Willensäußerungen die Relevanz eines «mutmaßlichen Willens».

Einrichtungen der Eingliederungshilfe sind daher genötigt, «barrierefreies Materialien» zu erstellen und entsprechend zu verwenden, sowie eine zielgruppengerechte Beratung anzubieten.

Auch auf der Anbieterseite muss sich etwas bewegen. So sollten Weiterbildungen der Palliative Care und Palliativmedizin, wie auch Qualifizierungen der ehrenamtlichen Hospizhelfer, intensiver auf Menschen mit geistiger- oder Mehrfachbehinderung vorbereitet werden. Ziel all dieser Bemühungen soll der Verbleib in der vertrauten Umgebung sein, denn immerhin leben in den Einrichtungen der Eingliederungshilfe die hier betreuten Personen meistens mehrere Jahrzehnte und sehen diese Einrichtungen als ihr Zuhause an. Ein später Wechsel durch Umzug in ein Krankenhaus oder ein Pflegeheim sollte so weit wie möglich vermieden werden.

11. Hilfen für Helfer

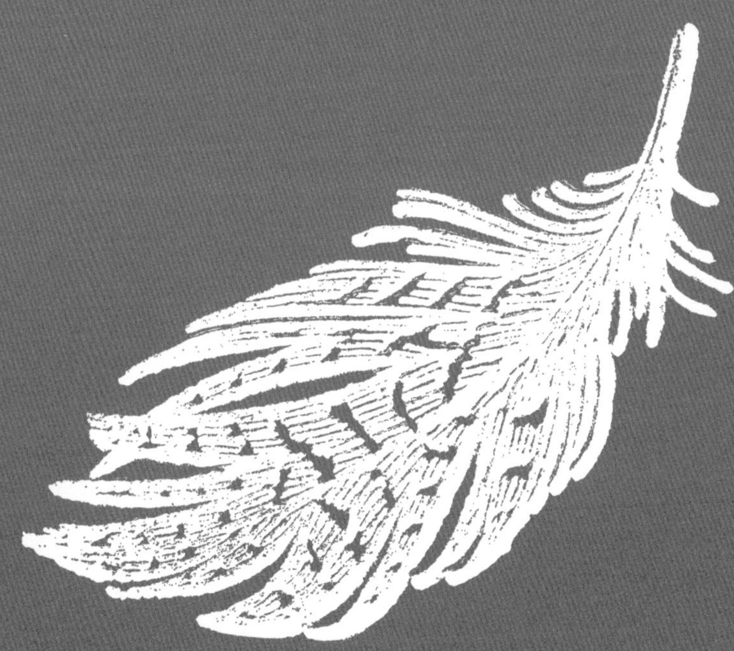

Eine Voraussetzung der Palliative Care ist, dass Mitarbeiter achtsam mit den eigenen Kräften umgehen. Dabei ist ein sensibler Umgang im Team ebenso wichtig wie mit den Bewohnern und deren Angehörigen. Zu einem achtsamen Umgang zählt auch, sich der eigenen Ängste und Befürchtungen angesichts von Sterben und Tod bewusst zu werden.

11.1 Auch Profis haben Ängste und Befürchtungen

Auch professionelle Helfer in Pflege und Betreuung haben Ängste und Befürchtung, wenn es um das weite Feld von Sterben und Tod geht. Erhebungen, z. B. bei Pflegefachkräften, zu deren Ängsten bezüglich Sterben und Tod haben klar ergeben: *Je öfter Sterbebegleitung praktiziert wird, desto routinierter werden Mitarbeiter, aber desto größer wird auch die Angst vor der privaten Erfahrung von Sterben und Tod (z. B. bei den eigenen Eltern, dem Partner).*

Auch lassen sich verschiedene Angstfelder bzw. Themen aufzeigen, die dadurch aktiviert werden, dass Mitarbeiter, z. B. in der Pflege, Erfahrungen mit Sterbenden und Verstorbenen machen. Durch das Miterleben von Sterben und Tod – z. B. im Krankenhaus, im Pflegeheim oder in der Wohnstätte – werden Mitarbeiter immer wieder an diese «Leichen im Keller» erinnert. Diese Angstfelder können stark variieren und bei dem jeweiligen Mitarbeiter unterschiedlich ausgeprägt sein:

Das eigene Sterben
Angst vor:

- dem eigenen Sterben
- dem eigenen Leiden (z. B. Schmerzen)
- Abhängigkeit
- Würdeverlust
- Einsamkeit.

Der eigene Tod
Angst:

- der Auflösung des Körpers
- dem Danach
- Strafe im Jenseits

- der Aufgabe wichtiger Ziele und Vorhaben
- den Folgen für die Angehörigen

Das Sterben eines anderen
Angst:

- angesichts der Hilflosigkeit gegenüber fremdem Leiden.

Der Tod des anderen
Angst vor:

- Toten, der Leiche
- dem Tod wichtiger Bezugspersonen (z. B. eigene Eltern, Partner, Kinder).

Für einen achtsamen Umgang mit den Kollegen ist es wichtig, dass jeder Mitarbeiter weiß, wo er seine «Angstfelder» hat. Durch das Miterleben in der Wohnstätte werden diese Angstfelder bewusst und unbewusst angesprochen. Der Mitarbeiter muss immer wieder Energie aufwenden, um mit diesen Ängsten «umgehen» zu können (s. Teamübung).

Teamübung: Angstfelder bei Mitarbeitern

Vorbereitung:

- Organisieren Sie einen ungestörten Raum (hell und warm).
- Die ganze Übung dauert ca. 60 Minuten.
- Die Gruppe sollte 12 Personen nicht überschreiten.
- Übertragen Sie die oben aufgeführten Angstfelder auf ein Poster (Plakat).
- Organisieren Sie einen Flipchart und bunte Stifte.
- Lassen Sie die Teilnehmer sich in einen Stuhlkreis setzen.
- Machen Sie klar, dass das während der Übung Gesagte nicht nach außen getragen wird.

Durchführung:

- Begrüßen Sie die Teilnehmer.
- Benennen Sie das Thema der Übung (Umgang mit Ängsten vor Sterben und Tod).
- Fragen Sie in der Runde, ob einzelne Teilnehmer ihre Ängste vor Sterben und Tod benennen können und wollen.

- Sammeln Sie die Antworten auf einem Flipchart-Bogen.
- Zeigen Sie nun die Übersicht der einzelnen Angstfelder.
- Gehen Sie die einzelnen Felder gemeinsam durch.
- Bitten Sie die Teilnehmer, ihre eigenen Ängste für das jeweilige Angstfeld zu benennen.
- Überlegen Sie, nachdem alle vier Angstfelder aufgeführt wurden, gemeinsam, was jeder einzelne unternimmt, damit die Ängste im täglichen Leben «nicht hochkommen».
- Notieren Sie die Antworten auf einem Flipchart-Bogen und finden Sie gemeinsame Kategorien für die Antworten.
- Bitten Sie nun die Teilnehmer, sich paarweise zusammenzusetzen, um sich über die bewusstgewordenen Ängste auszutauschen.

Auswertung/Reflexion:

- Bitten Sie die Teilnehmer, im Plenum mitzuteilen, was sie aus der Übung gelernt haben.
- Erfragen Sie, welche Unterstützung der jeweilige Mitarbeiter sich durch das Team bzw. durch die Einrichtungsleitung wünscht.
- Überlegen Sie gemeinsam, wie diese Vorstellungen umzusetzen sind.
- Notieren Sie konkrete Vorschläge und setzen Sie fest, wer sich bis wann um welchen Punkt kümmern wird.
- Bedanken Sie sich für die Teilnahme an der Übung.

11.2 Einarbeitung neuer Mitarbeiter in das Palliativkonzept

Da die meisten Mitarbeiter in Wohnstätten für Menschen mit geistiger Behinderung aus dem pädagogischen Bereich bzw. aus der Heilerziehungspflege stammen, ist davon auszugehen, dass sie im Rahmen ihrer Ausbildung nur wenige Inhalte zur Palliative Care erfahren haben. Daher sollte schon im Einarbeitungskonzept auf das hauseigene Palliativkonzept hingewiesen werden. Der einarbeitende Mitarbeiter kann dem neuen Mitarbeiter das eigentliche Palliativkonzept aber auch über einen Fragebogen (**Abb. 11-1**) nahebringen.

Zur Erläuterung bzw. Anwendung: Primär geht es bei dem Fragebogen nicht darum, Daten zu ermitteln, sondern sich darin zu üben, über das Lebensende zu sprechen. Hier erleben wir die größten Schwierigkei-

Fragebogen zur Vorbereitung neuer Mitarbeiter

Sehr geehrter neuer Mitarbeiter,

um Sie auf das Themenfeld unserer Palliativversorgung und Sterbebegleitung gut vorbereiten zu können, bitte ich Sie, diesen Fragebogen zuhause auszufüllen. Bringen Sie ihn ausgefüllt mit, damit wir Ihre Antworten gemeinsam besprechen können. Fragen, die Sie nicht beantworten können, lassen Sie unausgefüllt. Nehmen Sie sich für die Beantwortung viel Zeit.

Mit freundlichem Gruß

Ihre Wohngruppenleitung

Haben Sie schon einmal einen sterbenden oder toten Menschen erlebt?

Ja ☐ Nein ☐

Wie war das für Sie?

____

____

____

An was können Sie sich besonders gut erinnern?

____

____

____

Was hat Ihnen nicht gefallen?

____

____

____

Vor was fürchten Sie sich im Umgang mit Sterbenden oder Verstorbenen?

____

____

____

Welche Unterstützung wünschen Sie sich durch das Team bzw. Ihre Leitung?

____

____

____

Welche Inhalte haben Sie im Rahmen Ihrer Ausbildung bezogen auf Palliativversorgung und Sterbebegleitung thematisiert?

____

____

____

Welche Themen interessieren Sie besonders?

____

____

____

Sonstiges:

____

____

____

Bringen Sie bitte den ausgefüllten Fragebogen zum ________ mit in die Einrichtung.

Abbildung 11-1: Fragebogen zur Vorbereitung neuer Mitarbeiter

ten in der modernen Gesellschaft. Zwar wird der Tod medial (z. B. im Fernsehen und Kino) verarbeitet, jedoch kann diese Darstellungsform nicht die eigentliche und unmittelbare Erfahrung (Primärerfahrung) aufwiegen.

Wenn nun z. B. die Wohngruppenleitung mit dem neuen Mitarbeiter ein Gespräch zum Thema führt, werden Sie merken, dass die Ebenen dabei immer wieder wechseln werden. Mal geht es um das eigene Sterben, dann um das Miterleben des Sterbens bei einem Bewohner und, genauso wichtig, um das Sterben wichtiger Bezugspersonen, erlebt in der Vergangenheit, der Gegenwart oder als vorweggenommenes mögliches Ereignis in der Zukunft. Lassen Sie diesen Wechsel der Ebenen ruhig zu, denn Ängste vor dem Thema können auf verschiedenen Ebenen vorhanden sein.

11.3 Emotionen dürfen sein

Leider gibt es im Pflegesektor immer noch die Ansicht, Emotionen hätten in der professionellen Pflege nichts zu suchen. Diese Ansicht ist sicherlich antiquiert, aber dennoch müssen sich Auszubildende oder Schüler rechtfertigen, wenn sie angesichts des Sterbens eines Bewohners Gefühle zeigen.

In der Sterbebegleitung und Palliativversorgung ist es mehr als sinnvoll, zu seinen Emotionen zu stehen und sie auszudrücken. Für eine gute Palliativversorgung ist es absolut notwendig, dass Mitarbeiter sich und ihre Gefühle reflektieren können. Aus eben diesem Grund ist die Fluktuation der Mitarbeiter in Hospizen niedriger als z. B. im Krankenhaus, im Pflegeheim oder in der ambulanten Pflege. Auch betriebswirtschaftlich gesehen ist es günstiger, seine Gefühle zu kennen und sich zu ihnen zu bekennen, denn Kollegen, die das nicht können, fallen aus diesem Grund möglicherweise irgendwann mit einem Burnout aus.

In Teams, die besonderen Wert auf Achtsamkeit und Respekt im Umgang mit Sterbenden legen, wird daher immer wieder gefordert: *Sollen wir achtsam mit dem Sterbenden umgehen, muss vorher achtsam mit uns umgegangen werden.* Darin wird deutlich, dass in Achtsamkeit gegenüber den Kollegen eine Grundvoraussetzung für die schwere Arbeit der Palliativversorgung und Sterbebegleitung liegt.

11.4 Rituale für Mitarbeiter

In Ritualen drückt sich das Bedürfnis aus, mit komplexen Situationen einheitlich umzugehen. Auch für Mitarbeiter ist die Verarbeitung eines Todesfalls in der Wohngruppe ein einschneidendes Ereignis, vor allem, weil Mitarbeiter sehr lange mit den Bewohnern einer Wohngruppe zusammen sind. Hier gibt es Beziehungen, die über Jahrzehnte Bestand haben. Die Trauerbedürfnisse der Mitarbeiter zu ignorieren ist daher ein klarer Leitungsfehler. Rituale in Teams schaffen zudem ein Wir-Gefühl.

Rituale lassen sich nicht «überstülpen» – sie müssen zur Teamkultur passen. Soll ein Verabschiedungsritual beim Versterben eines Bewohners für das Team gefunden werden, kann eine Arbeitsgruppe verschiedene Vorschläge erarbeiten. Sie werden im Team besprochen und bei Zustimmung einem Testlauf unterzogen. Folgende Rituale hat Kostrzewa (2011c, 2013) zusammengetragen (s. a. Kap. 9.1 und 9.2).

Die Klagemauer

Bei der «Klagemauer» handelt es sich um eine Wand im Dienstzimmer, die hilft, an den Verstorbenen zu denken. Hier werden sein Bild und sein Name angeheftet. Zusätzlich haben Mitarbeiter die Möglichkeit, kleine Zettel mit Wünschen, Grüßen und «Reiseempfehlungen» auszufüllen, die dann ebenfalls neben das Bild geheftet werden. Nach Wunsch können die Zettel auch gefaltet werden, so dass kein anderer das Geschriebene lesen kann. So bleiben die Zettel mehrere Tage neben dem Bild.

Der Vorteil dieses Rituals ist, dass sich auch Mitarbeiter, die im Frei oder in Urlaub sind, im Nachhinein vom Verstorbenen verabschieden können.

Der Gedenkbaum

In den Wohnbereichen einer Einrichtung im westlichen Ruhrgebiet sind so genannte Lebensbäume auf die Wand gemalt. Hier hängen alle Bewohner, die zurzeit in diesem Wohnbereich leben. Verstirbt ein Bewohner des Wohnbereichs, wird sein Bild abgenommen und an einen zentralen Baum im Eingangsbereich geheftet, der von einer Metallwerkstatt geschmiedet wurde (s. Abb. 9-2) und dort durch seine imposante Größe sofort auffällt. Über das Jahr verteilt hängen hier also immer mehr Bilder. Am Ende des Jahres werden alle Bilder abgenommen und in einem Album gesammelt. So wird kein verstorbener Bewohner vergessen.

Der Gedenktisch

Aus Hospizen ist bekannt, dass ganz offen auf das Versterben eines Gastes hingewiesen wird. Diese Praxis wird von immer mehr Einrichtungen übernommen. Ein Verfahren ist der Gedenktisch direkt im Eingangsbereich, auf dem das Bild und/oder der Name des Verstorbenen stehen, zudem ein Sinnspruch, eine Blume und eine Kerze. Bis zur Beerdigung bleibt dieser Tisch dort stehen.

Die Gedenkschnur

Dieses Ritual ist ausschließlich für Mitarbeiter entworfen worden. Ist ein Bewohner verstorben, werden nach der Übergabe an die Mitarbeiter Karteikarten ausgeteilt, auf denen die Kollegen Gedanken und Eindrücke zum Verstorbenen formulieren. Danach werden die Karten auf eine Schnur gezogen, die bis zur Beerdigung unter der Decke des «Schwesternzimmers» hängen bleibt. Auf diese Weise können alle Mitarbeiter lesen, wie der Verstorbene durch die anderen Kollegen wahrgenommen wurde (und da stehen nicht nur positive Dinge!).

Der Gedenkstein

In manchen Einrichtungen ist es üblich, dem neuen zu Pflegenden einen größeren Kieselstein als «Begleitstein» zu überreichen, der die ganze Zeit in der Nähe des Betroffenen bleibt. Ist der zu Pflegende dann gestorben, wird der Begleitstein zu einem Gedenkstein. Manche Einrichtungen sammeln diese Steine in der hauseigenen Kapelle, wo sie, wenn genügend Steine zusammengekommen sind, zu einer Mauer verarbeitet werden. In anderen Einrichtungen ist es üblich, dass die Angehörigen des Verstorbenen diesen Stein dann an den hauseigenen Fischteich legen. Auf diese Weise entsteht um den Teich ein kleiner «Kieselstrand».

Das Kondolenzbuch

Ein eher altes Ritual ist das Führen eines Kondolenzbuchs. Darin können Mitarbeiter, Mitbewohner oder Angehörige ihre Gedanken zum Verstorbenen notieren. Das Buch liegt an einer zentralen Stelle in der Einrichtung aus, wo es für jeden Interessierten einzusehen ist.

Das Wunschgesteck

In einem Hospiz im Rheinland habe ich folgende Praxis gesehen. Vor dem Zimmer des Verstorbenen stand auf einem Ständer ein großes Blumengesteck. In dem Gesteck steckten kleine Zettel, die von Mitarbeitern und Angehörigen ausgefüllt wurden. Auch hier waren Wünsche, Grüße und Sinnsprüche aufgeschrieben.

12. Palliative Care Mapping in Wohnstätten für Menschen mit Behinderung

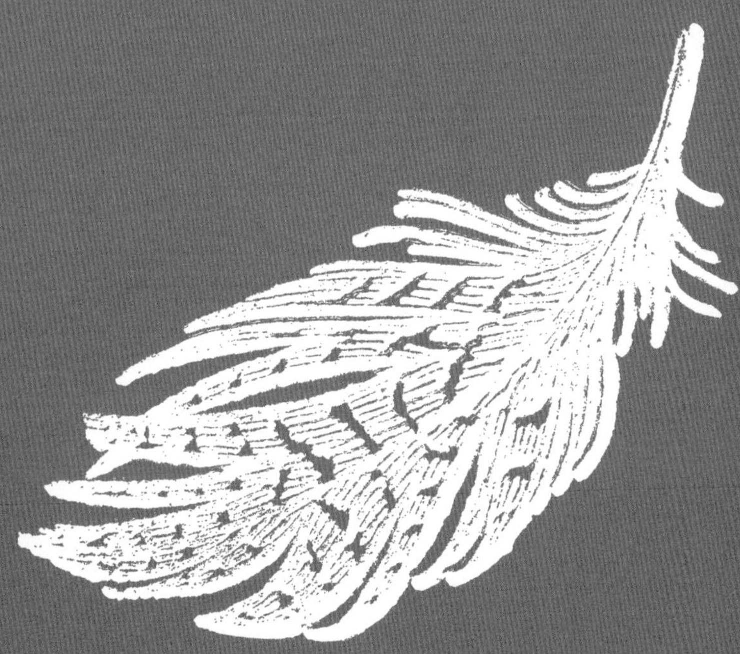

Palliative Care Mapping (PCM) ist eine Methode zur Überprüfung, ob das hauseigene Palliativkonzept auch beim Bewohner, bei seinen Angehörigen und bei den Mitarbeitern «ankommt». Es ist vor dem Hintergrund entstanden, dass oft Konzepte für externe Kontrollstellen (z.B. Heimaufsicht, MDK) implementiert werden, aber der eigentliche Adressat (Bewohner, Angehörige, Mitarbeiter) nur wenig davon hat.

Leider gibt es auch viele Beraterfirmen, die der jeweiligen Einrichtung nach intensiven und umfangreichen Inhouse-Schulungen vor Ort ein Zertifikat ausstellen, mit dem der Einrichtung eine «Palliativkompetenz» bestätigt wird. Zu fragen bleibt, ob nicht die eigentlichen Adressaten des Palliativkonzepts, nämlich Bewohner und Angehörige, diese Kompetenz bestätigen sollten?

Gegen diese Unsitte des «Zertifikate-Sammelns» haben Kostrzewa und Gerhard (2010) die Methode des PCM für die stationäre Altenpflege entwickelt. Sie lässt sich selbstverständlich auch auf Einrichtungen der Behindertenhilfe übertragen, die ein eigenes Palliativkonzept erarbeiten, implementieren und verstetigen wollen.

Das PCM hilft bei folgenden Arbeitsschritten:

- Erstellung eines eigenen Palliativkonzepts
- Überprüfung des Ist-Standes der aktuellen Palliativversorgung innerhalb einer Einrichtung
- Bestimmung des Soll-Standes
- nachgehende Reflexion eines abgeschlossenen Sterbebegleitungsprozesses
- Begriffsbestimmung innerhalb der Leitbildarbeit
- Erhebung der Kundenzufriedenheit
- Integration der Kundensichtweise in die Konzeptentwicklung
- Entlastung der Mitarbeiter
- Qualitätskontrolle im Rahmen des Qualitätsmanagements.

12.1 Wie funktioniert die Methode des PCM?

Das Palliative Care Mapping (PCM) ist ein System von Checklisten, die zu unterschiedlichen Anlässen ausgefüllt werden. Da dies bei den meisten der Checklisten anonym geschieht, zeigt sich in der Praxis, dass vor allem Mitarbeiter die Qualität der hauseigenen Palliativversorgung offen und ehrlich bewerten. Die einzelnen Checklisten sind so konzipiert, dass sie einen zirkulären Prozess anstoßen. Das heißt, das Palliativkonzept «lebt» und wird kontinuierlich im Sinne des PDCA-Zyklus bzw. Demming-Kreises (*p*lan – *d*o – *c*heck – *a*ct) verbessert (Risse, 2004: 163 ff.), da aus den Erhebungen mithilfe der Checklisten konkrete Maßnahmen abgeleitet werden können.

Eine Grundvoraussetzung des PDCA-Zyklus ist, dass Einrichtungen, die PCM anwenden, kritisch auf die eigene Arbeit schauen können. Wem das nicht möglich ist, kann auf Beraterfirmen zurückgreifen, über die entsprechende Zertifikate zu erstehen sind. Sich der anonymen Bewertung der eigenen Mitarbeiter zu stellen, erfordert eine offene und konstruktive Haltung der Einrichtungsleitung. Die Bewertungen können manchmal ziemlich weit auseinander liegen. Dann muss geprüft werden, wie die einzelnen Positionen und eine unterschiedliche Bewertung der geleisteten Arbeit zustande kommen. Diese Arbeit leistet der Qualitätszirkel. Im Folgenden werden die einzelnen Checklisten in ihrer Funktion vorgestellt.

12.2 Checkliste zur Ist-Standerhebung© (CIS)

Die umfangreichste Checkliste dient der Ist-Standerhebung (CIS – s. Anhang 3). Sie ist vor dem Hintergrund des Hospizkonzepts entwickelt worden. Nicht nur, dass mit der CIS der aktuelle Stand der Palliativversorgung dargestellt wird, es entsteht auch ein Fernziel (Sollbestimmung), das die Einrichtung kontinuierlich zu erreichen versucht. Die CIS wird regelmäßig ca. alle 9–12 Monate anonym von repräsentativ ausgewählten Mitarbeitern unterschiedlicher Berufsgruppen ausgefüllt und zentral ausgewertet (z. B. von einem Qualitätszirkel). Die Ergebnisse werden hausintern «veröffentlicht». Die Anonymität gewährleistet ein offenes Beantworten durch die Mitarbeiter. Zudem werden inhaltliche Positionen, aber nicht einzelne Mitarbeiter zur Disposition und Diskussion gestellt. Insgesamt zeigt die

Praxiserfahrung, dass durch PCM eine breite Diskussions- und Kommunikationskultur zu den Themen «Sterben» und «Tod» in der Einrichtung angeregt wird.

Den Verfassern war diese Methode aus folgenden Gründen wichtig:

- Es wäre pietätlos, einen «unabhängigen Begutachter» in einen Sterbeprozess einzuschleusen, deshalb sollen die Mitarbeiter das gelebte Konzept selbst bewerten.
- Es soll keine zusätzliche externe Kontrollinstanz geschaffen werden, daher soll kein Beobachter von außen die Güte der geleisteten Palliativversorgung bewerten.
- Die Methode schärft einen selbstkritischen Blick und setzt bei Mitarbeitern Diskussion und Kreativität für die Palliativversorgung frei.
- Anonymität in der Beantwortung schafft ein gewisses Maß an Objektivität.
- Durch die regelmäßige Anwendung des PCM wird die hausinterne Diskussion über eine gelebte Palliativkultur immer wieder angeregt.

Eine repräsentative Auswahl der Mitarbeiter, die mittels PCM befragt werden, erfolgt über eine alphabetisch sortierte Namensliste aller Mitarbeiter der Einrichtung, die eine Checkliste für die Ist-Standerhebung© (CIS) bekommen, und zwar:

- jeder 2. Mitarbeiter bei kleineren Einrichtungen mit nicht mehr als 50 Mitarbeitern
- jeder 3. Mitarbeiter bei Einrichtung von 50 bis 75 Mitarbeitern
- jeder 4. Mitarbeiter bei Einrichtungen über 75 Mitarbeitern.

Nach dem Ausfüllen der Checkliste wird sie zentral gesammelt und ausgewertet. Die gewichteten Ergebnisse (Stärken und Schwächen) werden zusammengetragen und auf einer kurzen Mitarbeiterversammlung präsentiert und diskutiert. Aus den Schwächen entsteht ein Arbeitsauftrag für eine zu gründende Projekt- bzw. Arbeitsgruppe, in der überlegt wird, wie die Schwachpunkte bearbeitet werden können (z. B. über Inhouse-Schulungen, Vernetzung oder Überarbeitung der Standards).

12.3 Instrument zur Einschätzung einer würdevollen Sterbebegleitung© (IEES)

Das Instrument zur Erhebung der Einschätzung einer würdevollen Sterbebegleitung© (IEES) hilft, den eher abstrakten Begriff des «würdevollen Sterbens» mit Inhalt zu füllen (s. Anhang 4). Das ist notwendig, damit alle Mitarbeiter wissen, was mit dieser Formulierung, die in vielen Leitbildern zu finden ist, gemeint ist. Außerdem können Einrichtungen über dieses Instrument ihren ganz individuellen Standpunkt bzw. ihre inhaltliche Ausrichtung deutlich machen. Das IEES ist daher eher ein Instrument für eine Arbeitsgruppe (z.B. Konzeptgruppe, Qualitätszirkel), die sich dem Auftrag stellt, ein für alle Mitarbeiter verständliches Leitbild zu formulieren.

Das IEES kann aber auch für andere Begriffe (z.B. christlich, humanistisch, ganzheitlich) verwandt werden, denn über das hier dargestellte Verfahren werden im Rahmen einer Arbeitsgruppe Teilbereiche eines abstrakten Begriffs benannt und in einem zweiten Schritt wird geschaut, wie weit diese Bereiche in der jeweiligen Einrichtung schon verwirklicht wurden.

12.4 Reflexionsbogen zur rückschauenden Überprüfung eines Sterbebegleitungsprozesses in der Wohngruppe© (RÜS)

Nach Abschluss eines Sterbebegleitungsprozesses ist es sinnvoll, dass ein Team noch einmal rückblickend auf die geleistete Arbeit schaut. Dabei hilft der Reflexionsbogen zur rückschauenden Überprüfung eines Sterbebegleitungsprozesses in der Wohngruppe© (RÜS). Der RÜS (Anhang 5) hat mehrere Funktionen:

- Mitarbeiter können ihre geleistete Arbeit würdigen.
- Belastungen der Mitarbeiter kommen zur Sprache.
- Eventuell kann fehlende Entlastung besprochen werden.
- Divergierende Ziele der angebotenen Maßnahmen und Teilkonzepte können im Nachgang im Team besprochen werden – vor allem bei gemischten Teams, in denen Mitarbeiter aus Pflege und Pädagogik zusammenarbeiten.

- Kommunikationsstrukturen mit anderen Professionen bzw. externen Anbietern können optimiert werden (z.B. Hospizhelfer, SAPV-Teams).
- Fehlende Vorinformationen und Absprachen können für spätere Sterbeprozesse optimiert werden.

Der RÜS ist kein Kontrollinstrument, das die geleistete Arbeit von außen (durch die Leitung) bewerten soll. Er dient allein der Reflexion im Team. Dazu muss jedem Mitarbeiter im Rahmen einer Teamsitzung ein Blanko-Bogen ausgehändigt werden, den die Mitarbeiter erst einmal für sich ausfüllen. Die ausgefüllten Bögen bleiben im Besitz des Mitarbeiters. In kleinen Teams kann es dann sinnvoll sein, die einzelnen Ergebnisse miteinander abzugleichen. In größeren Teams haben sich anschließende Kleingruppen von maximal drei Personen bewährt, die ihre Einschätzungen vergleichen und in der Kleingruppe diskutieren. Dann setzt sich das Gesamtteam wieder zusammen und schaut, welche Ergebnisse in den Kleingruppen vorliegen. Aus dem abschließenden Abgleich mit offener Diskussion werden Ergebnisse in Form abzuleitender Maßnahmen (z.B. Inhouse-Schulungen) formuliert und z.B. an den Qualitätszirkel oder die Einrichtungsleitung weitergeleitet.

In Wohnstätten für Menschen mit geistiger Behinderung führt das PCM zu einer breiteren und vertiefenden Diskussion zwischen den einzelnen Professionen. Hier können jetzt konstruktiv pflegerische, palliative oder pädagogische Sichtweisen miteinander in Diskurs gehen. Wichtig ist, dass Teammitglieder im Umgang mit dem RÜS ihre individuelle Sichtweise einbringen dürfen, ohne dafür angegriffen zu werden.

12.5 Ergänzende Instrumente für die Ist-Standerhebung

12.5.1 Bewohner-FrageBogen© (BFB)

Der Bewohner-FrageBogen© (BFB, s. Anhang 6) kann helfen, den Ist-Stand der aktuellen Palliativversorgung der Einrichtung aus der Perspektive der Bewohner zu erheben. Die Fragestellung wurde daher besonders einfach formuliert, damit Bewohner mit geistiger Behinderung die Fragen verstehen und beantworten können. Auch diese Ergebnisse sollen im Rahmen der hausinternen Veröffentlichung vorgestellt werden.

Idealerweise sollten Bewohner der Einrichtung den Fragebogen anonym beantworten, so dass die Mitarbeiter des Qualitätszirkels nur auf die geantworteten Inhalte schauen. Um auch Entwicklungen in der Implementierung eines Palliativkonzepts abzubilden, kann dieses Erhebungsverfahren regelmäßig (z.B. zweimal pro Jahr) durchgeführt werden.

Zusätzlich regt der BFB zu regelmäßigen Gesprächen zwischen Mitarbeitern und Bewohnern über das sensible Thema «Sterben» an, daher ist es wichtig, ihn eher als Gesprächsleitfaden statt als Datensammlung zu betrachten.

12.5.2 Angehörigen-FrageBogen© (AFB)

Neben den Bewohnern können auch Angehörige eine wichtige Informationsquelle für die Güte des Palliativkonzepts sein. Für die Befragung der Angehörigen kann der Angehörigen-FrageBogen© (AFB, s. Anhang 7) eingesetzt werden. Auch für ihn gilt die Empfehlung, die Erhebung eher als Gespräch statt als Datenerhebung zu betrachten. Mit dem AFB lassen sich Ängste und Wünsche der Angehörigen erfragen und notieren.

12.6 Das PCM im Rahmen des Projektmanagements

Haben Einrichtungen der Behindertenarbeit noch kein eigenes Palliativkonzept, kann es mithilfe des PCM erstellt werden. Da die Checkliste zur Ist-Standerhebung© am Hospizkonzept orientiert ist, kann sie auch für die Soll-Bestimmung genutzt werden. Jetzt können Einrichtungen sich auf den Weg machen, denn das Projektmanagement ist eine «Reiseplanung» (**Tab. 12-1**). Aus diesem Projekt wird dann Ihr Palliativkonzept – es steht also nicht am Anfang, sondern am Ende eines Projekts. Mit diesem Vorgehen wird ein Unikat geschaffen.

Tabelle 12-1: PCM im Rahmen des Projektmanagements
(Quelle: in Anlehnung an Kostrzewa, 2011b: 23)

Planungsschritte	Inhalt
Projektprozess (Teil 1) Reisevorbereitung: «Wie kommen wir an unser Ziel?»	• Erstellen Sie eine Projektskizze. • Rechnen Sie durch, was das Projekt kostet und wie viele Mitarbeiter involviert sein werden. • Zeigen Sie, welchen Effekt Ihr Projekt nach außen haben wird. • Holen Sie sich die Genehmigung der Einrichtungsleitung für das Gesamtprojekt. • Gründen Sie eine Projektgruppe und beziehen Sie dabei von Anfang an das Qualitätsmanagement ein – das spart Zeit. • Führen Sie die Ist-Standerhebung durch.
Ist-Standerhebung Aktueller Standort: «Hier stehen wir.»	• Mit der *CIS* können Sie überprüfen, wo Sie aktuell stehen. • Beziehen Sie auch den *BFB* und den *AFB* in Ihre Erhebung ein. • Veröffentlichen Sie Ihre Ergebnisse hausintern.
Soll-Bestimmung Reiseziel: «Da möchten wir hin.»	• Die *CIS* zeigt Ihnen, wohin die Reise gehen soll. • Überlegen Sie in einer Projektgruppe, ob alle Ziele angestrebt werden sollen oder ob Sie nur Teilziele (z. B. Schmerzmanagement) erreichen möchten.
Projektprozess (Teil 2) Reiseplanung: «Wie kommen wir konkret an unser Ziel?»	• Zeigen Sie jetzt anhand der Ergebnisse aus der *CIS*, wo die Schwachstellen in Ihrer Einrichtung liegen. • Überlegen Sie nun, wie Sie sie bearbeiten können (z. B. über Vernetzung, Inhouse-Schulungen, Qualifizierung einzelner Mitarbeiter). • Organisieren Sie entsprechende Maßnahmen (z. B. Inhouse-Schulungen). • Formulieren Sie erste Werkzeuge (z. B. Standards, Verfahrensanweisungen, Begriffe für das Leitbild mittels *IEES*).
Evaluation Weg-Korrektur: «Sind wir noch auf unserem Weg?»	• Überprüfen Sie mithilfe des *RÜS*, ob die Inhouse-Schulungen einen ersten Effekt zeigen. • Erheben Sie erneut mit der *CIS* den aktuellen Stand Ihrer Palliativversorgung. • Zeigen Sie Veränderungen auf. • Benennen Sie Schwachstellen, die es zu bearbeiten gilt. • Überprüfen Sie in den Teams, ob die entwickelten Werkzeuge praxistauglich sind. • Überlegen Sie in der Projektgruppe, wie die Schwachstellen zu bearbeiten sind.

Tabelle 12-1: PCM im Rahmen des Projektmanagements
(Quelle: in Anlehnung an Kostrzewa, 2011b: 23) *(Fortsetzung)*

Planungsschritte	Inhalt
Konzeptbausteine Etappenziele, «Weg-Marken»	• Formulieren Sie erste Ergebnisse als Konzeptbaustein (z. B. Schmerzmanagement, Vernetzung). • Zeigen Sie, wo Ihr Projekt begonnen hat und wo Sie aktuell stehen.
Projektprozess Verstetigung	• Gehen Sie weiter vor, wie oben beschrieben. Erheben Sie regelmäßig mit *RÜS* und *CIS*, die Ihnen immer wieder Schwachstellen zeigen. • Überlegen Sie, wie die Schwachstellen bearbeitet werden können. • Formulieren Sie weitere Konzeptbausteine. • Überprüfen Sie das Palliativkonzept regelmäßig anhand von *CIS*, *AFB* und *BFB*. • Nehmen Sie Ihr Palliativkonzept in das Einarbeitungskonzept neuer Mitarbeiter auf. • Vermitteln Sie Ihr Palliativkonzept Schülern und Praktikanten.
Usw.	• …

13. Projektplanung und -durchführung

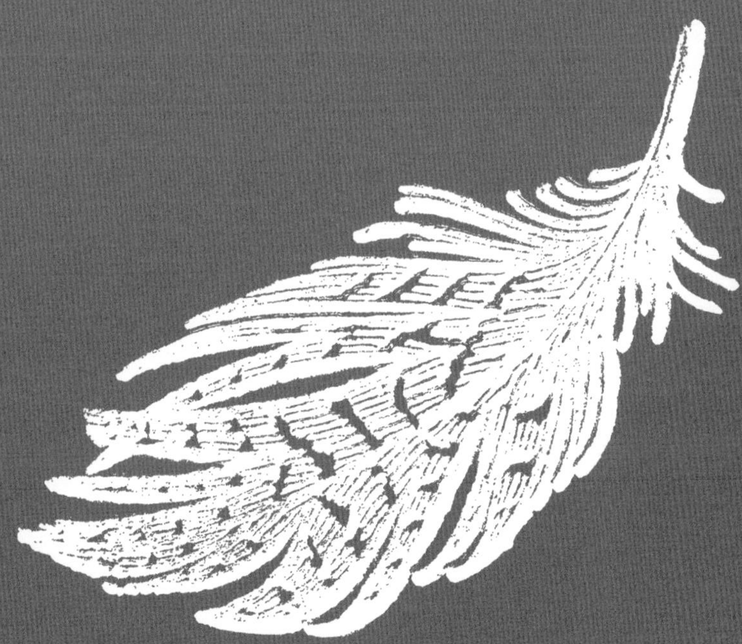

In Kapitel 8 wurde gezeigt, dass ein Palliativprojekt in einer Wohnstätte von Menschen mit geistiger Behinderung möglich ist. Möchte der interessierte Leser nun ein eigenes Palliativkonzept angehen, soll im Folgenden gezeigt werden, wie solch ein Weg aussehen könnte.

13.1 Leitung und Mitarbeiter überzeugen

Da viele Einrichtungen der Behindertenarbeit die Notwendigkeit einer palliativen Ausrichtung ihrer Arbeit noch nicht sehen, ist es zunächst wichtig, die Einrichtungsleitung und die Teams davon zu überzeugen. Argumente gegenüber der Einrichtungsleitung sind:

- eine angemessenere Versorgung der Bewohner
- Minimierung von Angstpotenzialen bei Bewohnern
- besseres Ansehen auf dem Markt
- Steigerung des Bekanntheitsgrades
- ein Alleinstellungsmerkmal auf dem Markt, um besser vor der Konkurrenz dazustehen
- höhere Kundenzufriedenheit
- volle Auslastung der Einrichtung
- zufriedene und motivierte Mitarbeiter
- niedriger Krankenstand
- positives Vorbild für die Heimaufsicht
- eine positive Presse.

Kann die Einrichtungsleitung diesen Argumenten folgen, ist es wichtig, eine Projektskizze zu erstellen, die den Projektverlauf und die anfallenden Kosten zeigt. In die Projektskizze gehören folgende Angaben:

- Dauer des Projekts
- Zeitschiene des Projekts
- Bindung von Ressourcen
- Einzelschritte des Projekts
- Meilensteine.

Zudem benötigt die Einrichtungsleitung Angaben zu den Kosten des Projekts. Das betrifft nicht nur die Kosten für die eigentlichen Schulungen, sondern auch die Kosten für Mitarbeiter, die an Schulungen teilnehmen und daher auf dem Dienstplan nicht auftauchen. Hier müssen evtl. zusätzliche Mitarbeiter eingesetzt werden, was bei den Kosten zu berücksichtigen ist.

In Kapitel 8 wurde allerdings auch gezeigt, wie ein Projekt bei «laufendem Betrieb» ablaufen kann, nämlich in wiederholten kleinen Schulungseinheiten von 1–3 Stunden im Anschluss an eine Team- oder Wohngruppenbesprechung. Weil nicht alle Mitarbeiter daran teilnehmen können, muss der Informationstransfer gesichert werden, und zwar durch:

- Anlegen eines Schulungsordners mit allen wesentlichen Schulungsunterlagen
- Festlegen einer verantwortlichen Person, die den anderen Mitarbeitern die wesentlichen Informationen erläutert
- kurze Wiederholungen bei Folgeschulungen
- Doppelung der Schulungseinheiten, damit jeder Mitarbeiter teilnehmen kann.

Abbildung 13-1 zeigt einen Muster-Kostenplan. Bezogen auf die Kosten geht es nun darum, zu schauen, ob das Projekt bei «laufendem Betrieb» durchgeführt wird, wer es leitet und ob externe Dozenten und Fachberater eingebunden werden sollen. Anfallende Kosten lassen sich dahingehend minimieren, dass der Träger mit einer Fachschule kooperiert, die entsprechend kompetente Dozenten zur Verfügung stellen kann. Auch ist es sinnvoll, in den Teams nach Mitarbeitern zu fragen, die Teilbausteine (z.B. Basale Kommunikation nach Mall, Basale Stimulation®, Schmerzmanagement) in einem Gesamtprojekt als Praxisbegleiter abdecken können. Diesen Mitarbeitern sollte Zeit eingeräumt werden, ihre Erfahrungen und ihr Wissen an andere Teammitglieder weiterzugeben.

Selbstverständlich können auch externe Fachberaterfirmen (Projektmanagement und Organisationsberatung) und Dozenten eingebunden werden, die zwar insgesamt teurer sind, aber schon auf entsprechende Implementierungsprojekte verweisen können. Zudem hat diese Variante den Vorteil, dass außenstehende Personen auf die Strukturen der Einrichtung schauen, wohingegen eigene Mitarbeiter «betriebsblind» sein können.

Der Muster-Kostenplan in **Abbildung 13-2** kann bei der Berechnung eines Gesamtprojekts dienlich sein.

Muster: Projektskizze für das Vorgespräch mit der Einrichtungsleitung

Benennen Sie klar, wie lange das Projekt dauern wird:

Die komplette Umsetzung des Projekts bei mittlerer Einrichtungsgröße wird ca. 1–1,5 Jahre dauern. Dann haben Sie das Schmerzmanagement und weitere palliative Maßnahmen geschult und implementiert. Ebenfalls können Sie dann auf die regelmäßige Erhebung von Bewohnerwünschen bezüglich des Sterbens (mithilfe des PCM) verweisen.

Zeigen Sie auf, welche finanziellen Ressourcen Sie benötigen:

Kosten entstehen vor allem durch die Honorare der Dozenten der Inhouse-Schulungen an und indirekt durch den Ausfall der Mitarbeiter während der Schulungseinheiten. Wollen Sie Ihr Konzept werblich in einem extra Prospekt (Flyer) darstellen, müssen auch dafür Kosten berücksichtigt werden. Erstellen Sie eine erste Kalkulation für das gesamte Projekt.

Erläutern Sie, welche Personalressourcen Ihr Projekt benötigt:

Für die Projektgruppe, die sich zu Beginn alle 14 Tage und später alle 4 Wochen trifft, sind etwa sechs Personen aus unterschiedlichen Funktionsbereichen notwendig.
Gemäß den jeweiligen Schulungsbausteinen werden Mitarbeiter der einzelnen Funktionsbereiche, wie Pflege, Hauswirtschaft und Betreuung (Pädagogik), geschult. Für den Baustein «Sterbebegleitung und Abschiedskultur» ist es sinnvoll, alle Mitarbeiter der Pflege und Betreuung zu schulen. Auch in den Bereichen «Schmerztherapie» und «Palliative Maßnahmen» sollten Mitarbeiter der Pflege und der Betreuung befähigt werden.

Führen Sie auf, welche Vorteile aus dem Projekt für Ihre Einrichtung entstehen:

Folgende Vorteile aus dem Projekt lassen sich benennen:
- *Die Kundenzufriedenheit steigt, da Ängste, Wünsche und Bedürfnisse in Bezug auf das Sterben erfragt und berücksichtigt werden.*
- *Die Anforderungen der Heimaufsicht werden erfüllt.*
- *Die Arbeitszufriedenheit der Mitarbeiter steigt, da sie aktiv in das Projekt einbezogen werden.*
- *Palliative Care in der Wohnstätte für Menschen mit Behinderung ist ein Alleinstellungsmerkmal.*

Verweisen Sie auf ein ähnliches Projekt, das erfolgreich umgesetzt worden ist:

- *z. B. die Wohnstätte Alsbachtal in Oberhausen (Rheinland).*

Zeigen Sie die gesetzlichen Anforderungen der Heimaufsicht auf:

- *Orientierung an der Pflege-Charta*
- *enge Kooperation mit dem Arzt bezüglich der Schmerztherapie*
- *Vorhaltung eines Schmerzmanagements*
- *Sicherung der Schmerzmittelgabe.*

Machen Sie deutlich, dass es zusätzliche Finanzierungsmöglichkeiten gibt:

- Hier gibt es die Möglichkeit, laufende Schulungen durch eine Projektfinanzierung durch die Robert Bosch Stiftung unterstützen zu lassen.
- Zudem können Wohltätige Organisationen wie der Rotary-Club oder der Lions-Club angefragt werden.

Zeigen Sie Möglichkeiten auf, wie das Projekt nach außen präsentiert werden kann:

- *Bei erfolgreicher Implementierung wird das Projekt in der Tagespresse, im Palliativnetzwerk und ggf. in einem Fachorgan vorgestellt.*

Benennen Sie, welche Unterstützung Sie durch die Leitung erwarten:

- *Sie erwarten eine formale und inhaltliche Unterstützung Ihres Vorhabens.*

Abbildung 13-1: Muster-Kostenplan (Quelle: in Anlehnung an Kostrzewa, 2011b: 13)

Mitarbeiter für das Projekt gewinnen

Im zweiten Schritt geht es darum, die Mitarbeiter der Teams für das Projekt zu gewinnen. Hier gibt es verschiedene Wege.

1. Im Rahmen von Teambesprechungen stellt ein Mitarbeiter ein Palliativkonzept vor. Es wird dann gemeinsam besprochen, ob solch ein Konzept für die eigene Einrichtung notwendig und gut ist. Sind die Kollegen derselben Meinung, sollte überlegt werden, wie so ein Projekt aussehen könnte. Im Rahmen dieser Besprechung kann das Modellprojekt einer anderen Einrichtung vorgestellt werden.

2. Über ein Rundschreiben werden die Mitarbeiter über das geplante Projekt informiert. Wichtig ist, dass dabei der Begriff «palliativ» erläutert wird. Zudem sollten Vorteile für die Mitarbeiter aufgezeigt werden, nämlich:

   - Dem erhöhten Palliativbedarf der Bewohner kann besser entsprochen werden.
   - Bewohner bleiben in der Wohnstätte, wenn sie einen erhöhten Palliativbedarf haben.
   - Bewohner müssen zum Sterben nicht ins Krankenhaus.

Kostenplan für die Erarbeitung eines Palliativkonzepts im Rahmen eines Projekts

Werden die Schulungen der Mitarbeiter durch externe Dozenten vorgenommen?

Überlegen Sie vorher, welche Themen Sie schulen lassen möchten und welche Mitarbeiter geschult werden sollen. Gehen Sie davon aus, dass maximal 20 Teilnehmer an einer Schulung teilnehmen sollten.

Mögliche Schulungsbausteine sind:

Sterbebegleitung 2 Tage für ____ (Anzahl) Mitarbeiter

Schmerztherapie 2 Tage für ____ (Anzahl) Mitarbeiter

Weitere Maßnahmen zur Symptomkontrolle (z. B. Atemnot) 2 Tage für ____ (Anzahl) Mitarbeiter

Abschiedskultur/Umgang mit Trauer 2 Tage für ____ (Anzahl) Mitarbeiter

Anzahl der Schulungstage: ________

Ja ☐ Honorarkosten pro Schulungstag: ________ €
Schulung an ____ Tagen
Gesamtkosten für die Schulungen: ________ €

Nein ☐

Berechnen Sie die Kosten für die Abwesenheit der Mitarbeiter durch Schulungen und durch die Projektgruppe:

Anzahl der Schulungstage ____ × Anzahl der Mitarbeiter pro Tag ____
× durchschnittlicher Bruttolohn eines Mitarbeiters pro Tag ________ = ________ €

Lassen Sie sich durch einen externen Berater begleiten?

Ja ☐ Kosten pro Beratung: ________ €
Beratung an ____ Tagen
Gesamtkosten für den externen Berater: ________ €

Nein ☐

Lassen Sie das Konzept von einem externen Autor schreiben?

Ja ☐ Kosten: ________ €

Nein ☐

Gesamtkosten: ____________ €

Abbildung 13-2: Kostenplan für die Erarbeitung eines Palliativkonzepts im Rahmen eines Projekts (Quelle: Kostrzewa, 2011b: 25)

- höhere Arbeitszufriedenheit der Mitarbeiter, da auch ihre Belange im Rahmen eines Palliativkonzepts berücksichtigt werden
- Schulung der Mitarbeiter, die das Thema nicht im Rahmen der Ausbildung thematisiert haben
- engere Kooperation mit den Angehörigen
- vermehrte externe Hilfe und Unterstützung durch Hospizinitiative und Palliativmediziner
- Angebote für die Trauerbewältigung der Mitarbeiter.

3. Ähnlich wie in Punkt 2, aber interessierte Mitarbeiter für die zu gründende Projektgruppe müssen sich für die Mitarbeit in der Projektgruppe bewerben. Selbstverständlich ist die Mitarbeit in der Projektgruppe Arbeitszeit.

13.2 Die Projektgruppe

Liegt die Genehmigung der Einrichtungsleitung vor, kann eine Projektgruppe gegründet werden. Sie ist gleichzeitig auch die Steuerungsgruppe und integriert zudem das Qualitätsmanagement. Auf diese Weise können Wege verkürzt und Projektabläufe optimiert werden.

Zu Beginn sollte sich die Projektgruppe alle 14 Tage treffen, da besonders viele organisatorische Punkte für das Gesamtprojekt anfallen. Wenn das Projekt läuft, können die Treffen auf alle 4 Wochen ausgedehnt werden.

Die eigentliche Projektgruppe sollte aus Mitarbeitern aus Betreuung, Pflege und Hauswirtschaft bestehen. Zudem sollte der Qualitätsbeauftragte beteiligt sein, um in die Abläufe qualitätssichernde Schritte einzuarbeiten. Die Erfahrung zeigt, dass es effektiv ist, wenn mindestens eine Wohngruppenleitung an dem Projekt teilnimmt. Diese hält Kontakt zur Einrichtungsleitung, damit auch hier ein reibungsloser Informationstransfer vorliegt.

Mit folgenden Aufgaben ist die Projektgruppe befasst:

- Ist-Standerhebung der aktuellen Palliativversorgung in der Wohnstätte (z. B. mithilfe des PCM, s. Anhang 3)

- Auswertung der Ergebnisse und Präsentation auf einer Mitarbeiterversammlung
- Festlegen einzelner Schulungsbausteine (z.B. Schmerzmanagement, Basale Stimulation®, Trauerarbeit bei Menschen mit geistiger Behinderung)
- Suche nach geeigneten Dozenten (z.B. bei entsprechenden Fachschulen, über das Palliativnetzwerk, über die örtliche Hospizbewegung, über die Ärztekammer)
- Festlegen der einzelnen Schulungstermine
- Organisieren eines Schulungsraums und der notwendigen Medien (OHP, Beamer, Flipchart etc.)
- Anlegen von Palliativordnern für die einzelnen Wohngruppen
- Informieren der Bewohner der einzelnen Wohngruppen
- Informieren der Angehörigen über ein Angehörigentreffen
- Kontaktaufnahme zur örtlichen Hospizbewegung, zum nächsten SAPV-Team und zu Palliativmedizinern
- Informieren der Hausärzte über das geplante Projekt
- Informieren des Seelsorgers über das geplante Projekt
- Kontaktaufnahme zu möglichen Kostenträgern (z.B. Robert Bosch Stiftung, Rotary-Club, Lions-Club)
- Ggf. Kontaktaufnahme zu einer externen Beraterfirma.

Die Projektgruppe legt bei jedem Treffen ein Protokoll an. Darin werden neben den Teilnehmenden sämtliche Planungs- und Durchführungsschritte festgehalten. Ist das Projekt so weit fortgeschritten, dass erste Ergebnisse (Meilensteine) erhoben werden können, werden auch diese hier erfasst. Alle Teilnehmenden der Projektgruppe und die Leitungskräfte erhalten eine Kopie des Protokolls.

Trifft sich die Projektgruppe mit externen Anbietern von Palliativleistungen, wie z.B. dem Koordinator der örtlichen Hospizinitiative, dem Leiter des Palliativnetzwerks oder dem Leiter des nächsten SAPV-Teams, ist zuvor die Einrichtungsleitung zu verständigen, damit sie Gelegenheit hat, an diesen Treffen teilzunehmen. Im Vorfeld dieser Treffen klärt die Projektgruppe ab, welche Aufgaben im Rahmen der geplanten Palliativversorgung das externe Angebot abdecken soll. Wichtig ist, dass die Wohnstätte ihren Bedarf klar und deutlich benennen kann. Auf diese Weise können Konflikte im Vorfeld umgangen werden.

13.3 Inhouse-Schulungen und externe Fortbildungen

Verschiedene Themenbereiche lassen sich als Inhouse-Schulung anbieten. Was im Einzelnen geschult werden soll, ergibt sich vor allem aus den Schwachstellen, die bei der Ist-Standerhebung aufgefallen sind. Dadurch können die zu schulenden Inhalte genauer bestimmt werden. Themenbereiche für Inhouse-Schulungen im Rahmen eines Palliativprojekts wären u.a.:

- das Todeskonzept bei Menschen mit geistiger Behinderung
- Bedürfnisse sterbender Menschen mit geistiger Behinderung
- Schmerzmanagement für Menschen mit geistiger Behinderung
- palliative Maßnahmen bei weiteren belastenden Symptomen (z.B. Atemnot)
- Basale Stimulation® in der Sterbebegleitung
- Umgang mit Menschen mit geistiger Behinderung und Demenz
- Basale Kommunikation/Validation
- Trauerarbeit mit Menschen mit geistiger Behinderung
- Umgang mit eigener Trauer und mit der eigenen Sterblichkeit
- Spiritualität bei Menschen mit geistiger Behinderung
- palliative und ethische Fallbesprechungen
- Abschiedskultur in einer Wohnstätte für Menschen mit geistiger Behinderung.

Soll im Rahmen eines Palliativprojekts ein eigenes Palliativkonzept entwickelt werden, sollten zumindest die hier aufgeführten Themenfelder bearbeitet werden. Zudem ist es sinnvoll, Mitarbeiter an Weiterbildungen in Palliative Care (160 Unterrichtseinheiten) teilnehmen zu lassen. Diese wiederum können dann hausinterne Schulungen in den einzelnen Teams vornehmen. Zudem können diese «Experten» einen hauseigenen Palliativzirkel aufbauen, der …

- … die Teams in aktuellen «Fällen» unterstützt.
- … Fallarbeit leitet und fachlich ergänzt.
- … in Konfliktfällen mit Hausärzten verhandelt.
- … den Kontakt zu anderen Palliativprojekten hält.

13.3.1 Weitere hilfreiche Tipps

Zusätzlichen können folgende vier Tipps ein konkretes Projekt vor Ort unterstützen.

Tipp 1: Modellprojekte vor Ort besuchen
Wie machen es die anderen? Besuchen Sie doch einmal die Einrichtungen der Behindertenarbeit, die schon ein Palliativprojekt erfolgreich durchgeführt haben. Erfragen Sie über Ihren Träger oder über die örtliche Hospizbewegung, wo die nächsten Projekte sind. Nehmen Sie Kontakt zu der Einrichtung auf und fragen Sie, wie sie begonnen hat, welche Schwierigkeiten aufgetreten sind und welche Erfahrungen aktuell vorliegen.

Tipp 2: Sich mit anderen Einrichtungen zusammenschließen
Kosten lassen sich minimieren, indem sich verschiedene Einrichtungen oder Träger zusammenschließen. So sparen sie Kosten, büßen aber auch das Alleinstellungsmerkmal ein.

Tipp 3: Konzeptbausteine formulieren
Oft werden Projekte so durchgeführt, dass schon vor Projektbeginn ein fertiges Konzept steht. Es stammt aus der Literatur, aus dem Internet oder wurde «von oben» durch den Träger vorgegeben. Diese Form der Konzeptimplementierung versucht, eine «Fremdlösung» auf die eigene Einrichtung zu übertragen, was mit Konflikten und Reibungsverlusten einhergehen kann. Die Erfahrung zeigt, dass ein durch die Mitarbeiter einer Einrichtung selbst erarbeitetes Konzept eher gelebt wird, und dass sich Mitarbeiter besser damit identifizieren können. Daher können Sie wie folgt vorgehen:

- Nach jeder Inhouse-Schulung werden die wesentlichen Inhalte zusammengefasst.

- Dann wird überlegt, welche Maßnahmen auf die eigene Einrichtung übertragen werden.
- Legen Sie auch fest, wer diese Maßnahme durchführt und die Verantwortung dafür trägt.
- Zeigen Sie auf, welche «Werkzeuge» (z. B. Assessments) für diese Maßnahme notwendig sind.

Wenn Sie dies konsequent nach jedem Schulungsmodul durchführen, entsteht Schritt für Schritt Ihr eigenes Konzept. Setzen Sie zu Beginn Ihres Konzepts nun noch die Ergebnisse der Ist-Standerhebung ein.

Tipp 4: Erste Angebote organisieren
Setzen Sie sich ruhig dadurch etwas unter Druck, dass Sie erste Informationsveranstaltungen in Ihrer Einrichtung organisieren. Nehmen Sie dazu Kontakt zur örtlichen Hospizinitiative oder zum nächsten SAPV-Team auf. Bitten Sie die Koordinatoren, ihr Angebot in einer hausinternen Veranstaltung (z. B. einem Angehörigentreffen) zu präsentieren. Erarbeiten Sie gemeinsame Vorschläge, wie das externe Angebot in Ihrer Einrichtung eingesetzt werden kann.

13.3.2 Bewertung der Inhouse-Schulung

Die Teilnehmer einer Schulung sollen im Anschluss an den Schulungstag die Veranstaltung bewerten, dadurch kann am besten beurteilt werden, ob der Referent den Ansprüchen an die Inhouse-Schulung entspricht. Wichtig ist, dass dem Referenten die Ergebnisse der Erhebung mitgeteilt werden, vor allem, wenn er mehrere Veranstaltungen in der Einrichtung durchführt. Sollte das Ergebnis für den Dozenten zu schlecht ausfallen, muss überlegt werden, ob nicht ein Dozentenwechsel sinnvoller wäre.

Um den richtigen Dozenten für eine Inhouse-Schulung zu finden, ist es ratsam, sich vorher in der Projektgruppe konkrete Anforderungen für die Schulung zu überlegen, und zwar anhand folgender Fragen:

- Was soll die Schulung inhaltlich vermitteln?
- Welche Kompetenzen hat der Teilnehmer anschließend?

- Wo können diese Kompetenzen im Rahmen des Gesamtkonzepts eingesetzt werden?
- Wie können die vermittelten Inhalte praktisch angewandt werden?
- Wo bestehen Verknüpfungen zu anderen Themenbereichen?

Zur Beurteilung der hausinternen Schulung kann der in **Abbildung 13-3** wiedergegebene Fragebogen verwandt werden.

Beurteilung der Inhouse-Schulung durch Teilnehmer

Veranstaltungsthema: Datum: Dozent:

Sehr geehrte Teilnehmerinnen und Teilnehmer,

Ihre Meinung ist uns wichtig. Sagen Sie uns bitte, wie Sie die besuchte Veranstaltung beurteilen. Was wäre aus Ihrer Sicht zu verbessern?

Mit freundlichem Gruß

Paula Pallium
(Leitung der Steuerungsgruppe Palliativversorgung)

Der Referent gebraucht eine verständliche Sprache.	☺	😐	☹
Er zeigt Interesse an den Erfahrungen der Teilnehmer.	☺	😐	☹
Die Präsentation war lebendig.	☺	😐	☹
Es wurden verschiedene Medien und Methoden eingesetzt.	☺	😐	☹
Der Referent hat die Eigeninitiative der Teilnehmer gefördert.	☺	😐	☹
Er hat Kenntnisse über das Berufsfeld.	☺	😐	☹
Der Referent hat eine hohe Fachkompetenz.	☺	😐	☹
Ich bin mit der inhaltlichen Gestaltung der Schulung zufrieden.	☺	😐	☹
Die Teilnahme hilft mir bei meinen beruflichen Anforderungen.	☺	😐	☹
Die Schulung hatte einen hohen Praxisbezug.	☺	😐	☹

Sonstiges:

Ich bin Mitarbeiter: der Pflege ☐ der Sozialbetreuung ☐ der Hauswirtschaft ☐

Erläuterung der Smileys: ☺ trifft zu 😐 trifft manchmal zu ☹ trifft nicht zu

Abbildung 13-3: Fragebogen zur Beurteilung der Inhouse-Schulung durch Teilnehmer

13.3.3 Fallbesprechungen und Reflexionsgespräche

Das in den Fortbildungen vermittelte Wissen muss sich nun in der Praxis bewähren. Dazu sind Fallbesprechungen und Reflexionsgespräche (z. B. mithilfe des RÜS, s. Anhang 5) hilfreich. Sie können beurteilen helfen, ob die vermittelten Maßnahmen, Standards, Handlungsanweisungen und weitere Methoden in den konkreten Situationen wirklich gelebt werden können. Sollte der Eindruck aufkommen, die vermittelten Inhalte seien praxisfern und wenig geeignet, um im Wohnbereichsalltag umgesetzt zu werden, muss den Referenten und Dozenten eine entsprechende Rückmeldung gegeben werden. In diesem Punkt sollten sich Einrichtungen nicht scheuen, um Nachbesserung zu bitten.

13.4 Leitbildarbeit

Steht das grobe Gerüst für ein Palliativkonzept, sollten wesentliche Aspekte des Konzepts in das Leitbild der Einrichtung übernommen werden. Die üblicherweise gebrauchten vagen Formulierungen wie: «*Wir ermöglichen ein würdevolles Sterben*», können nun mit «Substanz» gefüllt werden, z. B.:

- Die Wohnstätte versteht sich auch als ein Ort des Sterbens.
- Die Bewohner werden bei Bedarf palliativ versorgt.
- Dem Bewohner werden Gespräche über die Themen «Sterben» und «Tod» angeboten.
- Angehörige werden schon frühzeitig in die Palliativversorgung integriert.
- Wir kooperieren eng mit der Hospizinitiative, mit Palliativärzten und dem SAPV-Team.
- Wir pflegen eine offene Abschiedskultur.
- Auch mit dem Verstorbenen wird würdevoll umgegangen. Dies regelt ein eigener Standard.

Neue Mitarbeiter wissen nun, was in der vorliegenden Wohnstätte gemeint ist, wenn von einem «würdevollen Umgang mit dem Sterben» gesprochen wird.

14. Aussichten und Visionen – Behindertenhilfe und Altenpflege gemeinsam

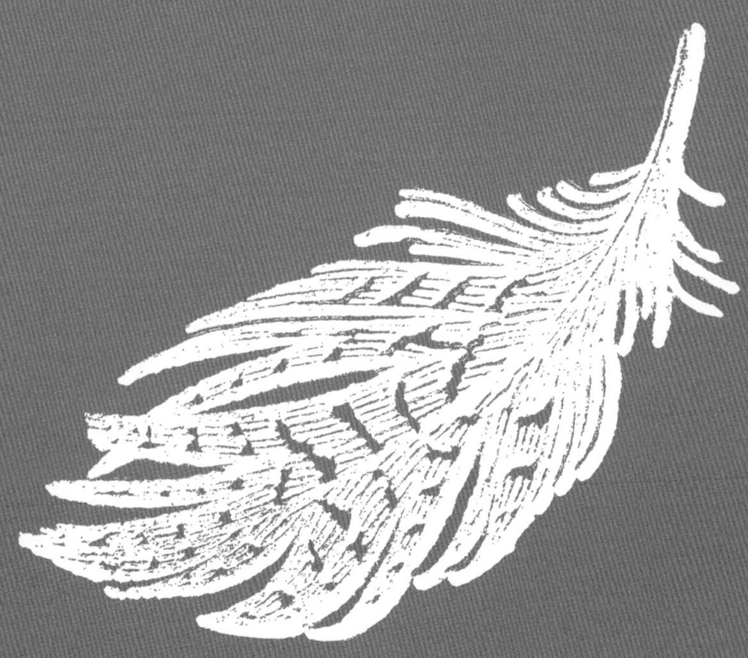

Die Szene der Behindertenarbeit ist in Bewegung geraten. Dabei stammt diese Bewegung nicht aus der Theorie in Form der Weiterentwicklung inhaltlicher Konzepte und neuer Erkenntnisse zum Phänomen der geistigen Behinderung, sondern es sind schlicht und einfach demographische Faktoren, die zu Innovationen zwingen.

Die schlichte Erkenntnis, dass Menschen mit geistiger Behinderung in Deutschland immer älter werden, führt dazu, dass ihre relative und absolute Zahl zunehmend steigt. Das wiederum führt zwangsläufig dazu, dass gerontologische und geriatrische Fragen aufgeworfen werden. Hierin sehen wir eine Entwicklung, welche die Allgemeinbevölkerung seit den 60er-Jahren des 20. Jahrhunderts ebenfalls vollzogen hat. Deutsche werden immer älter. Verbunden mit diesen Alterungsphänomenen, sind folgende Tendenzen aufzuzeigen:

- Das Alter steigt in absoluten Zahlen.
- Die Alten werden mehr gegenüber den jüngeren (relatives Altern).
- Die Alten werden immer noch etwas älter.
- Das Alter ist weiblich.

Mit Zunahme des Alters steigen auch das Risiko der Multimorbidität, die Anzahl an Single-Haushalten und das Risiko eines Lebens in Demenz. Damit hat sich die Gesellschaft in einem jahrzehntelangen Prozess auseinandersetzen müssen und tut es noch immer. Abzulesen ist das an der sich wandelnden Versorgungsstruktur für pflegebedürftige alte Menschen, denn die Entwicklung der stationären Altenpflege hat in den vergangenen Jahrzehnten viele Innovationen erfahren.

Die Gruppe der Menschen mit geistiger Behinderung zeigt eine ähnliche Entwicklung. Da aber viele Menschen mit geistiger Behinderung nicht mehr in ihren Herkunftsfamilien, sondern in verschiedenen Wohnformen für Menschen mit geistiger Behinderung leben, laufen die Phänomene des Alterungsprozesses in diesen Einrichtungen ab.

Obwohl schon seit Jahrzehnten bekannt, haben nur wenige Einrichtungen auf diese Tendenzen planend reagiert. Hier haben dann konkrete Anforderungen, die aus der aktuellen Klientel erwachsen sind, zum Handeln gezwungen.

Die zeitliche Verschiebung beider Ereignisse (Alterung der Gesellschaft und immer mehr alte Bewohner in Wohnstätten) geben der Behindertenarbeit zusätzliche Möglichkeiten, sich mit der demographischen Entwicklung in ihren Einrichtungen zu befassen. Sie braucht bloß auf die vergangenen Jahrzehnte der deutschen Gesellschaft zu schauen. Daher lässt sich ablesen, dass …

- ... die Zahl alter Menschen mit geistiger Behinderung weiter zunehmen wird.
- ... diese Zahl gegenüber den jüngeren Bewohnern relativ steigen wird.
- ... sich mit zunehmendem Alter vermehrt Multimorbidität einstellen wird.
- ... der Pflegeaufwand steigen wird.
- ... Demenz ein zunehmendes Phänomen bei Menschen mit geistiger Behinderung sein wird.
- ... diese Klientel dann eigene Versorgungsstrukturen benötigt.
- ... mit der Multimorbidität auch der Palliativbedarf steigen wird.
- ... Sterben, Tod und Trauer in Wohnstätten für Menschen mit geistiger Behinderung ein zunehmendes Aufgabenfeld sein wird.
- ... Mitarbeiter (vor allem pädagogisch ausgebildete) vermehrt pflegerische Aufgaben übernehmen müssen.
- ... vermehrt über eine Überleitung der alten pflegebedürftigen Bewohner zu einem Altenpflegeheim nachgedacht wird.
- ... Einrichtungen der stationären Altenarbeit vermehrt pflegebedürftige Menschen mit geistiger Behinderung aufnehmen werden (worauf sie inhaltlich nicht vorbereitet sind).

Diese kurze Übersicht macht deutlich, dass die Behindertenarbeit und die stationäre Altenpflege eine immer größere Schnittmenge bekommen, ohne dass eine von beiden Seiten dies wünscht oder gar anstrebt. Die Behindertenarbeit entlässt «ihre Kinder» nur mit viel Widerstreben («Haben wir versagt?») und die Altenpflege ist auf diese Klientel inhaltlich und fachlich nicht vorbereitet. Hier wird zurzeit noch um den Status der Bewohner mit Demenz gerungen (aktivieren oder gewähren lassen?) – da kann man sich nicht auch noch mit Menschen mit geistiger Behinderung befassen.

Was beide Seiten – stationäre Altenpflege und Behindertenarbeit – tunlichst vermeiden, nämlich enger zu kooperieren, wäre aber eine mögliche Antwort auf die hier aufgeführte Entwicklung. Auf folgenden Gebieten wäre dies angezeigt:

a) professionelles Überleitungsmanagement

b) Aufzeigen und gemeinsames Vermitteln gemeinsamer Ausbildungsinhalte

c) den gemeinsamen palliativen Auftrag sehen, aus der Perspektive der Betroffenen.

Palliative Care und Palliativmedizin (als Weiterbildungsangebot) könnten diese Kooperation unterstützen, wenn sie endlich flächendeckend auch den Menschen mit geistiger Behinderung und den Menschen mit Demenz in den Fokus nähmen. Den palliativen Auftrag immer noch an der Tumorerkrankung (als Referenzerkrankung) festzumachen und zu vermitteln, wirkt mittlerweile fast schon antiquiert.

Nach dem Motto: «Für alle, die es brauchen!» müssen Palliative Care und Palliativmedizin in ihren Ausbildungsinhalten diese beiden wachsenden Gruppen endlich mitthematisieren.

Anhänge

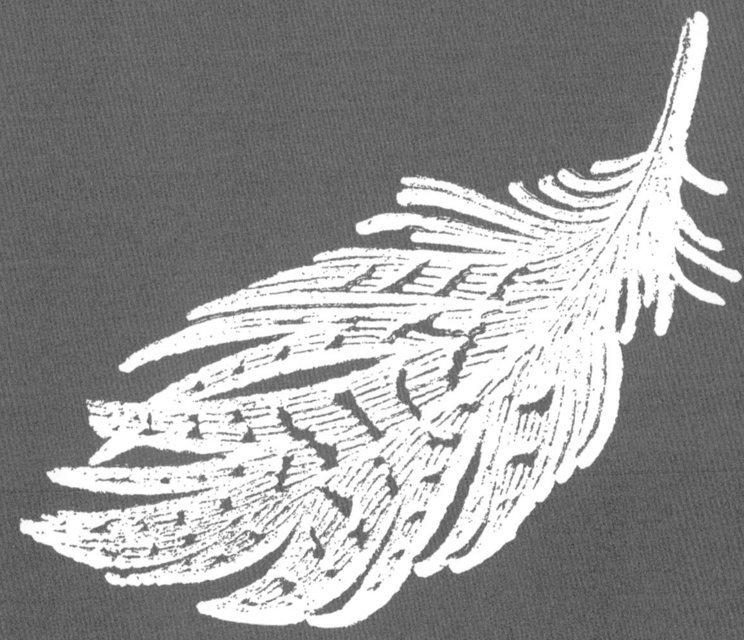

Anhang 1 – Gesprächsleitfaden zum Lebensende

Gesprächsleitfaden zum Lebensende

Dieser Gesprächsleitfaden dient der Erfassung des Todeskonzepts von Menschen mit geistiger Behinderung. Nutzen Sie ihn nicht als Checkliste, sondern versuchen Sie mit seiner Hilfe ein Gespräch entstehen zu lassen. Gerne können Sie die Fragen noch erweitern.
Die Antworten können Sie stichpunktartig hier auf diesem Blatt festhalten. Sollte Ihnen der Platz nicht reichen, nutzen Sie auch die zweite Seite.

1. Hast Du schon einmal einen sterbenden Menschen gesehen?

   Ja ☐ Nein ☐

2. Wenn **ja**, was hast Du dabei gefühlt?

   ____

3. Was glaubst Du, wünschen sich sterbende Menschen?

   ____

4. Hast Du schon einmal einen toten Menschen gesehen?

   Ja ☐ Nein ☐

5. Wenn **ja**, was ist Dir besonders aufgefallen?

   ____

6. Wenn **nein**, wie stellst Du Dir einen toten Menschen vor?

   ____

7. Wie mag es wohl sein, wenn man tot ist?

   ____

8. Was empfindest Du, wenn Du an den Tod denkst?

   ____

9. Was interessiert Dich am Thema «Sterben und Tod»?

   ____

Raum für Notizen (z. B. Emotionen des Bewohners während des Gesprächs):

Anhang 2 – Konzeption der Palliativversorgung in der Wohnstätte Alsbachtal

Mit Genehmigung des Trägers darf das Konzept in dieser Publikation aufgeführt werden.

Konzeption zur Palliativversorgung in der Wohnstätte Alsbachtal

Inhaltsverzeichnis

1. Das Selbstverständnis der Alsbachtal gGmbH

Nicht behindert zu sein, beruht nicht auf eigener Leistung.
Jeder Mensch ist eine einzigartige Persönlichkeit und hat ungeachtet seines Leistungsvermögens oder aber seiner Beeinträchtigungen ein Recht auf selbstbestimmtes Leben und das Recht auf Teilnahme an der Gemeinschaft.

Unsere Angebote und Maßnahmen orientieren sich an der Individualität des Einzelnen und respektieren sein Recht auf Selbstbestimmung. Menschen, denen geholfen wird, sollen im Prozess des Helfens selbst Handelnde bleiben.

Wir wollen Hilfen zur Selbsthilfe geben, mit dem Ziel, Menschen mit Handicaps von dieser Hilfe und den Helfern unabhängig zu machen. Wo dies nicht möglich ist, soll diese Hilfe dennoch ermöglichen, dass die Menschen mit Handicaps so weit wie möglich selbstbestimmt leben können und die Chance haben, sich neue Lebensräume zu erschließen.

Wichtig sind uns dabei die Teilnahme an Gemeinschaft, am gesellschaftlichen und kulturellen Leben und die Akzeptanz und Integration des Menschen mit Behinderung in Gemeinde und Gesellschaft.

Wir erwarten von unseren Mitarbeitern ein hohes Maß an Empathie, Wertschätzung und Solidarität. Weiterhin sind Fachlichkeit, Einsatzwille, Flexibilität und Loyalität Grundlage für das professionelle Handeln.

Wir handeln, indem wir fachlich gute und kompetente Betreuung, Förderung, Pflege, und Therapie ausüben. Dabei pflegen wir Kontakte zu Angehörigen, Betreuern sowie Betreuerinnen und beziehen sie in unsere Arbeit mit ein. Wir begleiten Menschen auf ihrem Weg durchs Leben.
Unser Umgang miteinander wird geprägt durch partnerschaftliche Haltung, durch Kooperation und Wertschätzung sowie Gleichwertigkeit und Achtung der Würde des anderen Menschen.

Der Einsatz von ehrenamtlichen Mitarbeitern hat in unseren Einrichtungen schon lange Tradition. Insofern stellt deren Gewinnung, Schulung und Begleitung ein Aufgabenfeld dar, dem wir uns auch weiterhin widmen möchten.
Über die Bereitschaft an Aus- und Fortbildung und Supervision werden alle Mitarbeiter kontinuierlich fachlich weiterqualifiziert.

Für die Mitarbeiterinnen und Mitarbeiter sind die im Leitbild ausgedrückten Werte und Überzeugungen Orientierung und Anleitung im alltäglichen Handeln und Umgang miteinander.

2. Die Wohnstätte Alsbachtal

In der Wohnstätte Alsbachtal leben 20 Damen und Herren. Tagsüber arbeiten zurzeit 19 Klientinnen in einer Werkstatt für behinderte Menschen.
Ein Klient wird bedarfsgerecht im Rahmen eines geplanten, tagesstrukturierenden Angebotes innerhalb und außerhalb des unmittelbaren Wohnbereiches gefördert und bedarfsgerecht betreut, da er keine WfbM besucht.

Die Erscheinungsformen und Schwere der geistigen und körperlichen Behinderungen, die sich teilweise in einer hohen Pflegebedürftigkeit oder in einem hohen Integrationsbedarf äußern, sind bei den KlientInnen sehr unterschiedlich ausgeprägt.

Die in der Wohnstätte Alsbachtal lebenden Damen und Herren werden durch ein qualifiziertes Team von 18 MitarbeiterInnen unter der Führung einer Heimleitung begleitet, das gemeinschaftlich und klientenorientiert arbeitet, um dem Wohl und der bestmöglichen Selbstständigkeit der Klienten gerecht zu werden.

Die Wohnstätte verfügt über zwei räumlich getrennte Wohngruppen, in denen jeweils 10 Menschen mit einer Behinderung in einer familienorientierten Umgebung zusammenleben. Beide Wohngruppen und die entsprechenden Nebenräume befinden sich in einem Atrium, so dass der gegenseitige Kommunikations- und Besucheraustausch, bei Bedarf, jederzeit gegeben ist. Jede Gruppe verfügt über Ihren eigenen Sanitär, Wohn- und Essbereich. Die jeweiligen Küchenzeilen ermöglichen den KlientInnen u. a., sich in der Nahrungszubereitung unter Anleitung und Unterstützung der pädagogischen Mitarbeiter zu verselbstständigen. Diese Gruppenform, mit den unterschiedlichsten Behinderungen und der heterogenen Zusammensetzung ermöglicht jedem einzelnen, sich in dieser Gruppe einzugeben und hier die notwendige Sicherheit und Beständigkeit zu erfahren.

3. Konzept zur Palliativversorgung in der Wohnstätte Alsbachtal

Das Konzept zur Palliativversorgung in der Wohnstätte Alsbachtal in Oberhausen regelt die Palliativversorgung, Sterbebegleitung und Abschiedskultur für die hier lebenden Bewohner. Angehörige und Bewohner werden in diesem Konzept als gemeinsame Adressaten gesehen. Ebenfalls regelt das vorliegende Palliativkonzept Hilfen und Unterstützung für die Mitarbeiter sowie die Vernetzung mit weiteren externen Anbietern.

4. Einleitung

In den letzten Jahrzehnten hat sich abgezeichnet, dass Menschen mit geistiger Behinderung zunehmend älter werden. Klassische Fragestellungen der Gerontologie wurden und werden zunehmend auch Fragenstellungen für Menschen mit geistiger Behinderung, die in entsprechenden Wohnstätten leben.

Eine Fragestellung tritt zurzeit besonders dringlich hervor: Wie kann die Sterbebegleitung und Palliativversorgung bei Menschen mit geistiger Behinderungen in Wohnstätten würdevoll organisiert werden?

Die Wohnstätte Alsbachtal hat sich dieser Fragestellung angenommen. Durch Schulungen, Coaching und Fallbesprechungen ist das hier vorliegende Konzept zur Palliativversorgung entstanden.

Das hier vorliegende Konzept zur «Hospizlichen Versorgung von Menschen mit geistiger Behinderung» ist das Ergebnis eines einjährigen Prozesses zur Implementierung von Rahmenbedingungen und Verfahrensweisen zur adäquaten Versorgung und Begleitung von Bewohnern der Wohnstätte Alsbachtal, die eine palliative Versorgung benötigen, und deren Angehörigen. Zusätzlich dient es als Leitlinie einer «Lernenden Organisation», um sich an ständig neu sich ergebende Situationen anpassen zu können. Ebenfalls soll das Konzept dem Träger und den Mitarbeitern eine ständige Orientierung sein, dem Leitgedanken eines würdevollen Sterbens nachzukommen.

Die hier formulierten **Maßnahmen, Standards und Handlungsweisen** sind zum Teil schon umgesetzt, zum Teil in der Ausformulierung und Diskussion oder in der konkreten Planung. Den Verfassern dieses Konzepts ist klar, dass die letztendliche Verwirklichung ein mehrjähriger Prozess ist, der einem ständigen Wandel unterliegen wird. Dieser Wandel ergibt sich aufgrund von sich ändernden Rahmenbedingungen des Wohnstätte (z.B.: Finanzierung, gesetzliche Rahmenbedingungen, Wandel der Bewohnerklientel etc.), aber auch aus innovativen Erkenntnissen der Palliativmedizin und der Palliative Care.

Bei der Erarbeitung des Konzepts ist den Verfassern bewusst, dass man die Prämissen der Hospizarbeit und der Palliative Care nicht 1 : 1 in eine Wohnstätte für Menschen mit geistiger Behinderung übertragen kann. Einzelne Bausteine eines Gesamtkonzepts müssen verträglich sein mit den spezifischen Rahmenbedingungen der stationären Behindertenhilfe. Umgekehrt ist aber auch klar, dass eine bewusste Auseinandersetzung mit dem sensiblen Thema «Sterben, Tod und Trauer» viele Berührungsängste und Widerstände bei Mitarbeitern, Bewohnern und Angehörigen auf den Plan rufen wird. Aus diesen Gründen wird die Konzeptarbeit als stetiger Anpassungsprozess verstanden.

5. Ist-Standbestimmung zu Beginn des Projekts

Zu Beginn der Konzeptarbeit hat es verschiedener Absprachen zwischen dem externen Berater und der Leitungsebene der Wohnstätte bedurft. Zudem mussten die Mitarbeiter der Wohnstätte dem Projektverlauf, der Projektarbeit und dem externen Beratungsauftrag zustimmen. Hierzu gab es mehrere Teamsitzungen mit dem gesamten Team der Wohnstätte. Damit der einzuschlagende Weg deutlicher wird, wurde zuerst im Frühjahr 2010 eine Ist-Standerhebung durchgeführt. Diese zeigte deutlich auf, dass über das Thema «Sterben und Tod» nur wenig zwischen allen Beteiligten kommuniziert wurde. Die Erhebung machte aber auch deutlich, dass nur wenige Mitarbeiter auf eine Palliativversorgung durch ihre Ausbildungen vorbereitet waren. Hier zeigten sich mitunter erste Befürchtungen und Berührungsängste auf Seiten der Mitarbeiter, einem Palliativkonzept genügen zu können. Die Ist-Standerhebung machte deutlich, dass weder ein strukturiertes Schmerzmanagement noch weitere Handreichungen für weitere Symptome, die am Lebensende auftreten können, vorlagen. Auch gab es nur erste Ansätze für eine gelebte Abschiedskultur. Eine Vernetzung mit weiteren palliativen externen Angeboten lag vor dem Hintergrund vor, dass der behandelnde Hausarzt der Bewohner zusätzlich auch Palliativmediziner ist.

Die Sterbekultur in der Wohnstätte Alsbachtal vor Beginn des Projekts kann wie folgt beschrieben werden:

- eher improvisiert
- abhängig davon, welcher Mitarbeiter gerade im Dienst war
- Bewohner wurden zum Sterben eher ins Krankenhaus eingewiesen.
- Es gab vorher schon Aushänge zur Bekanntgabe eines Verstorbenen im Wohnbereich.
- ein Schmerzmanagement, das eher dem Hausarzt überlassen wurde
- Krankenhauseinweisungen wurden häufig aus Unsicherheit durchgeführt, jedoch bestand kein durchgehendes Problembewusstsein.
- Die Angehörigen wurden eher beiläufig auf das Thema «Sterben und Tod» angesprochen.
- Schulungen zu Palliative Care wurden nicht angeboten.
- Nur wenige Mitarbeiter hatten in ihren Ausbildungen Inhalte zum Palliative Care und Schmerzmanagement vermittelt bekommen.

6. Zielgruppe

Zielgruppen des Konzepts sind sowohl die Bewohner als auch ihre Angehörigen. Dabei begrenzt sich die Palliativversorgung nicht ausschließlich auf den Sterbeprozess. Nach unserem Verständnis brauchen auch Bewohner mit akuten und chronischen Erkrankungen und mit entsprechenden Behinderungen ebenfalls eine gute Palliativversorgung.

Für die Mitarbeiter der Wohnstätte Alsbachtal ist daher klar, dass eine Palliativversorgung mit Wohnstätteneinzug beginnt. Hierzu werden frühzeitig die neuen Bewohner und ihre Angehörigen zu den Wünschen bezüglich einer Palliativversorgung und der Sterbesituation befragt.

Zum Selbstverständnis des Konzepts gehört es, dass der kurative und der palliative Ansatz gleichwertig nebeneinander stehen. Der Bedarf des Bewohners definiert dann, wann einer der beiden Ansätze mehr berücksichtigt werden muss. Unser Bestreben ist es, dem Bewohner so lange, wie es ihm möglich ist, die Regie seines Betreuungs-, Pflege- und Sterbeprozesses zu überlassen. Ort der Leistungserbringung ist die Gesamteinrichtung, die Wohngruppe und das Bewohnerzimmer. Das bedeutet, dass der Bewohner im Wohnbereich wohnt, lebt und, soweit es möglich gemacht werden kann, auch dort sterben darf.

7. Ziele und Grundsätze

Eines der am weitesten gereiften Konzepte zur Versorgung chronisch Kranker, Langzeitpflegebedürftiger, Sterbender und ihrer Angehörigen ist das **Hospizkonzept** und **Palliative Care**. Seit nunmehr 40 Jahren, seit Beginn der modernen Hospizbewegung, hat sich eine professionelle Versorgungsstruktur für sterbende Menschen und deren Angehörige entwickelt, deren Besonderheit in der Flexibilität ebendieser Konzepte und ihrer einzelnen Interventionen liegt. Hospizarbeit und Palliative Care sind dabei nicht an ein bestimmtes Gebäude gebunden (z. B. Hospiz oder Palliativstation), sondern sie können gemäß den Rahmenbedingungen variieren. Oder anders formuliert: Palliative Care kann überall dort gelebt werden, wo gestorben wird.

Folgende **Prinzipien der Hospizarbeit** sollen dieses verdeutlichen:

- Bewohner und Angehörige sind gemeinsame Adressaten der Umsorgung.
- multidisziplinäre Zusammenarbeit im Interesse des sterbenden Bewohners und seiner Angehörigen
- gute Symptomkontrolle
- gemeinsame Sterbekultur aller in der Einrichtung lebenden/arbeitenden Personen
- Vernetzung aller Angebote, die dem sterbenden Bewohner und seinen Angehörigen dienen
- Aus- und Weiterbildung als Notwendigkeit zur Anpassung an neue Herausforderungen.

Genau diese Prinzipien gilt es nun in dem Konzept zur palliativen Versorgung unserer KlientInnen auszuformulieren und umzusetzen.

8. Hospizliche Haltung als Grundlage für unsere gelebte Palliativkultur

Für eine professionelle Palliativversorgung ist eine abgestimmte palliative Haltung des gesamten Teams notwendig. Erst wenn diese Haltung klar ist, ziehen alle Mitarbeiter an einem «Strang». Eine palliative Haltung zeichnet sich durch diese Leitsätze aus:

- Maßstab unserer Entscheidungen ist das Wohlbefinden und die Lebensqualität des Bewohners und seiner Angehörigen.
- Ihre Wünsche und Bedürfnisse werden von uns regelmäßig erhoben und in die Entscheidungsprozesse einbezogen.
- Die Wünsche und Bedürfnisse des Bewohners und seiner Angehörigen zum Sterben werden von uns nicht bewertet.
- Die Angehörigen des Bewohners werden von uns frühzeitig mit in den Begleitungsprozess einbezogen.
- Der Bewohner entscheidet dabei selbst, wann er von Angehörigen und wann er von unseren Mitarbeitern begleitet werden möchte.
- Aktive Sterbehilfe widerspricht unserer palliativen Haltung.
- Wir pflegen zu unserem Bewohner und seinen Angehörigen eine wahrhaftige Haltung, die sich nicht nur auf die Mitteilung von Wahrheiten beschränkt, sondern auch die individuellen Verarbeitungsfähigkeiten berücksichtigt.
- Das Sterben wird von uns nicht unnötig verlängert, da es als ein natürlicher Prozess am Lebensende gesehen wird.
- Die Symptomkontrolle führen wir durch ein multidisziplinäres Team durch und wir richten uns dabei nach den Bedürfnissen des zu Pflegenden.
- In der Symptomkontrolle lassen wir uns durch Palliativärzte, Hospizbewegung und palliative Pflegedienste (SAPV) unterstützen
- Wir als Team reagieren zeitnah auf entstehende Probleme in der Symptomkontrolle.
- Soweit es möglich ist, werden wir Krankenhausaufenthalte vermeiden.
- Wir gehen nach dem Versterben würdevoll mit dem Verstorbenen um.
- Mitarbeiter werden ebenfalls durch das Team und die gesamte Einrichtung unterstützt.

9. Methodische Betreuungsgrundlagen für die Palliativversorgung

Die eigentliche Ausrichtung des Konzepts orientiert sich an den Ansprüchen des Hospizkonzepts und der Palliative Care. Dabei formuliert der Bewohner, wann er welche palliative Maßnahme in Anspruch nehmen möchte. Ebenfalls orientiert sich das Konzept an den Wünschen und Bedarfen der Angehörigen. Diese werden aktuell erhoben und in Fallbesprechungen im Team zeitnah abgestimmt und umgesetzt.

10. Leistungsangebot

- Zum Leistungsangebot des Konzepts gehört eine frühzeitige Erhebung der **Bewohnerwünsche** bezüglich der Palliativversorgung. Diese werden von den zuständigen Mitarbeitern in einem Gespräch mithilfe des «Fragebogens zum Lebensende» erhoben.
- Zusätzlich gewähren wir eine **gute Symptomkontrolle**. Bezüglich des Schmerzes orientiert sich die Symptomkontrolle am Nationalen Expertenstandard «Schmerzmanagement in der Pflege». Weitere Symptomlinderung, wie zum Beispiel bei Atemnot, werden noch durch zu erarbeitende Handreichungen geregelt, die dann ausführlich im Team geschult werden.
- Die aktuellen palliativen Erfordernisse werden in palliativer und ethischer **Fallarbeit** im Team, ggf. mit dem behandelnden Arzt (Hausarzt und Palliativmediziner), mit dem gesetzlichen Betreuer und wenn möglich mit dem Bewohner zeitnah besprochen. Das Team lässt sich dahingehend auch von einem Palliative Care Team (SAPV) unterstützen.
- Neben den somatischen Erfordernissen einer guten Symptomkontrolle geht das Konzept auch vom Verständnis des «total symptom» aus. Das bedeutet, dass eine gute Symptomkontrolle immer auch die **psychosozialen** und **spirituellen** Dimensionen eines Symptoms im Blick haben muss. Hierzu werden spirituelle und psychosoziale Fragen mit den zuständigen Mitarbeitern, ggf. ehrenamtlichen Mitarbeitern der Hospizbewegung Oberhausen und, wenn gewünscht, auch mit einem Seelsorger thematisiert.
- Die **Angehörigen** der Bewohner werden frühzeitig in die Palliativversorgung integriert. Hierzu ist es den Mitarbeitern der Wohnstätte wichtig, dass den Angehörigen eine teilweise Mitversorgung und **psychosoziale Unterstützung** angeboten werden kann. Auch über das Versterben des Bewohners hinaus bieten wir Angehörigen eine nachgehende Begleitung an. Hierzu stehen wir teilweise in Kontakt mit der Hospizbewegung und verschiedenen Trauergruppen der Umgebung.
- Mit unserer **Abschiedskultur** machen wir deutlich, dass der Tod in der Wohnstätte nicht verdrängt wird. Verschiedene Angebote des Verabschiedens machen das deutlich. Zum einen wird der Leichnam im Wohnbereich mithilfe der Angehörigen versorgt und anschließend aufgebahrt. An der anschließenden Verabschiedungsfeier nehmen auch Mitarbeiter und Mitbewohner teil.
- Zur Unterstützung unseres Palliativkonzepts organisieren wir die enge **Vernetzung** mit ergänzenden **externen Angeboten**. Hier sind zu nennen: die Hospizbewegung, Palliativärzte und ein Palliative-Care-Team.

11. Team und Mitarbeiter

Unser Palliativkonzept wird von einem multiprofessionellen Team umgesetzt. Das bedeutet, dass Mitarbeiter der Pflege, der Sozialbetreuung und der Hauswirtschaft sich eng abstimmen, um den Wünschen unserer Bewohner und deren Angehörigen entsprechen zu können. Unterstützt werden sie dabei von ehrenamtlichen Mitarbeitern der Hospizbewegung. Ebenfalls werden Hausärzte, Palliativmediziner und wenn gewünscht Seelsorger mit in die Palliativversorgung einbezogen. In schwierigen

Situationen greifen die Mitarbeiter auf die externe Beratung durch ein Palliative-Care-Team zurück. Damit Mitarbeiter die schwere Aufgabe der Palliativversorgung bewerkstelligen können, werden dem Team verschiedene Formen zur Entlastung und Reflexion angeboten.

12. Qualitätssicherung

Einmal im Jahr wird der Ist-Stand der Palliativversorgung mithilfe des Palliative Care Mappings erhoben. Das Ergebnis der Erhebung wird hausintern veröffentlicht. Auf diese Weise können Stärken und Schwächen erkannt und in der Projektgruppe und im Qualitätszirkel bearbeitet werden. Dadurch kann das Konzept den aktuellen Anforderungen immer wieder angepasst werden.

Damit die Mitarbeiter auf dem aktuellen Stand der Palliativversorgung sind, werden jährlich entsprechende Inhouse-Schulungen angeboten. Da alle Mitarbeiter in Palliativversorgung geschult sein müssen, werden keine Unterschiede in den jeweiligen Qualifikationen gemacht.

13. Aktueller Stand

- Alle Mitarbeiter kennen das Hospiz- und Palliativkonzept.
- Die Kommunikation in der gesamten Wohnstätte über Sterben und Tod ist selbstverständlicher geworden.
- Das Selbstverständnis der Wohnstätte hat sich dahingehend erweitert, dass hier auch ein Ort zum Sterben ist.
- Der Palliativbedarf wird zeitnah erhoben und im Team besprochen.
- Die Zusammenarbeit mit dem Hausarzt/Palliativarzt ist noch enger geworden.
- Das Team lässt sich ggf. von einem Palliative Care Team unterstützen.
- Ebenfalls gibt es mittlerweile eine Zusammenarbeit mit der Hospizbewegung.
- Bei palliativen Krisen wird eine zusätzliche Nachbereitschaft organisiert.
- Die Mitarbeiter werden regelmäßig geschult in Palliativversorgung.
- Regelmäßige Teamgespräche fangen die Belastungen der Mitarbeiter auf.

Anlage:
Palliativstandard
Schmerzmanagement gemäß dem Nationalen Expertenstandard

Anhang 3 – Checkliste zur Ist-Standerhebung© (CIS)

Sehr geehrte Mitarbeiterin und sehr geehrter Mitarbeiter,

da unsere Wohnstätte: ______________________ sich zukünftig noch intensiver mit dem Thema der Sterbebegleitung und Palliativversorgung beschäftigen möchte, ist es notwendig, den aktuellen Stand unseres Sterbebegleitungs- und Palliativkonzepts zu erheben.

Bitte füllen Sie dafür **anonym** den nachfolgenden Fragebogen aus. Es ist wichtig, dass Sie nichts beschönigen oder negativer darstellen, als es ist.

Fragen, die Sie nicht beantworten können, lassen Sie einfach offen oder Sie antworten mit: *Weiß ich nicht.*

Den ausgefüllten Bogen geben Sie dann bitte wieder zeitnah an die Konzeptgruppe ab.

Für Ihre Mühe bedanke ich mich besonders herzlich.

Herbert Müller
(Leitung der Konzeptgruppe «Sterbebegleitung und Palliativversorgung»)

Bitte beantworten Sie folgende Fragen für sich allein und anonym:

1. Ist Ihre Einrichtung auch ein Ort, in dem gestorben werden darf?

   Ja ☐ Nein ☐ Weiß nicht ☐

2. **Kommunikation** über Sterben und Tod

   Einzug:

   a) Wie erfährt der neue Bewohner und seine Angehörigen von der inhaltlichen Ausrichtung Ihrer Einrichtung bezüglich der Sterbebegleitung?

   ____

   b) Wer führt diese/s Gespräch/e?

   ____

   c) Wann wird das Gespräch angeboten?

   ____

   d) Wie werden die Ergebnisse dieses Gesprächs dokumentiert?

   ____

   e) Wer hat Zugang zu diesen Informationen?

   ____

f) Werden diese Informationen für die Sterbebegleitung abgerufen?

g) Wird im Nachhinein überprüft, ob eventuell Informationen gefehlt haben?

Teamgespräche:

a) Wie werden Sterbebegleitungssituationen im Team vorbereitet?

b) An welchen Prinzipien/Leitbildern orientieren sich die Mitarbeiter/innen bei der Gestaltung der Sterbebegleitung?

c) Welche Funktionsbereiche sind in diese Teamgespräche involviert?

d) Finden palliative Fallgespräche statt?

e) Findet ethische Fallarbeit statt?

f) Gibt es rückschauende Reflexionsgespräche, wenn ein Sterbebegleitungsprozess beendet wurde?

g) Gibt es Hilfen mit Auffangfunktion für Mitarbeiter?

Gespräche mit Mitbewohnern:

a) Werden Mitbewohner auf das Sterben eines Bewohners hingewiesen?

b) Wird das Versterben mit den Mitbewohnern thematisiert?

Angehörigengespräche:

a) Gibt es strukturierte Gespräche mit Angehörigen über das Thema «Sterben und Tod»?

____

b) Wer führt diese Gespräche mit den Angehörigen?

____

c) Wie werden die Mitarbeiter/innen befähigt, diese Gespräche führen zu können?

____

3. Symptomkontrolle

Schmerzmanagement:

a) Gibt es in Ihrer Einrichtung ein Schmerzmanagement?

____

b) In welchem Intervall werden mögliche Schmerzen bei Bewohnern erfragt?

____

c) Werden in dem Schmerzmanagement auch die Bewohner mit starker geistiger Behinderung oder mit fortgeschrittener Demenz erfasst?

____

d) Welche Schmerzerfassungsinstrumente für kommunikationsunfähige Bewohner setzen Sie in Ihrer Einrichtung ein?

____

Gibt es standardisierte Interventionen bei:

a) Atemnot ________________

b) Übelkeit/Erbrechen ________________

c) Essen- und Trinkenverweigerung ________________

d) Verwirrtheit/Delir ________________

e) terminalem Rasseln ________________

f) Obstipation ________________

g) Angst/Unruhe. ________________

4. Angehörigenarbeit

a) Wie werden Angehörige auf die Sterbebegleitungssituation vorbereitet?

____

b) Zu welchem Zeitpunkt werden Angehörige in den Sterbebegleitungsprozess einbezogen?

____

c) Können Angehörige in der Einrichtung übernachten?

____

d) Werden Angehörige in der Einrichtung mitversorgt?

____

e) Wie und durch wen werden unterstützende Hilfen für Angehörige in der Sterbebegleitung erfragt?

____

f) Gibt es eine nachgehende Unterstützung für trauernde Angehörige?

____

5. Verabschiedungskultur

a) Wie wird ein verstorbener Bewohner in der Einrichtung verabschiedet?

____

b) Wie wird das Versterben bekannt gegeben?

____

c) Wie werden trauernde Mitbewohner aufgefangen?

____

d) Gibt es ein gemeinsames (Angehörige, Mitarbeiter, Mitbewohner) Verabschiedungsritual?

____

e) Wird der Leichnam vom Bestatter über die Pforte abgeholt?

____

f) Wird der Leichnam prinzipiell mit einem Sarg abgeholt?

____

g) Gibt es eine Todesanzeige, ein Gedenkbuch oder andere öffentliche Aushänge, die dem Gedenken an den Verstorbenen dienen?

____

h) Gibt es regelmäßige Gedenktreffen in der Einrichtung, zu denen die Angehörigen, Mitbewohner und Mitarbeiter eingeladen werden?

____

6. Vernetzung

a) Gibt es in Ihrer Einrichtung die feste Zusammenarbeit mit einem Palliativmediziner oder einem qualifizierten Palliativarzt (QPA)?

____

b) Gibt es eine feste Zusammenarbeit mit einem Seelsorger?

____

c) Gibt es eine Zusammenarbeit mit der (ambulanten und/oder stationären) Hospizbewegung?

____

d) Sind Sie Mitglied im örtlichen Palliativnetzwerk?

____

e) Arbeiten Sie im Bedarfsfall mit einem SAPV-Team zusammen?

____

7. Schulung der Mitarbeiter

a) Wie wird der Schulungsbedarf der Mitarbeiter/innen in Bezug auf die palliative Kompetenz erhoben?

____

b) Wer legt das Schulungsangebot für die Mitarbeiter/innen in Bezug auf die palliative Kompetenz fest?

____

c) Wie wird die Praxisrelevanz der angebotenen Schulungen zur palliativen Kompetenz erhoben?

____

d) Unter welchen Kriterien werden die Dozenten für die Schulung in Bezug auf palliative Kompetenz ausgewählt?

____

e) Haben Sie Mitarbeiter/innen, die Palliative Care (160 Std.) besucht haben?

____

8. Ergebnissicherung

a) Wie wird erhoben, ob Ihr Sterbebegleitungskonzept auch wirklich beim Bewohner und seinen Angehörigen ankommt?

____

b) Wie wird festgehalten, was an dem Sterbebegleitungskonzept verbessert werden müsste?

____

c) Wer kümmert sich dann um diese Verbesserungen?

____

Anhang 4 – Instrument zur Erhebung der Einschätzung einer würdevollen Sterbebegleitung© (IEES)

Instrument zur Erhebung der Einschätzung einer würdevollen Sterbebegleitung© (IEES)

Dieser Bogen hat die Funktion, der Leitungsebene oder dem einzurichtenden Qualitätszirkel behilflich zu sein, ein Leitbild für die Begleitung Sterbender zu erarbeiten. Die einzelnen Bereiche können richtungsweisend sein bei der Erstellung eines hausspezifischen Wertesystems zur Sterbebegleitung.

Nach Implementierung eines Palliativkonzepts kann dieser Bogen ebenfalls alle 3 Monate an alle Mitarbeiter/innen ausgeteilt werden, damit diese anonym ihre Einschätzung über das Erreichte abbilden können.

Nennen Sie Bereiche, die für Sie zu einem *würdevollen Sterben* gehören:

1. ______________________________
2. ______________________________
3. ______________________________
4. ______________________________
5. ______________________________
6. ______________________________
7. ______________________________

Wie zufrieden stellend sind die jeweiligen Bereiche in Ihrer Einrichtung verwirklicht?

Wie zufrieden sind Sie mit …	sehr unzufrieden			weder noch			sehr zufrieden
Bereich 1:	−3	−2	−1	0	+1	+2	+3
Bereich 2:	−3	−2	−1	0	+1	+2	+3
Bereich 3:	−3	−2	−1	0	+1	+2	+3
Bereich 4:	−3	−2	−1	0	+1	+2	+3
Bereich 5:	−3	−2	−1	0	+1	+2	+3
Bereich 6:	−3	−2	−1	0	+1	+2	+3
Bereich 7:	−3	−2	−1	0	+1	+2	+3

Wie schätzen Sie die Wichtigkeit der jeweiligen Bereiche für Ihre Mitarbeiter ein?

Wie wichtig ist für Sie …	nicht wichtig		wichtig		sehr wichtig			äußerst wichtig
Bereich 1:	0	1	2	3	4	5	6	7
Bereich 2:	0	1	2	3	4	5	6	7
Bereich 3:	0	1	2	3	4	5	6	7
Bereich 4:	0	1	2	3	4	5	6	7
Bereich 5:	0	1	2	3	4	5	6	7
Bereich 6:	0	1	2	3	4	5	6	7
Bereich 7:	0	1	2	3	4	5	6	7

Anhang 5 – Reflexionsbogen zur rückschauenden Überprüfung eines Sterbebegleitungsprozesses in der Wohngruppe© (RÜS)

Reflexionsbogen zur rückschauenden Überprüfung eines Sterbebegleitungsprozesses in der Wohngruppe© (RÜS)

Dieser Bogen soll Teams unterstützen, geleistete Sterbebegleitung retrospektiv zu bewerten.
Die so geleistete Bewertung kann zukünftige Sterbebegleitungssituationen verbessern helfen. Ebenfalls macht dieser Bogen deutlich, wo Schulungsbedarf vorliegt und wo Kommunikationsstrukturen verbessert werden müssen. Diese Erkenntnisse fließen dann zurück an die Leitung bzw. an den einzurichtenden Qualitätszirkel.

Todesfall: Herr/Frau ______________________________

Gestorben am: ____________________

1. Wer war beim Sterben anwesend?

   ____

   ____

   ____

2. Wie schätzen Sie die gesamte Sterbebegleitungsphase im Nachhinein ein?

Wie zufrieden sind Sie mit …	sehr unzufrieden			weder noch			sehr zufrieden
würdevoll:	–3	–2	–1	0	+1	+2	+3
organisiert:	–3	–2	–1	0	+1	+2	+3
bewohnerorientiert:	–3	–2	–1	0	+1	+2	+3
Symptomkontrolle:	–3	–2	–1	0	+1	+2	+3
Hilfen für Helfer:	–3	–2	–1	0	+1	+2	+3
Angehörigenarbeit:	–3	–2	–1	0	+1	+2	+3
Vorinformationen:	–3	–2	–1	0	+1	+2	+3
Sonstiges: ____________	–3	–2	–1	0	+1	+2	+3

3. Was hätte anders/besser gestaltet werden können?

4. Wo haben Sie für sich Unsicherheiten erlebt?

5. Wobei hätten Sie sich Hilfe/Unterstützung gewünscht?

6. Welcher Schulungsbedarf hat sich für Sie ergeben?

7. Sonstiges:

Einzuleitende Maßnahmen/Änderungen:

Anhang 6 – Bewohner-FrageBogen© (BFB)

Bewohner-FrageBogen© (BFB)

1. Haben Sie mit den Mitarbeitern schon einmal über das Sterben gesprochen?

___

___

2. Wissen Sie, ob Ihre Angehörigen mit den Mitarbeitern über das Thema gesprochen haben?

___

___

3. Werden Sie regelmäßig gefragt, ob Sie Schmerzen haben?

___

___

4. Was wünschen Sie sich für Ihr Lebensende?

___

___

5. Ist mit Ihnen über das Sterben von anderen Bewohnern gesprochen worden?

___

___

6. Haben Sie schon einmal an einer Verabschiedungsfeier hier in der Wohnstätte teilgenommen?

___

___

7. Haben Sie schon einmal an einer Beerdigung teilgenommen?

___

___

8. Wie wünschen Sie sich Ihre Beerdigungsfeier?

____

____

9. Wird es hier im Haus bekannt gegeben, wenn ein Bewohner im Sterben liegt?

____

____

10. Wird noch über den Verstorbenen gesprochen?

____

____

Anhang 7 – Angehörigen-FrageBogen© (AFB)

Angehörigen-FrageBogen© (AFB)

1. Haben Sie mit den Mitarbeitern schon einmal über das Sterben gesprochen?

___

___

2. Wissen Sie, ob Ihr Bewohner schon mit den Mitarbeitern über das Thema gesprochen hat?

___

___

3. Werden Sie regelmäßig in die Schmerzerfassung der Bewohner eingebunden?

___

___

4. Sind Ihre Fragen zur Sterbebegleitung und zur palliativen Versorgung zufriedenstellend beantwortet worden?

___

___

5. Was wünschen Sie für sich von der Einrichtung als Unterstützung für die Sterbebegleitungssituation?

___

___

6. Ist Ihnen das Versterben anderer Bewohner bekannt gegeben worden?

___

___

7. Haben Sie schon einmal an einer Verabschiedungsfeier hier in der Wohnstätte teilgenommen?

___

___

8. Halten Sie den Umgang mit dem Thema «Sterben und Tod» hier in dieser Einrichtung für würdevoll?

____

____

9. Was sollte nach Ihrer Meinung verbessert werden im Umgang mit dem Thema «Sterben und Tod» in dieser Einrichtung?

____

____

Literaturverzeichnis zum Text

Abedi, I. & Cordes, M. (2006). *Abschied von Opa Elefant: Eine Bilderbuchgeschichte über den Tod.* Hamburg: Heinrich Ellermann.

Aschoff, R. (2010). Die Pflege geistig behinderter Menschen im Alter. In C. Ding-Greiner & A. Kruse (Hrsg.), *Betreuung und Pflege geistig behinderter und chronisch psychisch kranker Menschen im Alter* (S. 99–107). Stuttgart: Kohlhammer.

Bärsch, W. (1973). Der Behinderte in der Gesellschaft. In W. Bärsch, G. Heese, A. Kriel & S. Solavera (Hrsg.), *Behinderte – inmitten oder am Rande der Gesellschaft* (Schulrecht und Schulorganisation im Sonderschulwesen, Heft 5, S. 7–23). Berlin: Marhold.

Beauchamp, T. L. & Childress, J. F. (2004). *Principles of Biomedical Ethics* (5th ed.). Oxford: Oxford University Press.

Becker, S., Kaspar, R. & Kruse, A. (2011). *H.I.L.DE. – Heidelberger Instrument zur Erfassung der Lebensqualität demenzkranker Menschen.* Bern: Hans Huber.

Behr, D. (2007). *Mein Opa hat Krebs. Ein Buch für Kinder über Krankheit, Tod, Trauer, Abschied, aber auch den Zusammenhalt der Familie.* Münster: Books on Demand.

Belot, M. (2009). Schmerzerkennung. In N. J. Maier-Michalitsch (Hrsg.), *Leben pur – Schmerz bei Menschen mit schweren und mehrfachen Behinderungen* (S. 88–106). Düsseldorf: Verlag Selbstbestimmtes Leben.

Berner, R. S. & Schubiger, J. (2011). *Als der Tod zu uns kam.* Wuppertal: Peter Hammer.

Bienstein, C. & Fröhlich A. (1991). *Basale Stimulation in der Pflege.* Düsseldorf: Verlag Selbstbestimmtes Leben.

Bienstein, C. & Fröhlich, A. (2017). *Basale Stimulation® in der Pflege – Grundlagen* (8. Aufl.). Bern: Hogrefe.

Bienstein, C., Fröhlich, A. & Haupt, U. (1997). *Fördern, Pflegen und Begleiten.* Düsseldorf: Verlag Selbstbestimmtes Leben.

Bland, R., Hutchinson, N., Oakes, P. & Yates, C. (2003). Double jeopardy? Needs and services for older people who have learning disabilities. *Journal of Learning Disabilities, 7*(4), 323–344.

Bosch, E. (2011). *Tod und Sterben im Leben von Menschen mit geistiger Behinderung.* Arnhem (NL): Bosch & Suykerbuyk.

Brooker, D. (2008). *Person-zentriert pflegen.* Bern: Verlag Hans Huber.

Buchholz, T. & Schürenberg, A. (2009). *Basale Stimulation® in der Pflege alter Menschen.* Bern: Verlag Hans Huber.

Bundesarbeitsgemeinschaft der Überörtlichen Träger der Sozialhilfe. (1987). *Wohnformen für Behinderte und sachliche Zuständigkeit nach dem Bundessozialhilfegesetz.* Karlsruhe: Bundesarbeitsgemeinschaft der Überörtlichen Träger der Sozialhilfe.

Bundesvereinigung Lebenshilfe für Menschen mit geistiger Behinderung e.V. (2002). *Eine behinderte Medizin?! Zur medizinischen Versorgung von Menschen mit geistiger Behinderung.* Marburg: Lebenshilfe-Verlag.

Bundesvereinigung Lebenshilfe für Menschen mit geistiger Behinderung e.V. (2007). *Bäume wachsen in den Himmel.* Marburg: Lebenshilfe-Verlag.

Buys, L. (2008). Issues of active ageing perceptions of older people with lifelong disabilities. *Australian Journal of Ageing, 27*(2), 67–71.

Cervo, F. A., Bryan, L. & Farber, S. (2006). To PEG or not to PEG. *Geriatrics, 61*(6), 30–35.

Cloerkes, G. (1985). *Einstellung und Verhalten gegenüber Behinderten. Eine kritische Bestandsaufnahme der Ergebnisse internationaler Forschung.* Berlin: Marhold.

Cloerkes, G. (2001). *Soziologie der Behinderung.* Heidelberg: Edition S.

Crowther, K. (2011). *Der Besuch vom kleinen Tod.* Hamburg: Carlsen Verlag.

Ding-Greiner C. & Kruse A. (2010). *Betreuung und Pflege geistig behinderter und chronisch kranker Menschen im Alter.* Stuttgart: Kohlhammer.

Dingerkus, G., Schlottbohm, B. & Hummelt, D. (2004). *Werd ich ein Stern am Himmel sein.* Münster: ALPHA Westfalen-Lippe.

Dingerkus, G. & Schlottbohm, B. (2006). *Den letzten Weg gemeinsam gehen. Sterben, Tod und Trauer in Wohneinrichtungen für Menschen mit geistiger Behinderungen.* Münster: ALPHA Westfalen-Lippe.

DNQP Deutsches Netzwerk für Qualitätssicherung in der Pflege. (2018). *Expertenstandard Beziehungsgestaltung in der Pflege von Menschen mit Demenz.* Osnabrück: DNQP.

Dürrmann, P. (Hrsg.). (2001). *Besondere stationäre Dementenbetreuung. 1. Praxisorientierte Arbeitshilfe der Poller Runden.* Hannover: Vincentz.

Dürrmann, P. (Hrsg.). (2005). *Besondere stationäre Dementenbetreuung. 2. Konzepte, Kosten, Konsequenzen.* Hannover: Vincentz.

Emerson, E. (2005). Underweigth, obesity and exercise among adults with intellectual disabilities in supported accommodation in Northern England. *Journal of Intellectual Disability Research, 49*(2), 134–143.

Fegg, M. J., Kramer, M., Stiefel, F. & Borasio, G. D. (2008). Lebenssinn trotz unheilbarer Erkrankung? *Zeitschrift für Palliativmedizin, 9*(4), 238–245.

Fineman, M. (2008). The Vulnerable Subject: Anchoring Equality in the Human Condition. *Yale Journal of Law & Feminism, 20*(1), 8–40.

Fischer, T., Spahn, C. & Kovach, C. (2007). Die Serial Trial Intervention (STI) Gezielter Umgang mit herausforderndem Verhalten bei Menschen mit Demenz. *Pflegezeitschrift, 60*(7), 370–373.

Förderverein für Menschen mit geistiger Behinderung e.V. (2009). *Zukunftsplanung am Lebensende: Was ich will!* [Broschüre]. Bonn: Förderverein für Menschen mit geistiger Behinderung e.V.

Franke, E. (2010). Palliative Care bei Menschen mit geistiger Behinderung. In S. Kränzle, U. Schmid & C. Seeger (Hrsg.), *Palliative Care. Handbuch für Pflege und Begleitung* (S. 331–338). Heidelberg: Springer.

Franke, E. (2012). *Anders leben – anders sterben. Gespräche mit Menschen mit geistiger Behinderung über Sterben, Tod und Trauer.* Wien: Springer.

Fricke, C., Stappler, N. & Eisenmann, M. (2018). *In Würde. Bis zuletzt. Palliative Versorgung und hospizliche Begleitung von Menschen mit geistiger Behinderung.* Augsburg: Caritasverband für die Diözese Augsburg e.V.

Gerhard, C. (2010). Ethik in der hospizlichen Altenpflege. In S. Kostrzewa & C. Gerhard (Hrsg.), *Hospizliche Altenpflege* (S. 183–227). Bern: Verlag Hans Huber.

Gerhard, C. (2011). *Neuro-Palliative Care.* Bern: Verlag Hans Huber.

Gerth, M., Schäufele, M., Mohr, M., Laufenberg-Feldmann, R., Reinholz, U., Weber, M. & Paul, N. (2012). Notfallsituationen und Patientenverfügungen aus der Sicht des Palliativpatienten – Ergebnisse einer Befragung. *Zeitschrift für Palliativmedizin, 13*(2), 91–96.

Gittins, D. & Rose, N. (2007). An audit of adults with profound and multiple learning disabilities within a West Midlands Community Health Trust – implications for service development. *British Journal of Learning Disabilities, 36*(1), 38–47.

Gleich, J. & Fried, A. (1997). *Hat Opa einen Anzug an?* München: Carl Hanser.

Goldmann, J. (2009). Können Sie uns da unterstützen…? *Hospiz-Dialog NRW, 40*(11), 18–19.

Gusset-Bährer, S. (2012). *Demenz bei geistiger Behinderung.* München: Reinhardt.

Haffter, C. (1968). The Changeling: History and psychodynamics of attitudes to handicapped children in European folklore. *Journal of the History of Behavioral Sciences, 4*(1), 55–61.

Handel, E. (Hrsg.). (2010). *Praxishandbuch ZOPA©.* Bern: Verlag Hans Huber.

Häßler, G. & Häßler, F. (2005). *Geistige Behinderung im Spiegel der Zeit.* Stuttgart: Thieme.

Havemann, M. & Stöppler, R. (2014). *Gesundheit und Krankheit bei Menschen mit geistiger Behinderung.* Stuttgart: Kohlhammer.

Heimerl, K. (2008). *Orte zum Leben – Orte zum Sterben.* Freiburg i. Br.: Lambertus.

Hensle, U. & Vernooij, M. A. (2002). *Einführung in die Arbeit mit behinderten Menschen I.* Wiebelsheim: Quelle und Meyer.

Herbold, M. (2002). *Papi wir vergessen dich nicht.* Hamburg: Nord-Süd-Verlag.

Höschl, E. & Kutschera, N. (2008). *Tschüss Oma: Ein Kinderbuch zu Trauer und Abschied.* Wuppertal: Der Hospiz Verlag.

Howe, J. (1992). *Lehrbuch der psychologischen und sozialen Alternswissenschaften* (Sterben – Tod – Trauer, Bd. 4). Heidelberg: Roland Asanger.

Junk-Jhry, A. (2008). «… und wer stirbt, kommt in den Himmel». In P. Fässler-Weibel & B. Jeltsch-Schudel (Hrsg.), *Wer weiß denn, dass ich traurig bin?* (S. 164–187). Freiburg (CH): Paulusverlag.

Kapell, D., Nightingale, B., Rodriguez, A., Lee, J. H., Zigman, W. B. & Schupf, N. (1998). Prevalence of chronic medical conditions in adults with mental retardation: comparison with the general population. *Mental Retardation, 36*(4), 269-279.

Kerr, D. (1997). *Down´s Syndrome and Dementia: Practitioner´s Guide.* Birmingham: Venture Press.

Kitwood, T. (2009). *Demenz.* Bern: Verlag Hans Huber.

Klaschik, E. (2006). *Palliativmedizin Praxis* (3. Aufl.). Bonn: Pallia Med Verlag.

Kostrzewa, S. (2010). *Palliative Pflege von Menschen mit Demenz.* Bern: Verlag Hans Huber.

Kostrzewa, S. & Gerhard, C. (2010). *Hospizliche Altenpflege.* Bern: Verlag Hans Huber.

Kostrzewa, S. (2011). *Sterbebegleitung und palliative Versorgung von Menschen mit Demenz.* Bonn: PPM Verlag.

Kostrzewa, S. (2011). *Leitfaden für Pflegeheime: Ein praxisorientiertes Konzept zur Palliativversorgung und Sterbebegleitung.* Bonn: PPM Verlag.

Kostrzewa, S. (2011). *Trauerrituale zum Abschied Verstorbener.* Bonn: PPM Verlag.

Kostrzewa, S. (2011). *So nutzen Sie Basale Stimulation® in der Palliativversorgung, Fernkurs Palliativbeauftragter/r in der stationären Altenhilfe, Lektion 8.* Bonn: PPM Akademie.

Kostrzewa, S. (2012). *Palliativbeauftragte/r in der stationären Altenhilfe – schriftlicher Fernlehrgang.* Bonn: PPM Akademie.

Kostrzewa, S. (2012): Unterstützen Sie eine gute Schmerztherapie, indem Sie mit den Opioid-Märchen aufräumen. *Palliativpflege heute, 7*, 2–3.

Kostrzewa, S. (2013). *Lernbuch – Lebensende.* Hannover: Vincentz.

Kostrzewa, S. & Kutzner, M. (2013). *Was wir noch tun können! Basale Stimulation in der Sterbebegleitung* (5. Aufl.). Bern: Verlag Hans Huber.

Kostrzewa, S. & Kocks-Kostrzewa, A. (2018). *Demenz und Beziehungsgestaltung.* Vilgertshofen: Verlag Mensch & Medien.

Kränzle, S., Schmid, U. & Seeger, C. (Hrsg.). (2010). *Palliative Care* (4. Aufl.). Heidelberg: Springer.

Kruse, A. (2006). Kompetenzformen bei älteren Menschen mit geistiger Behinderung. In F. Krueger & J. Degen (Hrsg.), *Das Alter behinderter Menschen* (S. 118–146). Freiburg i. Br.: Lambertus.

Kübler-Ross, E. (1987). *Interviews mit Sterbenden.* Stuttgart: Gütersloher Taschenbücher.

Kunz, M., Mylius, V., Scharmann, S., Schepelman, K. & Lautenbacher, S. (2009). Influence of dementia on multiple components of pain. *European Journal of Pain, 13*(3), 317–325.

Kurthen, M. (2008). Status epilepticus im Erwachsenenalter. In H.-C. Diener, N. Putzki, P. Berlit, G. Deutschl, C. Elger, R. Gold, … M. Weller (Hrsg.), *Leitlinien für Diagnostik und Therapie in der Neurologie* (4. Aufl., S. 17–28). Stuttgart: Thieme.

Lenzen, D. (1991). *Krankheit als Erfindung. Medizinische Eingriffe in die Kultur.* Frankfurt a. M.: Fischer.

Loewy, E. H. (1995). *Ethische Fragen in der Medizin.* Wien: Springer.

Luchterhand, C. & Murphy, N. (2007). *Wenn Menschen mit geistiger Behinderung trauern.* München: Juventa.

Mall, W. (1984). Basale Kommunikation – ein Weg zum Anderen. *Geistige Behinderung, 23*(1), Innenteil.

Mall, W. (1995). *Kommunikation mit schwer geistig behinderten Menschen* (3. Aufl.). Heidelberg: Universitätsverlag Winter.

McCafferey, M. (1994). *Pain: Clinical Manual for nursing Practice.* St. Louis Missouri: Mosby.

Melville, C. A., Cooper, S. A., McGrother, C. W., Thorp, C. F. & Collacott, R. (2005). Obesity in adults with Down Syndrom: a case-control study. *Journal of Intellectual Disability Research, 49*(2), 125–133.

Mohr, L., Zündel, M. & Fröhlich, A. (2019). *Basale Stimulation. Das Handbuch.* Bern: Hogrefe.

Moritz, A. (2005). *Tod und Sterben – Kindern erklärt* (3. Aufl.). Gütersloh: Gütersloher Verlagshaus.

Neuhäuser, G. & Steinhausen, H.-C. (Hrsg.). (2003). *Geistige Behinderung. Grundlagen, klinische Syndrome, Behandlung und Rehabilitation.* Stuttgart: Kohlhammer.

Otterstedt, C. (2005). *Der nonverbale Dialog.* Dortmund: Verlag modernes Lernen.

Patja, K., Mölsä, P. & Iivanainen, M. (2001). Cause-specific mortality of people with intellectual disability in a population-based, 35-year follow-up study. *Journal of Intellectual Disability Research, 45*(1), 30–40.

Re, S. (2003). *Erleben und Ausdruck von Emotionen bei schwerer Demenz.* Hamburg: Verlag Dr. Kovac.

Richard, N. (1999). *Integrative Validation. Brücken bauen in die Welt dementiell Erkrankter.* Hannover: Vincentz.

Risse, T. (2004). Umsetzungsstrukturen im EFQM. In H. Wallrafen-Dreisow & R. Weigel (Hrsg.), *EFQM in Einrichtungen der Altenhilfe* (S. 163–173). Stuttgart: Kohlhammer.

Rogers, C. R. (2015). *Der neue Mensch.* Stuttgart: Klett-Cotta.

Sachße, C. (1995). Verein, Verband und Wohlfahrtsstaat – Entstehung und Entwicklung der «dualen» Wohlfahrtspflege. In T. Rauschenbach (Hrsg.), *Von der Wertgemeinschaft zum Dienstleistungsunternehmen – Jugend- und Wohlfahrtsverbände im Umbruch* (S. 6–20). Frankfurt a. M.: Suhrkamp.

Saunders, C. & Baines, M. (1991). *Leben mit dem Sterben.* Bern: Verlag Hans Huber.

Schulze Höing, A. (2012). *Pflege von Menschen mit geistiger Behinderung.* Stuttgart: Kohlhammer.

Schwikart, G. (2010). *Von Sterben, Tod und Trauer den Kindern erzählt.* Kevelaer: Butzon & Bercker.

Senckel, B. (2006). *Mit geistig Behinderten leben und arbeiten.* München: C. H. Beck.

Staudacher, D. (2012). Im Zeichen der Verletzlichkeit. Alten Menschen mit Behinderung pflegerisch und mitmenschlich begegnen. *NOVAcura, 43*(4), 37–39.

Stiftung Drachensee (Hrsg.). (2008). *Demenzielle Erscheinungsbilder bei Menschen mit geistiger Behinderung (Handreichung).* Kiel: Selbstverlag.

Stotz, S. (2011). Körper- und Mehrfachbehinderung: Sachverhalte und Prognosen; Erlebensweisen von Angehörigen; Erfahrungen mit den Erlebnissen von Kindern. *Frühförderung interdisziplinär, 2(*11), 49–61.

Taylor, R. (2008). *Alzheimer und Ich.* Bern: Verlag Hans Huber.

Thio, B., Ronner, E., Van Os-Medendorp, H. & Van der Snoek, E. (Hrsg.). (2013). *Praxishandbuch Pruritus. Hautjucken einschätzen, erkennen und behandeln.* Bern: Verlag Hans Huber.

Thesing, T. (1998). *Heilerziehungspflege. Ein Lehrbuch zur Berufskunde.* Freiburg i. Br.: Lambertus.

Theunissen, G. (1999). Geistig behindert und dement. *Geistige Behinderung, 38*(2), 165–178.

Thompson, J. & Thompson, H. (1985). *Bio-ethical Decision Making for Nurses.* Norfolk: Appleton-Century-Crofts.

Van der Arend, A. & Gastmans, C. (1996). *Ethik für Pflegende.* Bern: Verlag Hans Huber.

Varley, S. (2009). *Leb wohl lieber Dachs.* München: Carl Ueberreuter.

VEEMB Verband evangelischer Einrichtungen für Menschen mit geistiger und seelischer Behinderung e. V. (1997). *Von der Vorsteher Konferenz zum Fachverband – 1897 bis 1997.* Stuttgart: VEEMB.

Whitehouse, P. J. & George, D. (2009). *Mythos Alzheimer.* Bern: Verlag Hans Huber.

Wißmann, P. & Gronemeyer, R. (2008). *Demenz und Zivilgesellschaft eine Streitschrift.* Frankfurt a. M.: Mabuse.

Wittkowski, J. (1990). *Psychologie des Todes.* Darmstadt: Wissenschaftliche Buchgesellschaft.

Wojnar, J. (2007). *Die Welt der Demenzkranken. Leben im Augenblick.* Hannover: Vincentz.

Zabel, M. (1996). Erfahrungen mit einer Sterbebegleitung. *Geistige Behinderung, 35*(3), 258–268.

Zylicz, Z., Twycross, R. & Jones, E. A. (2009). *Pruritus.* Bern: Verlag Hans Huber.

Literaturliste «Basale Stimulation» im Hogrefe Verlag:

Bienstein, C. & Fröhlich, A. (2020). *Basale Stimulation in der Pflege. Die Grundlagen.* (9. Aufl.). Bern: Hogrefe.

Buchholz, T. & Schürenberg, A. (2014). *Basale Stimulation in der Pflege alter Menschen. Lebensbegleitung alter Menschen* (4. Aufl.). Bern: Huber.

Buchholz, T., Gebel-Schürenberg, A., Nydahl, P. & Schürenberg, A. (Hrsg.). (2010). *Begegnungen. Basale Stimulation in der Pflege – Ausgesuchte Fallbeispiele* (2. Aufl.). Bern: Huber. [vgr.]

Champagne, T. (2019). *Sensorische Modulation für Menschen mit Demenz.* Bern: Hogrefe.

Damag, A. & Schlichting, H. (2016). *Essen – Trinken – Verdauen. Förderung, Pflege und Therapie bei Menschen mit schwerer Behinderung, Erkrankung und im Alter.* Bern: Hogrefe.

Fowler, S. (2014). *Sensorische Stimulation. Praxishandbuch für Pflegende, Ergotherapeuten, Heil- und Sonderpädagogen.* Bern: Huber.

Fröhlich, A. (2016). *Basale Stimulation in der Pflege. Das Arbeitsbuch* (3. Aufl.). Bern: Hogrefe

Hatz-Kasparis, M., Roth Sigrist, M., Remer, M. & Schoop, B. (2020). *Basale Stimulation in der Akutpflege* (2. Aufl.) Bern: Huber.

Kostrzewa, S. & Kutzner, M. (2013). *Was wir noch tun können! Basale Stimulation in der Sterbebegleitung.* (5. Aufl.). Bern: Huber.

Kostrzewa, S. & Kutzner, M. (2020). *Was wir noch tun können! Basale Stimulation in der Sterbebegleitung.* (6. Aufl.). Bern: Hogrefe.

Layer, M. (Hrsg.). (2014). *Praxishandbuch Rhythmische Einreibungen nach Wegman/Hauschka* (2. Aufl.). Bern: Huber.

Mathys, R. & Straub, J. (2011). *Spastizität. Pflegerische Interventionen aus der Sicht der Basalen Stimulation und der Ortho-Bionomy.* Bern: Huber.

Mohr, L., Zündel, M. & Fröhlich, A. (2019). *Basale Stimulation – Das Handbuch.* Bern: Hogrefe.

Sparshott, M. (2009). *Früh- und Neugeborene pflegen* (2. Aufl.). Bern: Huber.

Storch, M., Cantieni, B., Hüther, G. & Tschacher, W. (2017). *Embodiment. Die Wechselwirkung von Körper und Psyche verstehen und nutzen.* Bern: Hogrefe.

Tanner, L. J. (2018). *Berührungen und Beziehungen bei Menschen mit Demenz.* Bern: Hogrefe.

Werner, B. (2001). *Basale Stimulation in der Pflege – Eine Konzeptanalyse und -bewertung.* Bern: Huber. [vgr.]

Zusammenstellung: Jürgen Georg (Stand: 3-2020)

Literaturliste «Pflege von Menschen mit Behinderungen» im Hogrefe Verlag:

Bienstein, C. & Fröhlich, A. (2016). *Basale Stimulation in der Pflege – Grundlagen* (8. Aufl.). Bern: Hogrefe.

Buchholz, T. & Schürenberg, A. (2013). *Basale Stimulation in der Pflege alter Menschen* (4. Aufl.). Bern: Hans Huber.

Damag, A. & Schlichting, H. (2016). *Essen, Trinken, Verdauen. Förderung, Pflege und Therapie bei Menschen mit schwerer Behinderung, Erkrankung und im Alter.* Bern: Hogrefe.

Fröhlich, A. (2016). *Basale Stimulation. Das Arbeitsbuch* (3. Aufl.). Bern: Hogrefe.

Fröhlich, A. (2019). *Basale Stimulation. Das Handbuch.* Bern: Hogrefe.

Gerhard, C. (2011). *Neuro-Palliative Care. Interdisziplinäres Praxishandbuch zur palliativen Versorgung von Menschen mit neurologischen Erkrankungen.* Bern: Hans Huber.

Gottschalck, T. (2007). *Mundhygiene und spezielle Mundpflege.* Bern: Hans Huber.

Habermann-Horstmeier, L. (2018). *Gesundheitsförderung in Behindertenwohneinrichtungen. Zum Umgang mit psychischen Störungen, Krankheit, Altern und Tod.* Bern: Hogrefe.

Habermann-Horstmeier, L. (2018). *Grundlagen der Gesundheitsförderung in der stationären Behindertenarbeit.* Bern: Hogrefe.

Hatz-Casparis, M., Roth Sigrist, M., Remer, M. & Schoop, B. (2020). *Basale Stimulation in der Akutpflege. Handbuch für die Pflegepraxis* (2. Aufl.). Bern: Hogrefe.

Hermes, V. (2017). *Beratung und Therapie bei Erwachsenen mit geistiger Behinderung.* Bern: Hogrefe.

Irblich, D. & Stahl, B. (2003). *Menschen mit geistiger Behinderung. Psychologische Grundlagen, Konzepte und Tätigkeitsfelder.* Göttingen: Hogrefe.

Kostrzewa, S. (2020). *Menschen mit geistiger Behinderung palliativ pflegen und begleiten* (2. Aufl.). Bern: Hogrefe.

Kostrzewa, S. & Kutzner, M. (2020). *Was wir noch tun können! Basale Stimulation in der Sterbebegleitung* (6. Aufl.). Bern: Hogrefe.

Mathys, R. & Straub, J. (2010). *Spastizität. Pflegerische Interventionen aus der Sicht der Basalen Stimulation und Ortho-Bionomy.* Bern: Hans Huber.

Nußbeck, S. (2000). *Gestützte Kommunikation. Ein Ausdrucksmittel für Menschen mit geistiger Behinderung?* Göttingen: Hogrefe.

Nußbeck, S., Biermann, A. & Adam, H. (Hrsg.). (2008). *Sonderpädagogik der geistigen Entwicklung.* Göttingen: Hogrefe.

Sappok, T. & Zepperitz, S. (2019). *Das Alter der Gefühle. Über die Bedeutung der emotionalen Entwicklung bei geistiger Behinderung.* Bern: Hogrefe.

Sarimski, K. (2001). *Kinder und Jugendliche mit geistiger Behinderung.* Göttingen: Hogrefe.

Sarimski, K. & Steinhausen, H.-C. (2006). *KIDS 2 – Geistige Behinderung und schwere Entwicklungsstörung.* Göttingen: Hogrefe.

Van der Kooij, C. (2015). *Die Magie der Bewohnerbesprechung. Die Mäeutik-Toolbox für Teams in der stationären Langzeit-, Alten- und Behindertenbetreuung.* Bern: Hogrefe.
Van der Kooij, C. (2019). *Komm doch mal in meine Welt. Mäeutische Betreuung und Pflege für alternde Menschen mit kognitiven Beeinträchtigungen.* Bern: Hogrefe.

Zusammenstellung: Linnéa Hölterhoff (Stand: 3-2020)

Deutschsprachiges Literaturverzeichnis zur Palliative Care

Zusammenstellung: Jürgen Georg, Swantje Kubillus, Markus Feuz, Ute-Maria Schick (Stand: Dezember 2019)

End-of-Life Care

Kruse, A. (2020). *Das letzte Lebensjahr. Zur körperlichen, psychischen und sozialen Situation des alten Menschen am Ende seines Lebens* (Grundriss Gerontologie, Bd. 21, 2. Aufl.). Stuttgart: Kohlhammer/Urban.

Trachsel, M. (2018). *End-of-Life Care Psychologische, ethische, spirituelle und rechtliche Aspekte der letzten Lebensphase. Bern: Hogrefe.*

Erfahrungsberichte

Albom, M. (2017). *Dienstags bei Morrie: Die Lehre eines Lebens* (5. Aufl.). München: Goldmann.

Bauby, J. D. (2013). *Schmetterling und Taucherglocke* (13. Aufl.). München: dtv.

Beyer, S. (2012). *Hospizkultur und Palliative Care im Pflegeheim. Mehr als nur ein schöner Abschied. Gut leben und würdig sterben können.* Ludwigsburg: Der Hospiz-Verlag.

Luckwaldt, F. (2018). *Ich will selbstbestimmt sterben! Die mutige Entscheidung meines Vaters zum Sterbefasten.* München: Ernst Reinhardt.

Parsons, P. (2018). *Stephen Hawking im 3-Minuten-Takt. Sein Leben, sein Werk, sein Einfluss* (2. Aufl.). Berlin: Springer Spektrum.

Sacks, O. W. (2002). *Awakenings – Zeit des Erwachens* (16. Aufl.). Reinbek bei Hamburg: Rowohlt Taschenbuch Verlag.

Terziani, T. & Terziani, F. (Hrsg.). (2017). *Das Ende ist mein Anfang. Ein Vater, ein Sohn und die große Reise des Lebens.* München: Random House.

Tavalaro, J. (2017). *Bis auf den Grund des Ozeans. Sechs Jahre galt ich als hirntod. Aber ich bekam alles mit.* Freiburg im Breisgau: Herder.

Ware, B. (2013). *5 Dinge, die Sterbende am meisten bereuen. Einsichten, die Ihr Leben verändern werden.* München: Arkana.

Hospizarbeit

Begemann, V. (2006). *Hospiz. Lehr- und Lernort des Lebens.* Stuttgart: Kohlhammer.

Burbach, C. (Hrsg.). (2010). *Bis an die Grenze. Hospizarbeit und Palliative Care.* Göttingen: Vandenhoeck & Ruprecht.

Fleckinger, S. (2018). *Hospizarbeit und Palliative Care. Zum wechselseitigen Arbeitsverhältnis von Haupt- und Ehrenamt.* Wiesbaden: Springer.

Höfler, A. E. (2019). *Führen und Leiten in Hospizarbeit und Palliative Care* (2. Aufl.). Frankfurt am Main: Mabuse.

Paal, P., Grünewald, G. & Rizzi, K. E. (2019). *Kultursensible Hospiz- und Palliativarbeit. Konzepte und Kompetenzen.* Stuttgart: Kohlhammer.

Rösch, E., Schwermann, M. & Büttner, E. (2019). *Führen und Leiten in Hospiz- und Palliativarbeit. Herausforderung Ehren- und Hauptamt.* Stuttgart: Kohlhammer.

Schuchter, P., Fink, M., Gronemeyer, R. & Heller, A. (2018). *Die Kunst der Begleitung. Esslingen: Hospiz-Verlag.*

Student J. C. (2000). *Das Hospiz-Buch* (4. Aufl.). Freiburg im Breisgau: Lambertus.

Von Varendorff, S. (2019). *Von Hier nach Dort. Lebensgeschichten vom Sterben im Hospiz.* Freiburg im Breisgau: Herder.

Komplementäre Therapien

Baumann, M. & Bünemann, D. (2009). *Musiktherapie in Hospizarbeit und Palliative Care.* München: Reinhardt.

Kostrzewa, S. & Kutzner, M. (2020). *Was wir noch tun können. Basale Stimulation in der Sterbebegleitung* (6. Aufl.). Bern: Hogrefe.

Palliative Care

Bausewein, C., Roller, S. & Voltz, R. (2018). *Leitfaden Palliative Care* (6. Aufl.). München: Elsevier.

Bolton, G. (2013). *Kunst und Kreativität in der Palliative Care.* Bern: Hans Huber.

Fegg, M., Gramm, J. & Pestinger, M. (2012). *Psychologie und Palliative Care. Aufgaben, Konzepte und Interventionen in der Begleitung von Patienten und Angehörigen.* Münchner Reihe Palliative Care. Stuttgart: Kohlhammer.

Frick, E. & Vogel, R. T. (Hrsg.). (2012). *Den Abschied vom Leben verstehen. Psychoanalyse und Palliative Care* (Münchner Reihe Palliative Care, Bd. 8). Stuttgart: Kohlhammer.

Huber, H. (2019). *„… darf ich deine Füße berühren?“* (Palliative Care angewandt, Bd. 1). Esslingen: Hospiz-Verlag.

Johnson, M., Lehmann, J. & Gerhard, C. (2013). *Kardio-Palliative Care. Praxishandbuch zur palliativen Versorgung von Menschen mit kardiologischen Erkrankungen.* Bern: Hans Huber.

Kayser, H., Kieseritzky, K., Melching, H. & Sittig, H. B. (Hrsg.). (2018). *Kursbuch Palliative Care. Angewandte Palliativmedizin und -pflege* (3. Aufl.). Bremen: Uni-Med-Verlag.

Kränzle, S., Schmid, U. & Seeger, C. (Hrsg.). (2014). *Palliative Care. Handbuch für Pflege und Begleitung* (5. Aufl.). Berlin: Springer.

Monteverde, S., Schärer-Santschi, E., Staudacher, D. & Steffen-Bürgi, B. (Hrsg.). (2017). *Lehrbuch Palliative Care* (3. Aufl.). Bern: Hogrefe.

Streuli, J., Bergsträsser, E., Flury, M. & Satir, A. (2018). *Kinder-Palliativmedizin Essentials. Das Wichtigste für die Palliative Care bei Kindern, Jugendlichen und ihren Familien. Bern: Hogrefe.*

Student, J. C. & Napiwotzky, A. (2011). *Palliative Care. Wahrnehmen – verstehen – schützen* (2. Aufl.). Stuttgart: Thieme.

Student, J. C., Mühlum, A. & Student, U. (2016). *Soziale Arbeit in Hospiz und Palliative Care* (3. Aufl.). München: Reinhardt.

Wasner, M. & Pankofer, S. (2014). *Soziale Arbeit in Palliative Care. Ein Handbuch für Studium und Praxis.* Stuttgart: Kohlhammer.

Wissert, M. (2019). *Case Management für Palliative Care.* Stuttgart: Kohlhammer.

Alte Menschen/Altenpflege

Becker-Ebel, J. (Hrsg.). (2017). *Palliative Care in Pflegeheimen. Wissen und Handeln für Altenpflegekräfte* (5. Aufl.). Hannover: Schlütersche.

Grond, E. (2009). *Palliativpflege bei Menschen mit Demenz. Empathisch handeln – wertschätzend begleiten – kreativ pflegen.* Hannover: Schlütersche.

Grond, E. (2011). *Palliativpflege in der Gerontopsychiatrie. Leitfaden für Pflegende in der Altenhilfe* (2. Aufl.). Stuttgart: Kohlhammer.

Heimerl, K., Heller, A. & Kittelberger, F. (2005). *Daheim sterben. Palliative Kultur im Pflegeheim.* Freiburg im Breisgau: Lambertus.

Heller, A. & Kittelberger, F. (2010). *Hospizkompetenz und Palliative Care im Alter.* Freiburg im Breisgau: Lambertus.

Heller, A. (Hrsg.). (2007). *Wenn nichts mehr zu machen ist, ist noch viel zu tun. Wie alte Menschen würdig sterben können* (3. Aufl.). Freiburg im Breisgau: Lambertus.

Kostrzewa, S. (2010). *Palliative Pflege von Menschen mit Demenz.* (2. Aufl.). Bern: Hans Huber.

Kostrzewa, S. & Gerhard, C. (2010). *Hospizliche Altenpflege. Palliative Versorgungskonzepte in Altenpflegeheimen entwickeln, etablieren und evaluieren.* Bern: Hans Huber.

Lilie, U., Beer, W., Droste, E. & Giebel, A. (2018). *Würde und Selbstbestimmung sichern. Blinde Flecken in der Begleitung und Betreuung sterbender alter Menschen. Esslingen: Hospiz-Verlag.*

Pleschberger, S. (2005). *Nur nicht zur Last fallen. Sterben in Würde aus der Sicht alter Menschen in Pflegeheimen.* Freiburg im Breisgau: Lambertus.

Ambulante Pflege

siehe Home Care

Angehörige/Familien

Friedemann, M. L. & Köhlen, C. (2018). *Familien- und umweltbezogene Pflege* (4. Aufl.). Bern: Hans Huber.

Kachler, R. & Majer-Kachler, C. (2013). *Gemeinsam trauern – gemeinsam weiter lieben. Das Paarbuch* für trauernde Eltern. Freiburg im Breisgau: Kreuz.

McGoldrick, M., Gerson, R. & Petry, S. (2016). *Genogramme in der Familienberatung* (4. Aufl.). Bern: Hans Huber.

Wright, L. M. & Leahey, M. (2013). *Familienzentrierte Pflege. Lehrbuch für Familien-Assessment und Interventionen* (2. Aufl.). Bern: Hans Huber.

Beratung

Davy, J., Ellis, S. & Feuz, M. (Hrsg.). (2010). *Palliativ pflegen. Sterbende verstehen, beraten und begleiten* (3. Aufl.). Bern: Hans Huber.

Herrlein, P. (2009). *Handbuch Netzwerk und Vernetzung in der Hospiz- und Palliativversorgung. Theorien, Strategien, Beratungs-Wissen.* Wuppertal: Der Hospiz-Verlag.

Kübler-Ross, E. (2008). *Verstehen, was Sterbende sagen wollen. Einführung in ihre symbolische Sprache* (9. Aufl.). München: Droemer Knaur.

Pleines, C. (2010). *Der Träumebaum. Ein Bilder- und Erzählbuch für die Palliativpflege.* Hannover: Schlütersche.

Worden, W. J. (2018). *Beratung und Therapie in Trauerfällen* (5. Aufl.). Bern: Hans Huber.

Ethik/Recht

Müller-Busch, H. C. (2012). *Abschied braucht Zeit. Palliativmedizin und Ethik des Sterbens* (5. Aufl.). Berlin: Suhrkamp.

Nordmann, H. & Schuldzinski, W. (2018). *Patientenverfügung. Vorsorgevollmacht und Betreuungsverfügung* (6. Aufl.). Düsseldorf: Verbraucher-Zentrale NRW.

Näf Hofmann, A. (2011). *Palliative Care – Ethik und Recht. Eine Orientierung.* Zürich: Theologischer Verlag.

Pott, G. (2004). *Der angesehene Patient. Ein Beitrag zur Ethik der Palliativmedizin.* Stuttgart: Schattauer.

Putz, W. & Steldinger, B. (2012). *Patientenrechte am Ende des Lebens. Vorsorgevollmacht, Patientenverfügung, Selbstbestimmtes Sterben* (4. Aufl.). München: dtv.

Riedel, A. (2019). *Palliative Sedierung im stationären Hospiz. Konstruktion einer Ethik-Leitlinie mittels partizipativer Forschung. Göttingen: V&R unipress.*

Schnell, M. (2007). *Ethik als Schutzbereich. Kurzlehrbuch für Ethik, Medizin und Philosophie.* Bern: Hans Huber.

Schnell, M. (Hrsg.). (2009). *Patientenverfügung. Begleitung am Lebensende im Zeichen des verfügten Patientenwillens. Kurzlehrbuch für die Palliative Care.* Bern: Hans Huber.

Van Loenen, G. (2014). *Das ist doch kein Leben mehr! Risiken und Nebenwirkungen einer liberalen Sterbehilfe-Praxis.* Frankfurt am Main: Mabuse.

Gender

Beyer, S. & Reitinger, E. (Hrsg.). (2010). *Geschlechtersensible Hospiz- und Palliativkultur in der Altenhilfe.* Frankfurt: Mabuse.

Home Care/ambulante Pflege

Aitken, A. & Feuz, M. (Hrsg.). (2012). *Gemeindenahe Palliative Care. Die Rolle von Pflegeexperten in der ambulanten palliativen Versorgung.* Bern: Hans Huber.

Meuret, G. (2008). *Palliative Home Care Tumorkranker. Ein Kompendium für Ärzte, Pflegepersonal und Angehörige.* Stuttgart: Kohlhammer.

Kinder und Jugendliche

Deutscher Kinderhospizverein (Hrsg.). (2011). *Lebenskünstler und Ihre Begleiter. Erfahrungen in der Kinderhospizarbeit.* Ludwigsburg: Der Hospiz-Verlag.

Führer, M. (Hrsg.). (2006). *Können Sie denn gar nichts mehr für mein Kind tun? Therapiezieländerung und Palliativmedizin in der Pädiatrie.* Stuttgart: Kohlhammer.

Niethammer, D. (2008). *Das sprachlose Kind: vom ehrlichen Umgang mit schwer kranken und sterbenden Kindern und Jugendlichen.* Stuttgart: Schattauer.

Zernikow, B. (Hrsg.). (2013). *Palliativversorgung von Kindern, Jugendlichen und jungen Erwachsenen* (2. Aufl.). Berlin: Springer.

Kultur

Bartosch, H. (Hrsg.). (2005). *Leben ist kostbar. Der Palliative Care- und Ethikprozess in der Kaiserswerther Diakonie.* Freiburg im Breisgau: Lambertus.

Saalfrank, E. (2009). *Innehalten ist Zeitgewinn. Praxishilfe zu einer achtsamen Sterbekultur.* Freiburg im Breisgau: Lambertus.

Management/Organisationsentwicklung

Heimerl, K. (2008). *Orte zum Leben – Orte zum Sterben. Palliative Care in Organisationen umsetzen.* Freiburg im Breisgau: Lambertus.

Schlott, G. & Mank, D. (2018). *Versorgungsplanung in der letzten Lebensphase: Praxis-Handbuch für eine erfolgreiche BVP-Implementierung.* Hannover: Schlütersche.

Wissert, M. (2019). *Case Management für Palliative Care. Die Bedeutung von Koordination in der Versorgung sterbenskranker Menschen.* Stuttgart: Kohlhammer.

Neurologie

Berlit, P. (2014). *Basiswissen Neurologie* (6. Aufl.). Berlin: Springer.

Borasio, G. D., Kaub-Wittemer, D., Neudert, C., Querner, V. & Wasner, M. (2002). Die amyotrophe Lateralsklerose: ein Paradigma für nichtonkologische Palliativforschung. *Zeitschrift für Palliativmedizin, 3*(4), 105–112.

Deuschl, G. & Maier, W. (2016, Januar). *S3-Leitlinie Demenzen der DGN und der DGPPN.* Köln: Deutsche Gesellschaft für Neurologie. Zugriff am 9. Oktober 2019 unter https://www.dgn.org/leitlinien/3176-leitlinie-diagnose-und-therapie-von-demenzen-2016

Gerhard, C. (2011). *Neuro-Palliative Care.* Bern: Hans Huber.

Golla, H., Voltz, R., Lorenzl, S. & Borasio, G. D. (2008). Palliativmedizin bei neurologischen Erkrankungen. *Zeitschrift für Palliativmedizin, 9*(3), 97–119.

Kitwood, T. (2019). *Demenz. Der person-zentrierte Ansatz im Umgang mit verwirrten Menschen* (8. Aufl.). Bern: Hogrefe.

Krebsinformationsdienst. (2010, September). *Hirntumoren, Krebserkrankungen in der Schaltzentrale des Menschen.* Heidelberg: Deutsches Krebsforschungszentrum (DKFZ). Zugriff am 9. Oktober 2019 unter https://www.krebsinformationsdienst.de/tumorarten/weitere-tumorarten/hirntumoren.php

Lorenzl, S. (2010). Parkinson: Palliative Versorgung. *Nervenheilkunde, 29*(6), 368–370.

Ludolph, A. (2012). Amyotrophe Lateralsklerose (Motoneuronerkrankungen). In H. C. Doener & N. Putzki (Hrsg.), *Leitlinien für Diagnostik und Therapie in der Neurologie* (5. Aufl.). Stuttgart: Thieme.

Lulé, D. (2008). Depression und Lebensqualität bei Patienten mit amyotropher Lateralsklerose. *Deutsches Ärzteblatt, 105*(23), A397–A403.

Strittmatter, M. (2007). *Schmerzen und Multiple Sklerose. Das unterschätzte Problem.* Deutsche Akademie für Ganzheitliche Schmerztherapie (Beilage der Zeitschrift Hausarzt), Heft 4.

Voltz, R. (2006). Palliativmedizin und Multiple Sklerose? *Zeitschrift für Palliativmedizin, 7*(1), 1.

Voltz, R. & Borasio, G. D. (2007). Neurologie am Ende des Lebens: Palliativmedizin für mehr Lebensqualität. In D. Kömpf (Hrsg.), *100 Jahre Deutsche Gesellschaft für Neurologie* (S. 1907–2007). Berlin: Deutsche Gesellschaft für Neurologie.

Wasner, M. (2008). Resilienz bei Patienten mit amyotropher Lateralsklerose (ALS) und ihren Angehörigen. *Schweizer Archiv für Neurologie und Psychiatrie, 159*, 500–505.

Whitehouse, P. & George, D. (2009). *Mythos Alzheimer.* Bern: Hans Huber.

Wojnar, J. (2007). *Die Welt der Demenzkranken: Leben im Augenblick.* Hannover: Vincentz Network.

Zieger, A. (1997). Neue Forschungsergebnisse und Überlegungen im Umgang mit Wachkoma-Patienten. *Hamburger Ärzteblatt, 51*(6), 259–262.

Zieger, A. (2010). Palliative Care bei Menschen im Wachkoma. In S. Kränzle, U. Schmid & C. Seeger (Hrsg.), *Palliative Care* (5. Aufl., S. 369–379). Heidelberg: Springer.

Organisationsentwicklung

siehe Management

Recht

siehe Ethik

Spiritualität

Bäurle, P. (Hrsg.). (2005). *Spiritualität und Kreativität in der Psychotherapie mit älteren Menschen.* Bern: Hans Huber.

Fegg, M. J., Kramer, M., Stiefel, F. & Borasio, G. D. (2008). Lebenssinn trotz unheilbarer Erkrankung? *Zeitschrift für Palliativmedizin, 9(04), 238–245.*

Frankl, V. (2009). «... trotzdem ja zum Leben sagen». Ein Psychologe erlebt das Konzentrationslager (9. Aufl.). München: Kösel.

Gratz, M. & Roser, T. (2019). *Spiritual Care in Qualifizierungskursen für nicht seelsorgliche Berufe. Grundsätze der Deutschen Gesellschaft für Palliativmedizin.* Stuttgart: Kohlhammer.

Heller, B. & Heller, A. (2018). *Spiritualität und Spiritual Care. Orientierungen und Impulse.* Bern: Hogrefe.

Herschbach, P. (2002). Das «Zufriedenheitsparadox» in der Lebensqualitätsforschung. Wovon hängt unser Wohlbefinden ab? *Psychotherapie Psychosomatik Medizinische Psychologie, 52*(3/4), 141–151.

Käppeli, S. (1998). *Zwischen Leiden und Erlösung. Religiöse Motive in der Leidenserfahrung von krebskranken Juden und Christen.* Bern: Hans Huber.

Neuberger, J. (2009). *Sterbende unterschiedlicher Glaubensrichtungen pflegen* (2. Aufl.). Bern: Verlag Hans Huber.

Öxler, E. (2018). *Spiritualität am Ende des Lebens. Palliative Care für Einsteiger.* Esslingen: Hospiz-Verlag.

Peng-Keller, S. & Mauz, A. (2018). *Sterbenarrative. Hermeneutische Erkundungen des Erzählens am und vom Lebensende.* Berlin/Boston: deGruyter.

Roser, T. (2012). *Spiritual Care – Ethische, organisationale und spirituelle Aspekte der Krankenhausseelsorge. Ein praktisch-theologischer Zugang* (2. Aufl.). Stuttgart: Kohlhammer.

Roster, T. (2019). *Handbuch der Krankenhausseelsorge* (5. Aufl.). Göttingen: Vandenhoeck & Ruprecht.

Saunders, C. M. (2009). *Sterben und Leben. Spiritualität in der Palliative Care* (2. Aufl.). Zürich: Theologischer Verlag.

Schnegg, M. (2018). *Was trägt? Trauer und Spiritualität.* Göttingen: Vandenhoeck & Ruprecht.

Schnell, M. W. (2007). *Ethik als Schutzbereich. Kurzlehrbuch für Pflege, Medizin und Philosophie.* Bern: Hans Huber.

Palliativmedizin

Aulbert, E., Nauck, F. & Radbruch, L. (Hrsg.). (2011). *Lehrbuch der Palliativmedizin* (3. Aufl.). Stuttgart: Schattauer.

Bausewein, C., Rémi, C., Twycross, R., Wilcock, A. & Howard, P. (2018). *Arzneimitteltherapie in der Palliativmedizin* (3. Aufl.). München: Elsevier.

Booth, S. & Bruera, E. (Hrsg.). (2012). *Palliative Care von Menschen mit Hirntumoren und Hirnmetastasen.* Bern: Hans Huber.

Borasio, G. D., Niebling, W. B. & Scriba, P. C. (2013). *Evidenz und Versorgung in der Palliativmedizin. Behandlungsansätze, Patientenspektrum, Herausforderungen* (Report Versorgungsforschung, Bd. 7). Köln: Deutscher Ärzte Verlag.

Brown, E., Chambers, E. J., Eggeling, C. & Gerhard, C. (Hrsg.). (2012). *Nephro-Palliative Care.* Bern: Hans Huber.

Eychmüller, S. (2018). *Palliativmedizin Essentials. Das 1x1 der Palliative Care (2. Aufl.). Bern: Hogrefe.*

Gerhard, C. (2011). *Neuro-Palliative Care. Interdisziplinäres Praxishandbuch zur palliativen Versorgung von Menschen mit neurologischen Erkrankungen.* Bern: Hans Huber.

Husebø, S. & Klaschik, E. (Hrsg.). (2009). *Palliativmedizin* (5. Aufl.). Heidelberg: Springer.

Johnson, M. & Lehmann, J. (Hrsg.). (2013). *Kardio-Palliative Care. Praxishandbuch zur palliativen Versorgung von Menschen mit kardiologischen Erkrankungen.* Bern: Hans Huber.

Neuenschwander, H. & Cina, C. (2015). *Palliativmedizin* (3. Aufl.). Bern: Hans Huber.

Öchsle, K. & Scherg, A. (2019). *FAQ Palliativmedizin. Antworten – prägnant und praxisnah.* München: Elsevier.

Pott, G. & Domagk, D. (2013). *Integrierte Palliativmedizin. Leidensminderung – Patientenverfügungen – Sterbebegleitung – intuitive Ethik.* Stuttgart: Schattauer.

Regnard, C. & Dean, M. (2010). *Praktische Palliativmedizin. Leitfaden und Checklisten für die bedürfnisorientierte Behandlung.* Bern: Hans Huber.

Rémi, C. & Bausewein, C. (2019). *Top Medikamente in der Palliativmedizin. München: Urban & Fischer/Elsevier.*

Sabatowski, R., Maier, B. O., Ostgathe, C. & Rolke, R. (2018). *Palliativmedizin – 1000 Fragen* (2. Aufl.). Stuttgart. Thieme.

Schnell, M. W. & Schulz, C. (2019). *Basiswissen Palliativmedizin* (3. Aufl.). Berlin: Springer.

Stolberg, M. (2013). *Die Geschichte der Palliativmedizin* (2. Aufl.). Frankfurt am Main: Mabuse.

Thöns, M. & Sitte, T. (2013). *Repetitorium Palliativmedizin.* Berlin: Springer.

Palliativpflege

Beck, K. (2007). *Pflegerische Praxis in Hospizen und auf Palliativstationen. Eine qualitative praxeologische Studie zur Strukturierung stationärer Schwerstkranken- und Sterbendenpflege.* Hamburg: Kovač.

Bienstein, C. & Fröhlich, A. (2020). *Basale Stimulation® in der Pflege – Die Grundlagen* (9. Aufl.). Bern: Hogrefe.

Bienstein, C. & Hannich, H. J. (2001). *Abschlussbericht; Forschungsprojekt zur Entwicklung, Implementierung und Evaluation von Förderungs- und Lebensgestaltungskonzepten für Wachkoma- und Langzeitpatienten im stationären und ambulanten Bereich, anhand von zu entwickelnden Qualitätskriterien* (2. Aufl.). Universität Witten-Herdecke: Zimmermann.

Benner, P. E. (2017). *Stufen zur Pflegekompetenz. From Novice to Expert* (3. Aufl.). Bern: Hogrefe.

Buchholz, T. & Schürenberg, A. (2013). *Basale Stimulation® in der Pflege alter Menschen. Anregungen zur Lebensbegleitung* (4. Aufl.). Bern: Hans Huber.

Davy, J. & Ellis, S. (2010). *Palliativ pflegen. Sterbende verstehen, beraten und begleiten* (3. Aufl.). Bern: Hans Huber.

Feichtner, A. (2018). *Palliativpflege. Ein Lehrbuch für Pflege- und Gesundheitsberufe* (5. Aufl.). Wien: Facultas.

Ferrell, B. R. & Paice J. A. (Eds.). (2010). *Textbook of Palliative Nursing* (5th ed.). New York: Oxford University Press.

Fröhlich, A. (2010). *Basale Stimulation® in der Pflege – Das Arbeitsbuch.* (2. Aufl.). Bern: Hans Huber.

Holland, K., Von Dörner, K. & Kathriner, S. (Hrsg.). (2006). *Praxishandbuch Palliativpflege und Schmerzmanagement. Sofort einsetzbare Konzepte und Arbeitshilfen zur ganzheitlichen*

Begleitung und Betreuung von Schmerzpatienten, Schwerkranken und Sterbenden. Merching: Forum Gesundheitsmedien.

King, C. R. & Hinds, P. S. (Hrsg.). (2001). *Lebensqualität. Pflege- und Patientenperspektiven. Theorie – Forschung – Praxis.* Bern: Hans Huber.

Kostrzewa, S. & Kutzner, M. (2020). *Was wir noch tun können. Basale Stimulation® in der Sterbebegleitung* (6. Aufl.). Bern: Hogrefe.

Kostrzewa, S. & Gerhard, C. (2010). *Hospizliche Altenpflege. Palliative Versorgungskonzepte in Altenpflegeheimen entwickeln, etablieren und evaluieren.* Bern: Hans Huber.

Kränzle, S., Schmid, U. & Seeger, C. (Hrsg.). (2018). *Palliative Care. Praxis, Weiterbildung, Studium.* Heidelberg: Springer.

Lexa, N. (2013). *Burnout und Burnout-Prävention in der Palliative Care. Praxishandbuch für Gesundheitsfachpersonen.* Bern: Hans Huber.

Löser, A. P. (2003). *Wenn Krebspatienten Fragen stellen. Was Pflegekräfte und Betroffene wissen müssen* (2. Aufl.). Hannover: Schlütersche.

Nagele, S. & Feichtner, A. (2012). *Lehrbuch der Palliativpflege* (3. Aufl.). Wien: Facultas.

Sachweh, S. (2012). *«Noch ein Löffelchen?». Effektive Kommunikation in der Altenpflege* (3. Aufl.). Bern: Hans Huber.

Sachweh, S. (2019). *Spurenlesen im Sprachdschungel. Kommunikation und Verständigung mit demenzkranken Menschen* (2. Aufl.). Bern: Hogrefe.

Weissenberger-Leduc, M. (2008). *Handbuch der Palliativpflege* (4. Aufl.). Wien: Springer.

Sterben

Anwar, P. & Von Düffel, J. (2013). *Geschichten vom Sterben.* München Zürich: Piper.

Borasio, G. D. (2014). Über das Sterben. Was wir wissen. Was wir tun können. Wie wir uns darauf einstellen (11. Aufl.). München: Beck.

Bormann, F. J. & Borasio, G. D. (Hrsg.). (2012). *Sterben. Dimensionen eines anthropologischen Grundphänomens.* Berlin: deGruyter.

Döring, D. (2018). *Sterbende liebevoll begleiten. Kevelaer: Butzon & Bercker.*

Franke, E. (2018). *Anders leben – anders sterben. Gespräche mit Menschen mit geistiger Behinderung über Sterben, Tod und Trauer* (2. Aufl.). Berlin: Springer.

Jevon, P. (2013). *Pflege von sterbenden und verstorbenen Menschen.* Bern: Hans Huber.

Klie, T. & Bruker, C. (2019). *Sterben in Verbundenheit. Einblicke in die palliative Versorgung und Begleitung in Deutschland.* Heidelberg: medhochzwei.

Kübler-Ross, E. (2014). *Interviews mit Sterbenden* (6. Aufl.). Freiburg im Breisgau: Kreuz.

Mettner, M. (Hrsg.). (2003). *Wie menschenwürdig sterben? Zur Debatte um die Sterbehilfe und zur Praxis der Sterbebegleitung* (3. Aufl.). Zürich: TVZ.

Müller, M. (2018). *Dem Sterben Leben geben. Die Begleitung sterbender und trauernder Menschen als spiritueller Weg.* Gütersloh: Gütersloher Verlagshaus.

Rest, F. (2006). *Sterbebeistand, Sterbebegleitung, Sterbegeleit. Handbuch für den stationären und ambulanten Bereich* (5. Aufl.). Stuttgart: Kohlhammer.

Stajano, A. (2019). *Nur die Liebe trägt. Sterbehilfe oder Palliativmedizin? Kevelaer: Butzon & Bercker.*

Symptomkontrolle/-management

Bernatzky, G., Sittl, R. & Likar, R. (Hrsg.). (2012). *Schmerzbehandlung in der Palliativmedizin* (3. Aufl.). Wien: Springer.

Beubler, E. (2016). *Kompendium der medikamentösen Schmerztherapie. Wirkungen, Nebenwirkungen und Kombinationsmöglichkeiten* (6. Aufl.). Berlin: Springer.

Borasio, G. D. (Hrsg.). (2016). *Ernährung bei Schluckstörungen. Eine Sammlung von Rezepten, die das Schlucken erleichtern* (8. Aufl.). Stuttgart: Kohlhammer.

Carr, E. & Mann, E. (2020). *Schmerz und Schmerzmanagement. Praxishandbuch für Pflegeberufe* (4. Aufl.). Bern: Hogrefe.

Clemens, K. & Klaschick, E. (2007). Diagnostik und Therapie der Atemnot in der Palliativmedizin. *Zeitschrift für Palliativmedizin, 8*(4), 141–154.

Clemens, K.& Klaschick, E. (2011). Respiratorische Symptome. In E. Aulbert, F. Nauck & L. Radbruch (Hrsg.), *Lehrbuch der Palliativmedizin* (3. Aufl., S. 366–384). Stuttgart: Schattauer.

Dietz, V. (2012). Therapie des spastischen Syndroms. In H. C. Diener (Hrsg.), *Leitlinien für Diagnostik und Therapie in der Neurologie* (5. Aufl., S. 1062–1071). Stuttgart: Thieme.

Eychmüller, S. & Nauck, F. (2011). Flüssigkeitssubstitution am Lebensende. In E. Aulbert, F. Nauck & L. Radbruch (Hrsg.), *Lehrbuch der Palliativmedizin* (3. Aufl., S. 357-366). Stuttgart: Schattauer.

Georg, J. (2010). Pruritus bei alten Menschen. *NovaCura, 41*(5), 30–32.

Glaus, A. (2017). Fatigue. In S. Monteverde, E. Schärer-Santschi, D. Staudacher & B. Steffen-Bürgi (Hrsg.), *Lehrbuch Palliative Care* (3. Aufl., S. 247–256). Bern: Hogrefe.

Glaus, A. (2011). Fatigue. Die unübliche Müdigkeit. In E. Aulbert, F. Nauck & L. Radbruch (Hrsg.), *Lehrbuch der Palliativmedizin* (3. Aufl., S. 398-410). Stuttgart: Schattauer.

Handel, E. (Hrsg.). (2009). *Praxishandbuch ZOPA®. Schmerzeinschätzung bei Patienten mit kognitiven und/oder Bewusstseinsbeeinträchtigungen.* Bern: Verlag Hans Huber.

Kreße, H. (2011). *100 Fragen zum Umgang mit Schmerz in der Pflege.* Hannover: Schlütersche.

Lindesay, J. (Hrsg.). (2009). *Akute Verwirrtheit – Delir im Alter. Praxishandbuch für Pflegende und Mediziner.* Bern: Hans Huber.

Montag, T. (2009). Subkutane Infusion. *Pflegen: Palliativ, 2*(1), 39–44.

Müller-Busch, H. C., Radbruch, L., Strasser, F. & Voltz, R. (2006). Empfehlungen zur palliativen Sedierung. *Dtsch. Med. Wschr. 131*(48), 2733–2736.

Prosiegel, M. (2012). Neurogene Dysphagie. In H. C. Diener (Hrsg.), *Leitlinien für Diagnostik und Therapie in der Neurologie* (5. Aufl., S. 1078–1086). Stuttgart: Georg Thieme Verlag.

Ridder, M. (2008). Medizin am Lebensende; Sondenernährung steigert nur selten die Lebensqualität. *Deutsches Ärzteblatt, 105*(9), A449–A451.

Thio, H. B., Ronner, E., Von Os-Medndorp, H. & Van der Snoek, E. (Hrsg.). (2013). *Praxishandbuch Pruritus. Hautjucken einschätzen, erkennen und behandeln.* Bern: Verlag Hans Huber.

Zenz, M., Schwarzer, A. & Willweber-Strumpf, A. (2013). *Taschenbuch Schmerz. Ein diagnostischer und therapeutischer Leitfaden für die Kitteltasche* (4. Aufl.). Stuttgart: WVG.

Zylicz, Z., Twycross, R. & Jones, E. (Hrsg.). (2009). *Pruritus. Diagnostik und Therapie von chronisch-systemischem Hautjucken.* Bern: Verlag Hans Huber.

Trauern/Trauerarbeit

Baer, U. & Frick-Baer, G. (2019). *Vom Trauern und Loslassen* (Bibliothek der Gefühle, Bd. 5, 6. Aufl.). Weinheim: Julius Beltz.

Birkholz, C. (2018). *Trauer und Demenz: Trauerbegleitung als verstehender Zugang und heilsame Zuwendung.* Göttingen: Vandenhoeck & Ruprecht.

Ennulat, G. (2013). *Kinder trauern anders. Wie wir sie einfühlsam und richtig begleiten* (9. Aufl.). München: Herder.

Heidepeter, L. (2018). *Was tun, wenn jemand stirbt? Ein Ratgeber in Bestattungsfragen* (22. Aufl.). Düsseldorf: Verbraucher-Zentrale NRW.

Heppenheimer, H. & Sperl, I. (Hrsg.). (2012). *Anders trauern. Neue Wege des Trauerns für Menschen mit geistiger Behinderung.* Freiburg im Breisgau: Kreuz.

Grützner, F. (2018). *Trauer und Bewegung – Von der Kraft der Körperlichkeit.* Göttingen: Vandenhoeck & Ruprecht.

Kast, V. (2013). *Trauern. Phasen und Chancen des psychischen Prozesses* (3. Aufl.). Freiburg im Breisgau: Kreuz.

Magerl, H. (2018). *Sterbende und Trauernde begleiten. Ein Leid(t)faden (Palliative Care verstehen, Bd. 5*). Esslingen: Hospiz-Verlag.

Mucksch, N. (2018). *Trauernde hören, wertschätzen, verstehen.* Göttingen: Vandenhoeck & Ruprecht.

Müller, M., Brathuhn, S. & Schnegg, M. (2018). ÜbungsRaum *Trauerbegleitung. Methodenhandbuch für die Arbeit mit Trauernden.* Göttingen: Vandenhoeck & Ruprecht.

Schärer-Santschi, E. (Hrsg.). (2019). *Trauern. Trauernde Menschen in Palliative Care und Pflege begleiten.* Bern: Hogrefe.

Witt-Loers, S. (2019). *Trauernde Menschen mit geistiger Behinderung begleiten: Orientierungshilfe für Bezugspersonen.* Göttingen: Vandenhoeck & Ruprecht.

Worden, J. W. (2018). *Beratung und Therapie in Trauerfällen. Ein Handbuch* (5. Aufl.). Bern: Hans Huber.

Znoj, H. (2016). *Komplizierte Trauer* (2. Aufl.). Göttingen: Hogrefe.

Znoj, H. (2005). *Ratgeber Trauer.* Göttingen: Hogrefe.

Znoj, H. (2012). *Trauer und Trauerbewältigung. Psychologische Konzepte im Wandel.* Stuttgart: Kohlhammer.

Deutschsprachiges Adressen- und Linkverzeichnis

Kontaktadressen und Hilfsorganisationen

Deutschland

Christophorus Hospiz Verein e.V.
Internet: http://www.chv.org/

Deutsche Gesellschaft für Palliativmedizin
Aachener Str. 5
10713 Berlin
Telefon: +49 (0)30 81 82 68 85
E-Mail: dgp@dgpalliativmedizin.de
Internet: http://www.dgpalliativmedizin.de

Deutsche Palliativstiftung
Am Bahnhof 2
36037 Fulda
Telefon: +49 (0)661 48 04 97 97
E-Mail: info@palliativstiftung.de
Internet: http://www.palliativstiftung.de

Deutscher Hospiz- und Palliativverband
(ehemals Bundesarbeitsgemeinschaft Hospiz)
Aachener Str. 5
10713 Berlin
Telefon: +49 (0)30 820 07 58-0
E-Mail: info@dhpv.de
Internet: http://www.dhpv.de

Union Hilfswerk. Zentrale Anlaufstelle Hospiz
Zentrale Anlaufstelle Hospiz
Kopenhagener Str. 29
13407 Berlin
Telefon: +49 3040-711113
E-Mail: post@hospiz-aktuell.de

Hospizführer Deutschland
Internet: http://www.hospizfuehrer.de/

Österreich

Österreichische Palliativgesellschaft (OPG)
c/o Dr. Franz Zdrahal
Abrechtskreithgasse 19-21
1160 Wien
Telefon: +43 (0)1 804 22 21
E-Mail: opg-sek@palliativ.at
http://www.palliativ.at/

Hospiz Österreich
Müllnergasse 16 Ecke Pramerg
1090 Wien
Telefon: +43 (0)1 803 98 68
E-Mail: dachverband@hospiz.at
http://www.hospiz.at

Hospiz und Palliativführer Österreich
Herausgegeben vom Bundespressedienst Wien
Ballhausplatz 2
1014 Wien

Schweiz

Arbeitsgemeinschaft Elisabeth Kübler-Ross
Elektronisches Verzeichnis aller Hospize und Palliativeinrichtungen in der Schweiz
http://www.hospiz.org

Schweizerische Gesellschaft für Palliative Medizin, Pflege und Begleitung (SGPMP)
Seebahnstr. 231
8004 Zürich
Telefon.: +41 (0) 44 240 16 21
E-Mail: info@palliative.ch
www.palliative.ch/mit Link zu allen Sektionen

Schweizerische Krebsliga
http://www.swisscancer.ch

Internetadressen

Seminarangebote

http://www.home-care-akademie.de
http://www.iff.ac.at/pallorg/
http://www.hospiz-akademie-essen.com
http://www.kardinal-koenig-haus.at/
http://www.pflegestudium.de/
http://www.palliativkurse.com/
http://www.palliativecare-beratungen.ch/
http://www.palliativ-support.ch
http://www.swisscancer.ch
http://www.swisshospice.ch
http://www.weiterbildung.uni-bremen.de/
http://www.weiterbildung-palliative.ch

Beratung und Patientenverfügung

http://www.caritas.ch/
http://www.dialog-ehttp://www.palliativ-support.chthik.ch/
http://www.hospiz-aktuell.de
http://www.palliativecare-beratungen.ch/
http://www.palliativ-support.ch
http://www.schrittweise.ch/
http://www.swisshospice.ch

Weiterführende Informationen

http://www.ahop.at/
http://www.caritas-wien.at/
http://www.come.to/trauer/
http://www.eapcnet.org/
http://www.hospiz.at/
http://www.hospiz.org/
http://www.hospiz-verein-bergstrasse.de/
http://www.hospiz-und-palliativmedizin.de/
http://www.krebsinformation.de/
http://www.krebsnetzwerk.de/
http://www.palliativ.at/
http://www.palliative.ch/
http://www.pallnetz.ch/
http://www.palliativecare.bbraun.de/
http://www.palliativpflege.com/

Autorenprofil

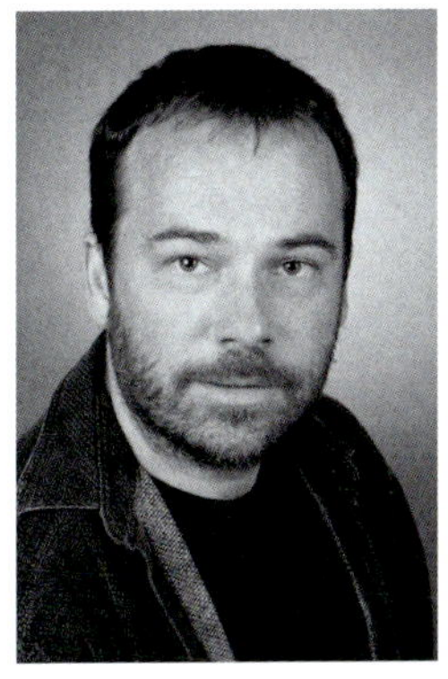

Stephan Kostrzewa, geb. 1966 (Duisburg), lebt in Mülheim an der Ruhr. Er ist: Diplom Sozialwissenschaftler (Soziologie, Psychologie, Thanatologie); examinierter Altenpfleger; Fachkraft für Palliative Care und Inhaber eines Instituts für palliative und gerontopsychiatrische Interventionen. Er ist freiberuflicher Chefredakteur „Palliativpflege heute" beim PPM Verlag; Fachbuchautor; Organisationsberater und Projektbegleiter; Doktorand am Institut für Allgemeinmedizin der Universität Duisburg/Essen; freiberuflicher Dozent und Referent für die Themenfelder «Palliative Care», «Gerontopsychiatrische Fachpflege» und «Angehörigenarbeit in der Pflege». Er begleitet zwei Selbsthilfegruppen für Angehörige von Menschen mit Demenz.

Kontakt:
E-Mail: st.kostrzewa@arcor.de

Sachwortverzeichnis

Medikamente und Substanzen